"十二五"职业教育国家规划教材
经全国职业教育教材审定委员会审定

 十二五

国家卫生和计划生育委员会
全国高等医药教材建设研究会
全国高职高专院校教材

U0618695

供医学影像技术专业用

医学影像
检查技术

第3版

主　编　李　萌　樊先茂

副主编　杨尚玉　隗志峰　黄兰珠

编　者（以姓氏笔画为序）

王　哲（山东万杰医学院）　　　　　　张　多（陕西能源职业技术学院）

孔祥闯（华中科技大学同济医学院　　　张　晨（北京医院）
　　　　　附属协和医院）　　　　　　胡劲松（绍兴文理学院附属医院）

李　骋（复旦大学附属华东医院）　　　姚建新（江苏联合职业技术学院南京
　　　　　　　　　　　　　　　　　　　　　　卫生分院）
李　萌（山东医学高等专科学校）

李振伦（江西医学高等专科学校）　　　黄兰珠（福建卫生职业技术学院）

李锋坦（天津医科大学总医院）　　　　黄光辉（浙江医学高等专科学校）

杨尚玉（鹤壁职业技术学院）　　　　　隗志峰（襄阳职业技术学院）

沈秀明（上海健康职业技术学院）　　　樊先茂（雅安职业技术学院）

人民卫生出版社

图书在版编目（CIP）数据

医学影像检查技术/李萌，樊先茂主编 . —3 版 . —北京：人民卫生出版社，2014

ISBN 978-7-117-18930-9

Ⅰ . ①医… Ⅱ . ①李…②樊… Ⅲ . ①影像诊断 – 高等职业教育 – 教学参考资料 Ⅳ . ① R445

中国版本图书馆 CIP 数据核字（2014）第 103076 号

人卫社官网	www.pmph.com	出版物查询，在线购书
人卫医学网	www.ipmph.com	医学考试辅导，医学数据库服务，医学教育资源，大众健康资讯

医学影像检查技术
第 3 版

主　　编：李　萌　樊先茂
出版发行：人民卫生出版社（中继线 010-59780011）
地　　址：北京市朝阳区潘家园南里 19 号
邮　　编：100021
E - mail：pmph @ pmph.com
购书热线：010-59787592　010-59787584　010-65264830
印　　刷：三河市尚艺印装有限公司
经　　销：新华书店
开　　本：850×1168　1/16　印张：19
字　　数：523 千字
版　　次：2002 年 9 月第 1 版　　2014 年 7 月第 3 版
　　　　　2025 年 1 月第 3 版第16次印刷（总第 33 次印刷）
标准书号：ISBN 978-7-117-18930-9/R·18931
定　　价：42.00 元

打击盗版举报电话：010-59787491　E-mail：WQ @ pmph.com
（凡属印装质量问题请与本社市场营销中心联系退换）

为了认真贯彻落实十八届三中全会"加快现代职业教育体系建设,深化产教融合、校企合作,培养高素质劳动者和技能型人才",和国务院常务会议关于"发展职业教育是促进转方式、调结构和民生改善的战略举措"精神,全国高等医药教材建设研究会和人民卫生出版社在教育部、国家卫生和计划生育委员会的领导和支持下,成立了新一届全国高职高专医学影像技术专业教育教材建设评审委员会,并启动了全国高职高专医学影像技术专业第三轮规划教材修订工作。

按照《医药卫生中长期人才发展规划(2011—2020年)》《教育部关于"十二五"职业教育教材建设的若干意见》等文件精神,随着我国医药卫生事业和卫生职业教育事业的快速发展,高职高专医学生的培养目标、方法和内容有了新的变化,教材编写也要不断改革、创新,健全课程体系、完善课程结构、优化教材门类,进一步提高教材的思想性、科学性、先进性、启发性、适用性。为此,第三轮教材修订紧紧围绕高职高专医学影像技术专业培养目标,突出专业特色,注重整体优化,以"三基"为基础强调技能培养,以"五性"为重点突出适用性,以岗位为导向、以就业为目标、以技能为核心、以服务为宗旨,力图充分体现职业教育特色,进一步打造我国高职高专医学影像技术专业精品教材,推动专业发展。

全国高职高专医学影像技术专业卫生部规划教材第一轮共8种于2002年8月出版,第二轮教材共10种于2010年9月出版,均为教育部、卫生部国家级规划教材。第三轮教材是在上一轮教材使用基础上,经过认真调研、论证,结合高职高专的教学特点进行修订的。第三轮教材修订坚持传承与创新的统一,坚持教材立体化建设发展方向,突出实用性,力求体现高职高专教育特色。在坚持教育部职业教育"五个对接"基础上,教材编写进一步突出医学影像技术专业教育和医学教育的"五个对接":和人对接,体现以人为本;和社会对接;和临床过程对接,实现"早临床、多临床、反复临床";和先进技术和手段对接;和行业准入对接。注重提高学生的职业素养和实际工作能力,使学生毕业后能独立、正确处理与专业相关的临床常见实际问题。

在全国卫生职业教育教学指导委员会、全国高等医药教材建设研究会和全国高职高专医学影像技术专业教育教材建设评审委员会的组织和指导下,对第三轮教材内容反复修改,对体例形式也进行统一规范,并设置了学习目标、本章小结、思考题等模块,同时鼓励各教材结合自身内容特点在正文中以插入文本框的形式增设一定篇幅的拓展内容,如"知识拓展"、"课堂互动"、"案例分析"等,以便于教师开展形式多样的教学活动,拓宽学生视野,提升教学效果。为了帮助学生有效掌握课本知识,熟练操作技能,增强学习效果,适应各级各类考试,本轮教材配套了实训与学习指导。此外,本轮教材还配套了网络增值服务内容,在人卫医学网教育频道(edu.ipmph.com)平台上,大量难以在纸质教材中表现出来的内容围绕教材形成便捷的在线数字化资源教学包,为教师提供教学素材支持,为学生提供学习资源服务。

本轮修订全国高职高专医学影像技术专业规划教材共11种,其中新增《医学影像解剖学》。全部为国家卫生和计划生育委员会"十二五"国家规划教材,5种为教育部"十二五"职业教育国家规划教材,将于2014年6月陆续出版。

教 材 目 录

序号	教材名称	版次	主编		配套教材
1	影像电子学基础	3	鲁 雯	曹家龙	√
2	放射物理与防护*	3	王鹏程	李迅茹	
3	医学影像解剖学	1	刘秀平	赵江民	√
4	医学影像成像原理*	3	张晓康	张卫萍	√
5	医学影像设备学	3	黄祥国	李 燕	√
6	医学影像检查技术*	3	李 萌	樊先茂	√
7	医学影像诊断学*	3	夏瑞明	刘林祥	√
8	超声诊断学	2	周进祝	李彩娟	√
9	介入放射学基础	2	卢 川	杜耀明	√
10	核医学	2	王 辉		√
11	放射治疗技术*	3	姚 原		√

注:*者为教育部"十二五"职业教育国家规划教材

全国高职高专医学影像技术专业教育教材建设
评审委员会名单

主 任 委 员　周进祝　李　萌

副主任委员　赵汉英　吕国荣　王鸣鹏　石明国　余建明

秘 书 长　窦天舒

委　　员　（按姓氏汉语拼音排序）

樊先茂　李迅茹　路　阳　唐陶富　徐秀芳

薛敏娜　殷国生　张卫萍　张晓康　张雪君

秘　　书　裴中惠

网络增值服务（数字配套教材）编者名单

主　编　樊先茂　李　萌

副主编　黄翔静　夏　晓　闵　敏

编　者　（以姓氏笔画为序）

王　哲（山东万杰医学院）

孔祥闯（华中科技大学同济医学院附属协和医院）

李　骋（复旦大学附属华东医院）

李　萌（山东医学高等专科学校）

李振伦（江西医学高等专科学校）

李锋坦（天津医科大学总医院）

杨尚玉（鹤壁职业技术学院）

沈秀明（上海健康职业技术学院）

张　多（陕西能源职业技术学院）

张　晨（北京医院）

闵　敏（雅安职业技术学院）

胡劲松（绍兴文理学院附属医院）

姚建新（江苏联合职业技术学院南京卫生分院）

夏　晓（雅安职业技术学院）

黄兰珠（福建卫生职业技术学院）

黄光辉（浙江医学高等专科学校）

黄翔静（雅安职业技术学院）

隗志峰（襄阳职业技术学院）

樊先茂（雅安职业技术学院）

前 言

全国高职高专院校教材《医学影像检查技术》(第3版)是根据2013年8月人民卫生出版社在上海召开的医学影像技术专业第三轮规划教材主编人会议精神编写的。在本版教材编写中,依据高等职业教育培养高端技能型人才的培养目标,注重体现职业素质教育特点,突出强调"三基"(基础理论、基本知识和基本实践技能)要求,体现"五性"(思想性、科学性、先进性、启发性、适应性)原则,以及适应高职高专层次"三特定"(培养目标、学制和学时)的需要。

《医学影像检查技术》是医学影像技术专业的核心课程。在教材具体内容的编写上加强了教学内容与实际职业岗位的对接,注重突出医学影像技术职业岗位的技能培养。本轮教材遵循"整体优化"原则,加强与该专业其他10门教材的密切沟通和联系,避免教材内容不必要的重复,同时参考了《放射师临床工作指南》,增加教材的实用性,对临床上已淘汰或不常用的检查方法,尤其是对X线摄影体位进行了必要的删减。本教材增加了在医学影像检查过程中的对应服务,医疗事故预防与对策的内容,适当增加了床边和急诊影像检查的内容。考虑到全国地区的差异,兼顾欠发达地区还在使用的普及性较低的技术知识需要,部分内容以"拓展BOX"形式附加在本教材中。撰写内容注意深入浅出,图文并茂,做到好读、好懂、好用,并以培养学生专业操作技能为出发点和落脚点来处理教材内容的编辑。

本教材的参考总授课时数为108学时,共编写7章。实际授课学时可根据各校的教学安排和学生具体情况,进行一定的调整。为落实加强培养学生的专业操作技能的需要,本教材将实验实训、学习指导、习题等内容纳入配套教材内,并增加了实训和专业操作技能测试评价内容。教材的理论授课学时数与实验、实训、专业操作技能测试评价的学时比例原则上按1:1安排。为满足教学的需要,本教材还配置了网络增值服务内容。

本教材在编写过程中得到全国高等医药教材建设研究会和人民卫生出版社的具体指导和帮助,同时中华医学会影像技术学会的各位专家对于教材的编写给予了指导,在此一并表示感谢。

由于编者水平所限,对于教材存在的不足之处,恳请各位读者在使用中多提宝贵意见,予以指正,以便改进。

李 萌 樊先茂

2014年5月

目　录

第一章 总 论

学习目标

1. 掌握：医学影像检查技术的概念和研究范畴。
2. 熟悉：医学影像技师的定位及责任；熟悉本课程的主要特点，熟悉本课程的主要学习方法。
3. 了解：医学影像检查技术的发展历程。

医学影像检查技术课程是医学影像技术专业的一门专业核心课程。在本课程中所学到的知识和技能，直接与临床医学影像检查技术岗位相对接，决定了将来从事医学影像技术工作应具有的知识与职业能力。本章主要介绍医学影像检查技术的概念、研究内容与发展历程，医学影像技师的定位及职责；另对本课程的课程目标及学习方法作介绍，为后续学习打基础。

一、医学影像检查技术及其研究内容

医学影像检查技术是利用多种专门成像机制，获取人体内部结构信息，以影像方式提供医学诊疗依据的学科，是由多门学科交叉而形成的应用技术。在医学领域中，以影像手段提供诊疗信息的方式很多，但是从医学影像学科的建立与发展过程、影像检查属性以及临床岗位实际工作来看，各种可见光成像技术未包括在影像科工作范畴内。

医学影像检查技术是研究成像方法的学科，研究在成像过程中如何正确运用成像手段，克服不利因素，使被检者以最小的代价（痛苦、辐射损伤、费用、时间），最大限度地提取真实的人体解剖结构、病理、生理生化（指功能成像）信息，得到符合临床诊疗要求的影像。

特别是1972年计算机 X 线体层扫描（computed tomography，CT）成像装置的问世，使医学影像检查技术发生了革命性的变化，其进步程度具有里程碑的意义。随着医疗器械工业水平的提高，尤其是电子技术及计算机技术向医学影像领域的大量渗透，迎来了数字医学影像时代，设备更新换代周期缩短，新的检查技术不断出现，包括先后出现的核医学成像、磁共振成像、超声成像等，使医学影像检查技术逐步完善和加快发展，共同构筑了当今的综合医学影像成像技术，从而使医学影像检查技术在临床医疗工作中发挥更加重要的作用，处于必不可少的医疗地位。

医学影像检查技术研究的主要内容是：X 线摄影条件、X 线检查体位、模拟和数字 X 线成像技术、X 线造影检查技术、照片影像处理和打印技术、CT 技术、磁共振成像检查技术（magnetic resonance imaging，MRI）、放射诊断影像质量评价及管理。超声检查技术和影像核医学检查技术虽然在系列教材中分别单列编写，但就其技术属性讲，亦属于医学影像检查技术的范畴。

二、医学影像检查技术的发展历程

（一）X 线摄影检查的发展

1895 年 11 月 8 日，德国物理学家威廉·康拉德·伦琴用一高真空玻璃管和一台能产生高压

1

的小型机器做实验时,发现了X线(图1-1-1)。

文献记载第一张照片是伦琴于1895年11月22日拍摄的其夫人手的照片。据称当时曝光用时近15分钟。摄影板被处理后,伦琴夫人(图1-1-2)手骨的透亮影像显示在周围肌肉的黑影之中。

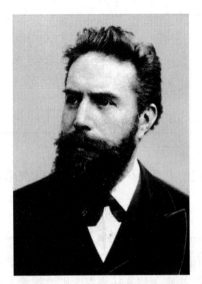

图1-1-1　X线发现者——伦琴

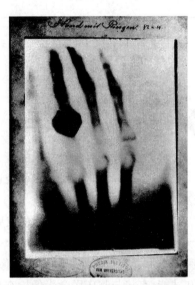

图1-1-2　伦琴夫人的手骨像

从伦琴发现X线的时刻起,影像记录方式、X线摄影的设备和围绕X线影像质量的相关技术逐步发生了巨大变化。伦琴在有生之年看到了他的发现已广泛地应用于疾病的诊断。

在1895年,涂有一层乳剂的玻璃板、易弯曲的透明胶片和感光纸已广泛应用于普通的可见光摄影之中。专门为X线摄影设计的玻璃板,是对X线十分敏感的含银厚层乳剂型,能够记录宽范围的X线摄影密度。因当时产生的图像对比度低,尤其是那些对X线的吸收衰减程度差别不大的组织器官更是如此,所以高对比度显影剂的开发引起了人们的重视。

1897年钨酸钙增感屏被应用在X线摄影中,大大地降低了曝光量。1913年硝酸纤维素片基胶片问世,用于临床,但硝酸纤维素片基胶片易燃,被称为"不安全"胶片。到了1918年,在片基两面都涂了高速感光乳剂的双面乳剂胶片,配以双面增感屏,更大程度地减少了曝光量,并使得活动滤线器的应用成为可能。1924年,醋酸纤维素片基的使用,提供了可靠的安全性。1933年,X线胶片片基开始被染成蓝色,以减少可见光透过透亮区时对眼睛的刺激。20世纪50年代末,聚酯片基取代了醋酸片基,这种片基更薄,减少了双面乳剂胶片的视差问题。

20世纪70年代早期,有关用于彩色显像管和影像增强管的稀土荧光体的研究,推动了应用于医学摄影中的稀土增感屏的发展。新型的发绿光或蓝光的增感屏,都由X线发光效率高的荧光体制成,不同的X线胶片的吸收光谱与各自相对应的增感屏发光光谱匹配,使曝光条件进一步降低。荧光交叠效应的控制技术与新型扁平颗粒乳剂的联合,可进一步提高屏-片系统的成像质量。

从X线摄影角度上看,常规X线摄影自始至今一直广泛地应用于临床影像学检查,且随着技术的更新不断改良和进步。

1920年前,被称为X线初级应用阶段。还没有认识到辐射伤害问题,X线使用较泛滥。直到1920年之后,才采用各种防护装置进行技师和患者的防护。

1920~1950年,可以看做是X线临床应用与开发阶段。旋转阳极X线管(1929年)、滤线器(1921年)、X线断层摄影装置(1930年)、多轨迹断层摄影装置(1951年)、光电限时器(1942年)、影像增强器(1948年)、自动洗片机(1956年)、荧光缩影摄影(1968年)等装置和器材相继出现,使得模拟影像的摄影技术得到了广泛的发展。

钼靶 X 线管的开发,应用到了乳腺等软组织摄影中。口腔专用牙片摄影机、曲面体层摄影机以及后来锥形束 CT(cone beam computed tomography,CBCT)的开发应用,使得口腔影像学检查更加全面细致。

随着计算机技术的不断更新,尤其是 1972 年 CT 机的问世,使放射学影像开始了数字化。自 20 世纪 80 年代,在 X 线摄影设备中相继开发应用了计算机 X 线摄影(computed radiography,CR)、数字 X 线摄影(digital radiography,DR)成像技术,进入 21 世纪以来,CR 和 DR 得到广泛应用。许多全新的数字化成像设备迅猛崛起,使 X 线摄影进入了全面数字化时代,构筑了全新的 X 线摄影技术。与模拟 X 线摄影不同的是,数字 X 线摄影技术的发展和进步体现在硬件和软件两个方面。

CR 是使用含有光可激发存贮荧光体的成像板(image plate,IP)作为载体的一种数字化摄影技术。该技术自 20 世纪 70 年代开始研究,到 80 年代初应用于临床,进入 90 年代以后,随着 CR 技术的日益成熟,在国内、外的临床应用中得以普及。CR 的发展,前期主要是 IP 的改进,提高其转换效率及使用寿命。2003 年 CR 在读出技术上出现了线阵阅读和双面阅读技术。线阵阅读是 CR 阅读器扫描方式的改进,即由点激光扫描改为线激光扫描,加快了扫描速度,提高了整体采集效率。双面阅读技术的 IP 采用透明支持层,使用双面 CR 阅读器处理,双面同时采集 IP 信息,因此提高了输出信噪比,获得更好的影像质量。

DR 是一种采用平板探测器获得直接数字化影像的摄影技术。1995 年北美放射年会上报道了非晶态硒直接转换型静态 FPD。1997 年,已有关于采用间接转换和直接转换型 FPD 的 DR 应用报道。2001 年,可用于数字透视和摄影的 10~30 帧 / 秒的大面积 FPD 已由实验室走向临床。动态 FPD 技术的开发,也促进了数字合成体层成像的临床应用和发展。

图像处理软件的进步,主要是开发了组织均衡的处理软件,该软件的特点是根据不同部位自动使每幅图像最优化,也就是自动调整原曝光图像中过亮及过暗的区域的灰度,使一幅图像中的各解剖结构的亮暗程度显示更加均匀、协调,从而提高原曝光图像中过亮或过暗部位的对比度和细节的显示能力。另外还开发有其他诸多专用软件,如自动噪声控制、长肢体拼接成像、能量减影、自动质量控制等。这些软件的开发和应用有助于充分利用和发挥数字 X 线摄影的优点和长处,一次采集可以获得不同效果、不同功用的图像,充分满足临床诊断需要。

当前,影像技术正处于由模拟向数字过渡的时期。发达地区、大型医院可能基本完成了这个转型,但思维的转变尚需要深化。影像技术进入数字时代,成像机制和理念产生了根本性的变化。数字时代的影像技术研究如何正确和充分使用设备,克服检查技术的发展不利因素,在尽量减少患者痛苦和损伤的情况下,快速获取真实、直观、满足临床需要的影像,已成为当前研究的重点。

(二)造影

普通 X 线摄影技术对于那些 X 线吸收差异比较大的组织和器官来说意义很大,但是对于对 X 线吸收的天然对比较小的组织结构则难以显示。于是利用引入对比剂来提高组织之间的对比的方法,应用于临床。

胃肠道造影检查始于 1898 年,开始使用的是硝酸铋,由于副作用比较大,后来于 1910 年改用硫酸钡。1912 年气体被应用于脑部造影,之后又被应用于腹腔、关节等部位,后来 CT 技术广泛应用,气体造影检查已淘汰。

碘制剂用于造影检查是在 20 世纪 20 年代初,剂型有油剂、水剂、片剂等,先后被应用于脊髓、胆道、尿路、心脏、血管以及生殖器官的造影检查。早期的无机碘制剂毒副作用大,有机碘制剂减少了毒副作用。20 世纪 60 年代,提出了低渗性对比剂的概念,随之开发出了非离子型对比剂,使对比剂的毒副作用大大减小。目前心血管造影检查几乎全部都是非离子型对比剂。

（三）CT 检查技术的发展

1972 年 4 月，豪斯菲尔德和安普鲁斯在英国放射学研究院年会上宣读了关于 CT 成像的第一篇论文，宣告了 CT 的诞生。同年 10 月在北美放射学会（RSNA）年会上向全世界展示了这一放射史上划时代的发明。1974 年全身 CT 问世，CT 检查由头颅扩展到全身各部位的检查。

1989 年，在 CT 传统旋转扫描的基础上，采用了滑环技术和连续进床技术实现了螺旋扫描。1998 年多层螺旋 CT（multi-slice spiral CT，MSCT）问世，大大提高了扫描速度。2002 年，推出了 16 排探测器螺旋 CT。2004 年 64 排螺旋 CT 的问世，开创了容积数据成像的新时代，其扫描时间更短，覆盖范围更广，使 CT 全身血管成像成为可能。

2005 年，双源螺旋 CT（dual-source CT，DSCT）技术的开发，标志着"后 64 排 CT 时代"的到来，发展方向出现了不同的分支。2007 年，320 排探测器 CT 应用于临床，每个探测器单元 0.5mm，Z 轴宽度达到了 1600mm，具备不移动检查床扫描成年人心脏或大脑的能力。同期的 CT 技术具备了动态容积扫描的能力，心脏冠脉成像功能大大提高。

2008 年，Gemstone 材料探测器应用于 CT，通过 X 线管电压（80kV 和 140kV）的瞬间切换可以产生 101 个单能级 CT 影像，其能谱技术在增强组织对比度、去除金属伪影，以及能量去骨质和碘无机物等临床应用上有一定的临床价值。其间，CT 灌注成像技术的开发，是 CT 技术由单一的形态学诊断技术向功能性影像诊断技术发展的重要标志。

（四）MR 检查技术的发展

MRI 技术是基于对原子结构的不断认识和科学技术的飞速发展而开发的影像检查新技术。1924 年 Pauli 发现电子除对原子核绕行外，还可高速自旋，有角动量和磁矩。1946 年美国哈佛大学的 Purcell 及斯坦福大学的 Bloch 分别独立地发现磁共振现象并可接收到核子自旋的电信号，同时将该原理最早用于生物实验，在物理学、化学方面作出了较大贡献，1952 年荣获诺贝尔物理奖。磁共振成像（MRI）的设想出自 Damadian。1971 年发现了组织的良恶性细胞的 MR 信号有所不同。1972 年 P.C.Lauterbur 用共轭摄影法产生一幅试管的 MR 图像。1974 年做出第一幅动物的肝脏图像，与 Mansfield 共同对 MRI 技术发展做出了巨大贡献。

1977 年，世界上第一台 MR 成像装置建成，获得了第一幅质子密度加权像。1978 年取得了头部和腹部的断层像。1980 年获得了第一幅人体头颅的冠状位和矢状位影像。

近三十年来，随着超导技术、低温技术、磁体技术、电子技术、成像技术以及计算机技术的进步，MR 技术得到了飞速的发展，在功能性磁共振成像（fMRI）技术的帮助下，血氧合水平依赖（blood oxygenation level dependent，BOLD）效应可用于获取人脑不同区域的组织结构和功能信息。

随着对超高场强磁共振的应用，进一步增强了磁共振成像技术的优势，尤其是在外科手术成像领域，磁共振成像能够对脑部肿瘤进行精确描绘。在心脏病诊疗应用中，利用自动门控心血管磁共振（CMR）技术，从图像数据中提取周期性信号以取代心电图信号使图像数据与心脏运动实现同步；人体肠内虚拟内镜甚至能够对很小的息肉进行检测；用于早期胸部肿瘤 X 射线透视的磁共振导向活组织检查也已应用于临床。

除此之外，超声检查技术、核医学检查技术（又称放射性核素显像）都是重要的医学影像检查技术，这些技术与上述各种检查技术，共同构建起医学影像检查技术体系。

需说明一点的是，医学影像检查技术经过了模拟、数字两个主要发展历程并逐步建立起来一个较为完整的检查系统，这些影像检查技术，各有所长，各有所不足，它们相互弥补，不能互相替代，要遵循简便、安全、费用低廉且能达到诊断目的为原则来选择检查技术。为确保这些检查技术发挥作用，必须树立世界卫生组织（WHO）提出的医学影像诊断质量保证（quality assurance，QA）和质量控制（quality control，QC）的理念，即质量管理（quality management，QM）的理念，若不建立这样的理念，尽管检查技术非常现代化、数字化，也不能为诊断医师提供清晰的、准确的、足量的影像诊断信息。

三、医学影像技师的定位及职责

（一）医学影像技师的定位

医疗服务是由全体医务工作者的工作团队相互配合共同完成的。医学影像技师作为医疗队伍中的一个重要组成部分，其从事的工作是临床医疗工作链中一个不可或缺的重要环节。医学影像技师是具有特殊技术的医务人员，要有技术、有形象、有修养、有尊严、高姿态，要在自己所处的岗位上做好两个服务。一是为其他部门的医疗工作者服务好，充分发挥设备性能和自身技术优势，满足整个医疗团队的需要；二是要对被检者表示关爱，要理解患者的心情、尊重患者隐私，包容其过激言行，用安慰、鼓励的语言，争取其配合检查。使自己的工作成为医疗服务链中可靠的一环，使服务过程和结果成为精品。

（二）医学影像技师的职责

医学影像技师的主要职责是充分发挥设备功能和性能，最大限度地提取人体解剖结构、病理学、生理生化信息，得到真实、满足临床诊断要求的影像学佐证。

医学影像技师应充分理解每一位被检者影像学检查目的和影像医师、临床医师希望得到的诊断信息，发挥设备的最大功效和自身潜力，尽可能地满足诊断的需要；应结合检查申请单，并综合在检查过程中初步得到的各种信息，主动及时地作出合理的修正或追加必要的检查；必要时与医师联系共同商定检查方案，以减少不必要的延误和往返；应掌握每一位患者的有关临床情况，应随时注意检查过程中所观察到的、对诊断或治疗有意义的症状和体征，提供给医生作为诊断与治疗工作的参考；在检查中要对被检查者进行有效监测，遇到被检查者出现危急状况时要及时、妥善处理，避免影像学检查中发生意外；应熟知辐射防护知识，在检查中对陪同人员、被检者，特别是孕妇和儿童做有效的防护。

医学影像技术发展日新月异，医学影像设备的技术含量越来越高，功能越来越丰富，更新周期越来越短。这就要求影像技师紧跟时代发展，加强知识更新，不断提高操作技能，学好、用好新设备。要对设备的应用全面掌握，充分发挥其全部功能和性能为被检者服务。影像设备的功能不能得到充分利用，也是一个极大的浪费。如何开发机器的潜能、利用好设备，把其作用全部发挥出来，提高诊断准确性，更好地为患者服务，影像技师责无旁贷。

四、课程总目标及学习方法

（一）课程总目标

医学影像检查技术课程是医学影像技术专业的专业核心课程之一。学习这门课程的目的是，应用这些先进的影像检查设备和准确无误的专业操作技能为临床提供符合要求的清晰医学图像，使患者早日得到正确诊断和治疗。在检查过程中尽量减少病人痛苦，减少被检者接受的放射线辐射剂量。

通过本课程的学习，掌握各部位 X 线摄影检查、X 线造影检查、CT 检查、MR 检查等影像学检查的基本知识；掌握检查过程的基本操作步骤；熟悉各种检查方式中的基本参数选择；熟悉各种影像学检查的适应证、禁忌证以及临床诊断要求；熟悉各种检查中的操作注意事项；掌握各种影像检查方法的基本图像后处理知识；掌握影像质量管理学的基本概念并熟悉其常用管理方法。

能够正确理解临床会诊单的检查意图，正确决定影像学检查的方法并能独立进行操作，按照各种检查技术的操作规范要求完成整个检查过程；学会对获取的屏 - 片 X 线摄影、CR、DR、CT、MR 等影像资料的识别，并初步评价其影像质量；在医学影像检查过程中具有一定的应急、应变的处理能力，以适应医学影像学检查的不确定性。

能积极配合临床和主管医生进行医学影像临床技术实践；了解和认识对每一个病人的影像

学检查所负有的个人责任;具有解决的能力或提供解决问题或需求的方法;及时了解本学科的最新发展,建立对自身专业继续教育负责的意识。

(二)本课程的学习方法

医学影像检查技术课程具有很强的应用性和实践性,根据其特点,在学习中应掌握以下主要学习方法:

1. 树立应用基本理论知识提高动手能力的理念　学习本课程基本理论知识的出发点和落脚点是培养专业操作技能,是学习本课程正确学习方法和指导思想。

2. 分组实验讨论的方法　本课程实验都是验证性实验,其实验内容是让学生学会显示人体各重要器官及可能出现病灶的肢体位置检查方法。由于人体结构复杂,显示出的病灶影像易重叠显示不清,或显示不出来。操作稍有失误,就意味着重新检查,失误不仅浪费物质和被检者病人时间,更重要的是增加被检者接受的放射损伤。因此,实验技师要认真备课,做好预示实验,保证准确无误地给学生做出检查操作示范,体现以被检者为中心的思想,使学生产生爱护被检者身体健康意识而一丝不苟地学习检查技术。因每个人对知识理解深度和准确度都受限,通过分组实验集体活动,相互帮助和讨论,达到正确掌握实验操作技能。

3. 学生独立操作实训的学习方法　分组实验方法优点很清楚,但其不足之处也十分明显,学生个体动手机会少,独立专业操作技能尚未培养成,弥补的方法是开放实验室,通过实训方法,让学生独立操作,培养其专业操作技能。若让学生作为"被检者"体会"病人"在检查过程中体位摆到何种程度最舒适稳定,操作检查设备对被检者有影响时,更有利于学生掌握医学影像的检查技术。有条件的学校可到附属医院或教学医院进行实训操作。

4. 采用评价像质的方法提高学生应用理论知识的能力　学生通过医学影像检查技术实际操作实践获得符合临床要求的医学影像,这是教师和学生期待的结果,然而初学者是很难达到这一要求的。为了逐步使学生具有这种操作技能,采取对符合临床要求的和不符合临床要求的医学影像质量进行评价,从应用成像技术的基本理论知识分析正确与失误之处,找出原因。学生会从这一过程中巩固基础理论知识和应用方法,因为任何进步没有比纠正自己错误来得更快。

医学影像检查技术是一门与时俱进的应用性很强的学科,多搜集和学习一些与本专业相关的新知识、新方法的资料,围绕未来就业的岗位,把握"学以致用"这个主题,就掌握了学习这门课程的真谛。

（李 萌）

 本章小结

医学影像检查技术是利用多种专门成像机制,获取人体内部结构信息,以影像方式提供医学诊疗依据的学科,是由多门学科知识交叉而形成。作为一个医学影像技术人员应该了解本学科的发展历史,明确自己的定位及职责。根据学科特点,运用适当的学习方法,掌握本课程的基本理论、基本知识、基本技能,结合岗位的人才要求,学好本门课程。

思考题

1. 医学影像检查技术研究的主要范畴是什么?

2. 简述各种检查技术发展中的重大发展内容与时间节点。

3. 对本课程的认识和今后的打算是什么?

第二章　医学影像学检查的基本知识

学习目标

　　1. 掌握：检查过程中对被检者的登记、分诊、候诊等接待服务；掌握 X 线摄影常用体位术语；正确进行被检者的移动。

　　2. 熟悉：医学影像学检查中医疗事故的预防和应急处置措施；熟悉各种检查技术的图像标记内容与方法；熟练进行照片影像的打印。

　　3. 了解：与被检者的沟通方式和心理对应。

第一节　被检者的接待和服务

　　医学影像科接受检查服务的是被检者，在检查服务过程中需要人与人之间的语言、情感、肢体等方面的交流。被检者从进入影像科到转移到下一个科室的整个过程，不只是医疗技术的施行，还要有适当的心理对应、引导服务、程序接待和正确的搬运、安置等一系列活动。只有了解被检者的心情、需要和期待等，学会并熟悉被检者在影像科室的整个检查流程，才能更加快捷、周到地为被检者做好医学影像检查过程中的服务工作。

一、被检者的心理对应

　　做一个好的医务工作者，要有高尚的医德、精湛的医术和艺术的服务，三者缺一不可。医学影像技师作为医疗团队中的重要组成，日常工作中对被检者的直接医疗服务及医患关系的处理非常重要。医疗服务的对象是一个个具体的人，他们的体验、愿望、担心各不相同，都受各自文化素质、性格、家庭、生活习惯、经历等的影响，他们对疾病、诊疗等有不同的理解，抱有不同的心理状态。医学影像技师对被检者的一般反应固然要理解，还应力求自己在服务中适应具体对象的特点。技师的一言一行无时不在地影响被检者，提高专业素质（医技）、心理素质（医心）、道德素质（医德），更好地为被检者服务，是医学影像技术人员的必需素质。

（一）与被检者的沟通

　　沟通指人与人之间的信息传递和交流，是人与人之间相互了解、消除隔阂的基础，是医疗服务工作中不可缺少的内容。医学影像技术者要从服务对象的特点和个性出发，提倡人性化服务，在尊重、理解、关怀被检者的基础上，优化服务流程，最大限度地满足临床医疗和被检者的需求。

　　良好的医患沟通是顺利开展医疗服务工作的前提，是处理好医患关系的首要条件，在日常工作中重视与被检者进行信息沟通和情感交流，注重沟通的方式方法及效果，提倡人性化服务，让被检者在医疗服务中体会到医护人员对他们的关爱之心非常必要。医患沟通要注重为语言沟通和非语言沟通两个方面。

　　1. 语言沟通　影像技师与被检者的交流，首先要做到语气温柔、亲切，表达的意思要准确、慎重。技师的语言是否合适,不只是服务态度和医德问题,因其能影响到被检者的情绪、心理状态,甚至由于语言对病情信息的流露,而直接关系到被检者的健康与生命。因此,一定要重视语言在临床工作中的意义,不但要善于使用美好语言、避免伤害性语言,还要讲究与被检者的交流沟通技巧。

(1)善于使用良好语言:在与被检者接触中,如果能注意发挥语言的积极作用,必将有益于被检者的身心健康,大大提高服务水平。在检查过程中,应当熟练运用如下几种语言:

1)安慰性语言:影像技师应当学会讲安慰性语言。例如,主动轻柔地对被检者说:"您怎样不好啊? 接下来我们要进行某某检查,咱们好好配合,有问题随时告诉我,没关系,别紧张"等语言,被检者听后感到亲切愉快,会使其心境比较好,进而好好配合各项检查。

2)鼓励性语言:影像技师应当学会讲鼓励性语言,增加对被检者的心理支持。例如,"治病总得有个过程,贵在坚持!""现代医疗手段多了,水平高了,相信会得到合理的治疗"等。

3)劝说性语言:大多数被检者对于放射线或某些具有一定创伤性的检查会有一定的恐惧,而出现紧张,应给予一定的劝说解释,消除其紧张情绪十分必要。

4)指令性语言:有时对被检者必须严格遵照执行的动作和规定,技师的指令性语言也是必需的。例如,体位固定时指令被检者"不要动,一定要配合好我们"等。技师在表达这种言语时,要显示出一定的权威性来。

与被检者说话不但要注意上述几种方式,还要因人因病采用不同的谈话技巧。对急性或很痛苦的受检者,言语要少,要深沉,给予深切的同情;对长期卧床的被检者,言语要带鼓舞性;对抑郁型或躁狂型受检者,言语则以顺从为宜。

(2)避免使用伤害性语言:影像技师应当避免使用伤害性语言,一般临床上引起严重后果的伤害性语言有如下几种:

1)直接伤害性语言:包括对被检者训斥、指责、威胁、讥讽和谈论患病者最害怕听到的语言。

2)消极暗示性语言:此类言语会给被检者造成严重的消极情绪。如果被检者害怕自己病情的发展和预后,询问自己的病情时,影像技师的回答很直白或者很隐晦,都有可能造成被检者的恐惧或抑郁。

3)当面窃窃私语:被检者常常会留意医务人员的言谈,并往往与自己联系。检查过程中在被检者面前窃窃私语,被检者听得片言只语后乱加猜疑,或根本没听清而纯属错觉,都容易给被检者带来痛苦或严重后果。

2. 非语言沟通 非言语沟通主要是指肢体语言、手势、眼神等非语言形式的沟通,其作用在于心领神会,是对语言沟通的补充。医患双方非言语沟通还有一种明显的特殊性,就是能够进一步提高被检者对影像技师的信任度和依赖性。比如整洁的服饰和外表、亲切的目光和表情、认真的态度、轻柔的肢体接触等等。非言语沟通通常包括:

1)超语词性提示:超语词性提示就是说话时所用的语调、所强调的词、声音的强度、说话的速度、流畅以及抑扬顿挫等,它会起到帮助表达语意的效果。用超语词性提示沟通言语直接沟通信息,可以辅以生动而又深刻的含义。如:"我给你提点建议"这句话,如果说的声音低一些,语气很亲切,就被人理解为恳切的帮助;如果声响很高,语气又急又粗,就会被人理解为情绪发泄;如果加重"你"这个词,就突出对你的不满意,等等。

2)目光接触沟通:眼睛是心灵的窗口,目光接触是非言语沟通的主要信息通道。影像技师与被检者善意、亲切的目光接触,可以帮助谈话双方的话语同步,思路保持一致。

3)面部表情沟通:无论是技师对被检者或者被检者对技师的面部表情都主要是思想情感的流露。对被检者的表情是以职业道德情感为基础的,当然也与习惯过程和表达能力有关。应当善于表达与被检者沟通的面部表情,更要细心体察被检者的面部表情。有时话语并不多,但微微一笑,往往比说多少话都起作用。

4）运用身段表达沟通：这是指以手势、点头、摇头等外表姿态进行沟通的方式。这些方式相当于无声的语言，也是很重要的方面。例如，诚恳友善地向他点头，激动、温暖和安全感就会油然而生。

5）人际距离与肢体接触：除了检查技术所要求的操作距离外，要有意识地控制好和被检者的距离，尤其是对孤独自怜者、儿童和老年被检者，缩短交往距离，更有利于情感沟通。但对有的被检者交往距离过短，也会引起反感。与被检者身体接触时，首先要符合技术规范，在医院这样的公共场合，只限和儿童接触较为随便，对患儿的搂抱、抚摸会产生较好的效果。为呕吐者轻轻拍背，为动作不便者轻轻翻身变换体位，搀扶被检者下检查床，这些都是有意的帮助和接触沟通。

还要特别强调的是，医学影像技师在临床工作中必须保持整洁的服饰，这是一个令被检者对影像技师产生信任感的一个重要方面，试想把自己交给一个邋遢外表的医生或技师来做诊疗，被检者一定多会产生不信任的感觉。

（二）被检者心理状态的对应

1. 恐惧心理的对应　恐惧是由某种危险因素所引起的消极情绪。临床上常见的恐惧因素主要有：

（1）医院环境：医院的特殊场所和特殊气氛，如洁白肃穆冷冰般的环境，危重被检者的抬进抬出，抢救的紧张气氛，黑暗环境中进行的检查等等，都会给被检者带来恐惧感。

（2）临床处置和特殊检查：除注射、输液和输血外，还有穿刺、造影、内镜检查等。如果在作脑血管或心血管造影前听到"家属要签字，有千分之一的死亡率"这样的语言，被检者就会有恐惧感。

（3）对手术的恐惧：人对手术的恐惧是普遍的，只不过程度有轻有重而已。临床上经常遇到有的人进入检查室或临近手术而精神紧张、血压升高、心率加快。

（4）消极暗示：使被检者产生恐惧的消极暗示很多，如同类疾病被检者预后不良、截肢、摘除某器官或患癌症等的信息，还有社会上关于一些疾病的荒谬传说及过分渲染等。

为了帮助被检者克服或减轻恐惧，在被检者提出质询或可能产生恐惧之前，就应主动把可能给被检者带来的痛苦和威胁作适当说明，并给予安全暗示和保证。当被检者面临恐惧情境时，对被检者要和蔼可亲、沉着稳定，一举一动都要给被检者以安全的暗示和保证，指导被检者身心放松、深呼吸，用以缓解其恐惧心理。

2. 焦虑心理的对应　被检者产生焦虑的原因，主要有：①人际关系紧张，环境陌生；②诊断不明确；③疗效不明显；④对家人的牵挂惦念；⑤经济负担重；⑥恐惧情绪的延续；⑦疼痛；⑧怕失去事业和怕失去生活能力等。

要帮助被检者解除焦虑情绪，就必须从每个被检者的具体情况出发，有针对性地做心理疏导工作。被检者愤怒或发牢骚时，要耐心地倾听并适当地引导其诉说，有计划、有针对性地给被检者解释有关疾病的科学知识，在医疗保护制度允许的情况下，让被检者及时了解病情及检查结果，使被检者感受到了妥善的诊断和治疗，增强其信赖感。对于影像学的特殊检查，事先交代明白，使被检者有良好的心理准备。

3. 疼痛的对应　疼痛是疾病中最普遍、最重要的征象与症状，总是伴随着消极的情绪。因此，对疼痛被检者的心理疏导十分重要。在检查过程中，要善于敏锐地观察被检者的疼痛反应，耐心听取被检者的诉说。脸色痛苦、紧皱眉头、咬紧牙关、握紧拳头及深沉的呻吟，都表示痛得厉害。有些意志坚强或受过某种训练的人，可能疼得咬破嘴唇、大汗淋漓，却不吭一声。注意从被检者的外部反应中体察他们疼痛的程度。

被检者的疼痛反应是很不愉快的感觉。如果对这些反应置之不理、缺乏同情心，特别是对一些不加克制或行为反应过激的被检者表示反感，对神经症所致的功能性疼痛主观地认为是无病呻吟等等，都会使被检者的疼痛感增加。只有设法减轻被检者的心理压力，使其情绪稳定、精神放松,可以增强对疼痛的耐受性。对行为反应过激的被检者要进行耐心劝解,以防止影响其他被检者。对强烈克制的被检者,给予鼓励,并允许他们呻吟。对疼痛强度突然改变,变得尖锐而严重的持续疼痛的被检者,非但不能训斥,更应慎重对待。

4. 异常感受的对应 被检者在影像学检查过程中,因病情不同或许会出现一些异常感受。通常会把注意力转向自身,甚至对自己的呼吸、心跳、胃肠蠕动的声音都异常地敏感。由于躯体活动少、环境又安静,感受性也提高了。而且也易于对有限范围的客观事物异常敏感,尤其注意医务人员的言谈举止。应当注意的是这些异常感觉,既可能是躯体疾病的心理反应,也可能是病情变化所致,在检查过程中应多加注意,作出判断。对于被检者出现的感觉异常,应寄予同情从心理上给予支持和疏导,必要时联系临床医生并辅以必要的治疗。

5. 被检者需要的对应 临床工作中,了解并满足被检者的需要才能使被检者更好地配合各种检查的顺利进行。被检者的需要既有相同之处,又有所差异。例如:凡是患病的人其共同需要大都是希望尽快明确诊断;希望得到较高水平和较好条件的治疗;需要安全感;需要得到支持、安慰、尊重和热情关怀等。他们首先需要医护人员的关心和重视,需要治疗条件好,希望治病安全、顺利、痛苦少等等。

实际上被检者的需要多种多样,极为复杂。从某种意义上讲,只有针对被检者的具体需要,或是满足,或是说服限制,或是劝止,才能真正使被检者感到被理解、受尊重,满意接受检查和治疗。

二、检查过程的基本服务

(一)被检者接待

通常,医学影像学检查对被检者的接待始于被检者到达本科室后,负责登记和分诊的人员应抱着"病患满意"的态度进行接待。一般被检者要实行"全程服务",即被检者从迈进科室大门起,到离开大门止;特殊被检者的接待服务则起于上一个医疗环节,止于下一个医疗环节。整个过程都要为被检者提供最佳服务,满足被检者的一切合理需求,含无理需求中包含的合理部分。无论什么环节、什么岗位,出现疏漏都有可能对被检者造成伤害,引起被检者的不满,甚至可能造成严重后果。

1. 被检者登记和分诊

(1)登记:首先阅读被检者递交的检查申请单或PACS系统传送的预约申请单。确认被检者的姓名、性别、年龄、检查项目以及临床检查的所有信息,进行本部门的项目登记和编号,并对检查注意事项给予被检者或家属解释和说明。应做到和善可亲,以放松和坦然的心态面对被检者,多些真诚,多些和善,用热情去关怀、去交流、去沟通,避免冷漠、牢骚、刺激的语言,给被检者以温暖的感觉。

(2)分诊:登记结束后引导被检者到达指定候诊区域等待检查。

2. 候诊 候诊是被检者接受检查前的等待。候诊过程中,被检者需要一些必要的准备。比如,根据不同的检查项目要求引导被检者到专用更衣室更衣、喝水、如厕排便等。此过程中,被检者如有疑问和需求,应尽力做好解释工作并帮助解决。

候诊区的卫生条件和卫生设施必须符合《医院候诊室卫生标准》的要求,应有卫生管理制度和卫生管理组织,配备专职或兼职卫生管理人员。候诊区禁止吸烟,并有明显的禁烟标志。保持区域内环境清洁,每天应不少于两次采用湿式清扫并建立健全的消毒制度,传染病流行期间应加强消毒。不得在候诊室内诊治或出售商品和食物。卫生间内应保持清洁卫生,每日清洗消毒,不能有积水、积垢,建立有效的换气装置。

3. 危重患者的检查接待 对危重患者来科室检查,应特事特办,全力以赴,分秒必争,做到严肃、认真、细致、准确,各种操作和记录要及时、全面。涉及法律纠纷的,要报告有关部门。参加危重患者影像学检查的医护人员应明确分工,紧密合作,各司其职,服从随诊临床医师的医嘱,提出对危重患者影像学检查的建议,供临床医师参考。

危重患者的影像学检查,应由高年职或高职称技师实施,必要时在临床医护人员的协助下施行检查,全过程应严密观察患者的病情变化,防止发生差错事故。

(二)被检者的移动

被检者的移动是指被检者从上一个医疗环节到影像科检查,再到下一个医疗环节为止全过程的移动。

1. 专用车辆的使用　被检者到影像科检查的接、送中及在科室内部的移动中,一些重症或行动不便的被检者需用专用车辆接送,最常用的是担架车和轮椅。使用担架或轮椅时,要推行平稳,速度适中,行走路线以方便、近距离、路面平整为宜。需要影像科室接送的情况下,一定要由本科室技师或指定人员亲自推行,防止不负责任的转由家属操作,因不熟悉专用车性能或操作生疏造成失误,伤及被检者。

专用车辆应按一定的行驶推行方式行进。

(1)担架车的推行:担架车推行时需要前、后各有一人驾驶,纵向前行。在平缓路面推行时,应使担架车上被检者的足侧先行;遇到坡度路段时,上坡推行应使担架车上被检者的头侧先行;下坡推行应使担架车上被检者的足侧先行(图2-1-1)。

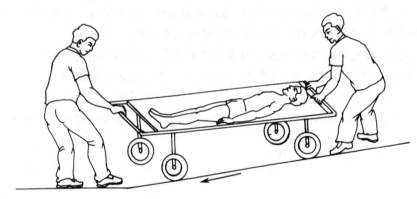

图 2-1-1　担架车的下坡推行

(2)轮椅的推行:轮椅行进时,平缓路段被检者在前行进。若遇到台阶时,应被检者在先,推行者足踏驾驶踏板,使导向轮先跨越台阶,再上提负重轮跨越台阶向前行驶(图2-1-2);下台阶时,推行者在前、轮椅在后,向后退行。

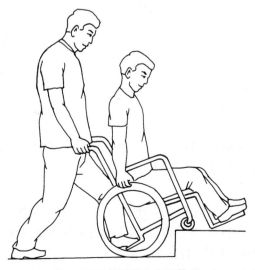

图 2-1-2　轮椅的上台阶推行

11

遇平坡路段,上行时轮椅在前,推行者在后;下行时轮椅在后,推行者在前,向后退行(图 2-1-3)。

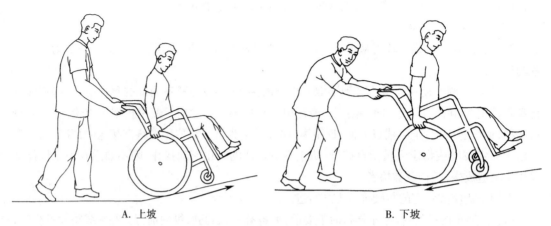

A. 上坡　　　　　　　　　　　　B. 下坡

图 2-1-3　轮椅上、下坡的推行

2. 被检者身体的移动　被检者的移动应操作轻柔,充分考虑被检者的病情状况。比如:能否自主活动、有否骨折、有否神经系统损伤、意识是否清醒等诸多因素。在不影响检查、诊断的前提下,以减少疼痛、避免二次损伤为原则,适当地移动被检者。

(1) 被检者向检查床的移动:被检者接受检查时常常需要移动到检查床上进行。如果被检者能够自行移动,可以搀扶被检者,或借助床旁踏板移动至检查床上(图 2-1-4)。

由轮椅往检查床上移动时,应用双手夹持被检者腋窝用力辅助被检者移向检查床(图 2-1-5);如果是体重较轻的被检者,也可以抱住被检者大腿后部及背部移向检查床。

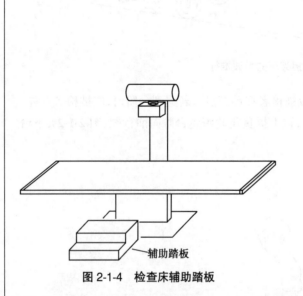

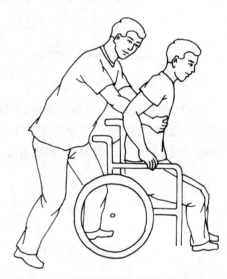

图 2-1-4　检查床辅助踏板　　　　　**图 2-1-5　被检者向检查床上的移动**

(2) 被检者在床面上的移动:被检者在检查床上需要进行体位移动时,可以通过移动检查床床面或通过扯动铺在床面上的筒状床单移动被检者。

(三) 检查床的准备

检查床是影像学检查的必需构件,为了使被检者尽量舒适的接受检查,一般在床面上铺上消毒的床单,这样既可以方便移动被检者,也可以保持卫生条件,避免交叉感染,也可以避免冰凉的床面与被检者皮肤接触,床单应保持每天换洗。

检查床旁应放置辅助踏板,协助被检者登上检查床。

（四）辅助器材的使用

医学影像检查根据不同的检查方法配有不同的辅助器材，有一些测量和固定肢体的装置或器件，比如：角度测量板、固定沙袋、固定压迫带、体重计、急救物品等等。应当准备齐全并保持其正常使用状态。还要注意被检者在具有放射线辐射性影像学检查过程中的个人防护。检查室内应具有辅助防护器材，按照规定对于非检查、敏感部位要施加一定的防护措施，避免过多无谓的辐射损伤。

（五）受检者的隐私保护

《中华人民共和国执业医师法》明文规定："医生应关心、爱护、尊重患者，保护患者的隐私"，被检者在诊断与治疗过程中有权要求对隐私加以关注和保护。医学影像检查与所有医疗服务一样，除了要满足医疗服务对象的生物医学需求外，还应满足被检者隐私需求在内的社会学需求。

医学影像学检查涉及身体暴露以及涉及隐私的病情时，应划分被检者更衣区域，设置更衣间、屏风或隔帘，为被检者提供专用服装，减少被检者不必要的裸露检查，避免无关人员参与。对于被检者的病情，有义务充分保护，确保被检者信息和被检者病情不被泄露，最大限度地保护被检者隐私。

对于医护工作者来说，应多为被检者着想，树立保护被检者隐私的意识。只有从细微之处做起，被检者的隐私才能得到保护。

三、医学影像检查事故的预防

医疗事故是指医疗机构及其医务人员在医疗活动中违反医疗卫生管理法律、行政法规、部门规章和诊疗护理规范、常规，因过失造成患者人身损害的事故。

近年来，医疗纠纷越来越多，医患矛盾日益突出，患者对放射科医师的要求也不断提高，医学影像学检查的医疗纠纷也随之增加。随着医学影像科技的不断进步，今天的医学影像设备种类多、检查项目多、工作量大，检查时限性强，检查的适应证、禁忌证严格，各种造影、增强使用的药物也可能引起过敏反应，机械、电气、磁场事故等诸多特点。医学影像检查中的医疗事故与纠纷也随之增加。如何尽量避免医疗纠纷和提高患者的满意度，已成为不可忽视的问题。

（一）影像学检查常见纠纷和事故频发点

医学影像检查在日常工作中可能出现、应引起特别注意的纠纷和事故频发点有：①窗口和检查中的服务态度；②各类检查的误操作、误漏诊；③不按时检查、延误报告；④发错报告或影像资料；⑤防护措施不得当；⑥机械电器或强磁场伤害；⑦导致预防交叉感染的措施不到位；⑧操作不当，加重损伤等等。

（二）医学影像检查事故的预防措施

1. 具备良好的职业道德和全心全意为病人服务的理念　这是提供优质服务及避免医疗事故的必备条件。医学影像科是医院接待诊治患者的重要服务窗口，工作量比较大。影像科的工作性质决定了必须首当其冲地面对患者，在接待的患者当中，许多属危急患者，在处置检查过程中，应养成良好职业道德，充分理解病人，培养自己敢吃苦、不怕脏，乐于奉献的精神。有些患者或家属遇到急诊发病时情绪火急，可能会出现过激的语言及行为，此时不应急于与其争辩，而是主动宽容病人，态度和蔼，平心静气地给予体谅、安慰、解释，处处为患者着想，为患者提供优质服务。

2. 严格遵守卫生管理有关法律法规　影像技术人员在医疗活动中应当严格遵守卫生管理法律、行政法规、部门规章、本院的规章制度和诊疗护理规范及常规，避免发生医疗事故。

3. 熟练掌握专业知识和技能　医学影像技师应熟练掌握专业知识和技能，善于积累经验，确保影像质量。检查前应仔细阅读影像学检查会诊单，根据病人病情及临床医师检查的目的合理确定检查方案,必要时及时与临床医师进行沟通,共同确定检查预案。只有根据不同的临床诊断需求,采取有针对性的技术措施,才能提高诊断质量,避免漏诊,给患者提供高质量的服务。要做到"准、快、灵","准"就是准确把握临床医生的诊断要求,"快"就是以最快的速度给予准确的检查,"灵"就是针对被检者情况,采取灵活机动的处理程序。

4. 注意对被检者的辐射防护　放射线作为一种电离射线,对人体有一定的伤害,为减少以及避免这种损害,必须注意放射线的防护。医学影像技师应严格遵守《放射性同位素与射线装置安全和防护条例》(经国务院第104次常务会议通过,自2005年12月1日起施行)等放射防护的有关规定,除包括设备的更新、改进、机房的防护设施及工作人员穿戴防护器具等以外,还必须严格执行各项操作规程,对病员尽量避免重复检查,注意保护重要脏器,对孕妇X线检查尤需慎重。应当仔细复查每项放射检查的申请是否合理,有权拒绝非正当化的放射检查。对儿童进行放射检查时,必须注意非检查部位的防护,特别应加强对性腺及眼晶状体的屏蔽防护。对育龄妇女和孕妇进行放射科检查时应遵循《育龄妇女和孕妇的X线检查放射卫生防护标准》,对育龄妇女和孕妇的放射检查申请单应首先进行审查,应主动与临床医师磋商决定是否进行放射检查。同时在放射科室周围应有电离辐射及接受放射检查防护知识的醒目标志。

5. 掌握临床常用急救知识　医学影像技师在工作中掌握一些临床急症的诊断与急救护理知识非常必要。如碘剂过敏、外伤性休克等紧急情况时,要知道其常见临床症状和诊断要点,常规急救措施,并敏捷、有条不紊地按照操作规程进行急救处理,以免延误抢救时间、造成医疗纠纷。

6. 加强消毒隔离措施　按照院内预防感染措施进行必要的环境消毒。对传染病患者检查时应隔离候诊区,门诊和住院患者的检查与治疗时间要注意分开,传染病患者检查后应立即更换床单并对有关物品进行严格消毒,防止交叉感染。

7. 严格查对被检者信息　对被检者的登记、检查、书写以及发放报告等各环节,应认真核对姓名、性别、年龄、检查号、床号、检查部位及有关事项,否则可能因被检者姓名错乱而发生医疗纠纷,甚至医疗事故。

8. 严格遵守劳动纪律　放射科的工作有点类似急诊科,随时可能有来诊的患者,所以工作人员应严格遵守劳动纪律,做到不迟到、不早退、不脱岗。如因脱岗而使急诊病人不能及时进行检查,可能发生严重的医疗纠纷。

(三)医疗事故发生后的处置措施

医疗事故发生后要采取及时、适当的处置措施。比如:①及时采取补救措施,减少事故的不良后果;②及时记录事故的时间、地点、经过、原因、补救措施、结果;③建立差错和事故登记制度;④差错发生后不得隐瞒真相、不得修改和销毁有关材料;⑤及时向科室及上级部门报告情况。

(李　萌)

第二节　医学影像学检查的基本体位术语

一、解剖学体位及定位标志

X线摄影检查是利用X线对人体组织和器官进行摄影成像的过程。在此过程中描述人体检查体位时,必须以人体的解剖学姿势以及人体的轴、面、线等解剖学术语作为依据。

(一)解剖学姿势

人体解剖学姿势,是指身体直立,面部向前,两眼平视,两上肢自然下垂于躯干两侧,掌心向前,双下肢并拢,足尖向前。在 X 线检查和诊断时,都要以解剖学姿势作为定位依据。解剖学姿势又称为人体标准姿势(图 2-2-1,图 2-2-2)。

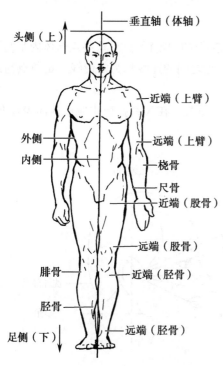

图 2-2-1 标准姿势正面观示意图

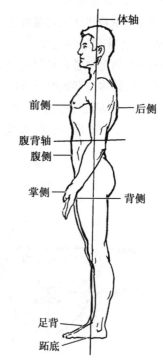

图 2-2-2 标准姿势侧面观示意图

(二)解剖学的基准轴与基准面

1. 垂直轴 自上而下,垂直于地平面的轴称为垂直轴,也称人体长轴。

2. 矢状轴 自腹侧面到达背侧面、与垂直轴呈直角交叉的轴称为矢状轴,又称为腹背轴。

3. 冠状轴 按左右方向穿过人体的水平线,与地平面平行,并与垂直轴、矢状轴之间呈直角相互交叉的轴称为冠状轴,又叫额状轴。

4. 矢状面 按矢状轴的方向,将人体纵向分为左右两部分的切面,称为矢状面。其中将人体分成左右相等、对称的两部分的矢状面,称为正中矢状面。

5. 冠状面 以左右方向将人体分为前、后两部分的切面称为冠状面,又称额状面。

6. 水平面 与地面平行,将人体横断分为上、下两部分的切面,称为水平面。该切面与人体的长轴垂直,又称横断面。

水平面、矢状面、冠状面相互垂直(图 2-2-3)。

(三)解剖学方位

在标准姿势状态下,描述人体结构间相对位置关系的方位为解剖学方位。

1. 上和下 近头部者为上,近足部者为下。

2. 前和后 近身体腹面者为前(或称腹侧),近身体背面者为后(或称背侧)。

3. 内侧和外侧 近正中矢状面者为内侧,远离正中矢状面者为外侧。

4. 近和远 近心脏者为近端,远离心脏者为远端。

5. 浅和深 距体表近者为浅,距体表远者为深。

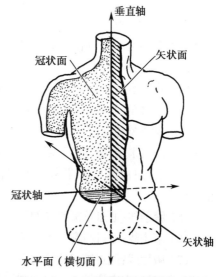

图 2-2-3 人体体轴和标准平面示意图

对于四肢来说,可根据一侧肢体骨骼解剖部位的相对关系来确定位置关系,如靠近尺骨者为尺侧,靠近桡骨者为桡侧,靠近胫骨者为胫侧,靠近腓骨者为腓侧,靠近跗骨上部为足背侧,靠近跗骨下部为足底侧等。

(四)X线摄影体表定位标志

体表定位标志点是指在人体的表面可以看到或扪及的固定标志点,这些点与体内某些解剖结构或组织器官位置相对固定,构成对应关系,定位点之间的连线称为定位线。定位点与定位线是X线摄影体位摆放的定位依据。

1. 头颅体表定位标志 颅骨形态结构复杂,相互重叠。在X线摄影中应根据体表基准点、线、面(图2-2-4)准确地进行X线摄片。

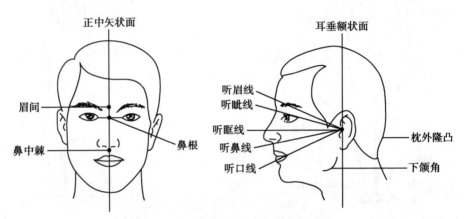

图 2-2-4 头颅摄影基准点、线、面示意图

(1)定位点:①眉间:两侧眉弓的内侧端之间,称为眉间;②鼻根:鼻骨与额骨相接处,称为鼻根;③外耳孔:耳屏内的椭圆形孔,称外耳孔;④枕外隆凸:枕骨外面的中部隆起,称为枕外隆凸;⑤乳突尖:耳后颞骨乳突部向下呈乳头尖状部分;⑥下颌角:下颌骨的后缘与下缘相会处形成的钝角称为下颌角。

(2)定位线:①听眶线:为外耳孔与同侧眼眶下缘间的连线,与解剖学水平面平行;②听眦线:为外耳孔与同侧眼外眦间的连线;③听鼻线:为外耳孔与同侧鼻翼下缘间的连线;④听口线:为外耳孔与同侧口角间的连线;⑤听眉线:为外耳孔与眉间的连线;⑥瞳间线:为两瞳孔间的连线。

(3)基准面:①正中矢状面:将头颅纵向分为左、右对称的两部分的切面,称为正中矢状面,不位于正中,但与其平行的面,均称为矢状面;②解剖学水平面:经颅骨听眶线,将头颅分成上、下两部分的水平断面,称为解剖学水平面;③耳垂额状面:沿外耳孔作解剖学水平面垂直线,将头颅分作前后两部分的冠状断面,称为耳垂额状面。

2. 胸部体表定位标志

(1)胸骨颈静脉切迹:位于胸骨上缘的凹陷处,平第2胸椎下缘高度。

(2)胸骨角:胸骨柄与胸骨体的连接处,向前凸,两侧与第2肋骨前端连接,平对气管分叉及第4、5胸椎椎体间隙。

(3)剑突末端:胸骨最下端,平第11胸椎椎体高度。

(4)肋弓:由第8~10肋软骨前端相连形成,构成胸廓下口的前部,肋弓的最低点平第3腰椎高度。

(5)腋前线:通过腋窝前缘的垂线。

(6)腋中线:通过腋窝中点的垂线。

(7)腋后线:通过腋窝后缘的垂线。

3. 腹部体表定位标志 腹部脏器体表定位,常采用"九分法",即用两条水平线和两条垂直线将腹部分为 9 个区。上水平线为经过两侧肋弓下缘最低点的连线,下水平线为经过两侧髂嵴最高点的连线,两条垂直线分别为左锁骨中线与左腹股沟韧带中点的连线和右锁骨中线与右腹股沟韧带中点的连线。所分的 9 个区,上部为腹上区、左季肋区和右季肋区;中部为脐区、左腰区和右腰区;下部为腹下区、左髂区和右髂区。

腹部进行 X 线摄影时,常用的体表定位标志还有:①胆囊底体表投影为右侧肋弓与右侧腹直肌外缘交界处;②成人肾门约平第 1 腰椎高度,肾上极平第 11 胸椎下缘,肾下极平第 2 腰椎下缘;③膀胱位于耻骨联合上方。

4. 脊柱体表定位标志　脊柱 X 线摄影时,可以借助与某些椎体相对应的体表标志作为中心 X 线的入射点或出射点,常用体表定位标志见表 2-2-1。

表 2-2-1　脊柱体表定位标志

部位	前面观对应平面	侧面观对应平面
第 2 颈椎	上腭牙齿咬合面	
第 3 颈椎	下颌角	
第 5 颈椎	甲状软骨	
第 7 颈椎		颈根部最突出的棘突
第 2、3 胸椎间	胸骨颈静脉切迹	
第 4、5 胸椎间	胸骨角	肩胛上角
第 6 胸椎	男性双乳头连线中点	
第 7 胸椎	胸骨体中点	肩胛下角
第 11 胸椎	胸骨剑突末端	
第 1 腰椎	剑突末端与肚脐连线中点	
第 3 腰椎	脐上 3cm	肋弓下缘(最低点)
第 4 腰椎	脐	髂嵴
第 5 腰椎	脐下 3cm	髂嵴下 3cm
第 2 骶椎	髂前上棘连线中点	
尾骨	耻骨联合	

5. 四肢骨骼体表定位标志　四肢骨骼体表定位标志通常使用四肢骨骼的突起部分,因为这些突起很易看到和触及,如尺骨鹰嘴、肩峰、肩胛下角、髌骨等。

二、X 线摄影体位及命名

X 线摄影体位分为两种:即一般体位和专用体位。

(一)一般体位

1. 站立位　被检者身体直立,矢状面、冠状面与地面垂直的体位称为站立位。

2. 坐位　被检者呈坐的姿势。躯干部分后仰时称为半坐位(半卧位)。

3. 仰卧位　被检者平卧于摄影床面上,腹侧在上,背侧在下称为仰卧位。

4. 俯卧位　与仰卧位相反,背侧在上,腹侧在下,脸部可偏向一侧。

5. 侧卧位　被检者矢状面与摄影床面平行的体位称为侧卧位。左侧在下称为左侧卧位,右侧在下称为右侧卧位。

6. 斜位　身体的冠状面与胶片呈小于 90° 角的体位称为斜位。

7. 侧卧水平正位　指被检者侧卧于摄影床面上,X 线中心线与地面平行经身体前至后面或后至前面呈水平投射的体位。

8. 仰卧水平侧位 指被检者仰卧于摄影床面上,X 线中心线与地面平行经身体一侧至另一侧呈水平投射的体位。

(二)专用体位

1. 前后位 被检者后面紧贴影像接收器(image receptor,IR),身体矢状面与 IR 垂直,X 线中心线由被检者身体的前面射至后面的摄影体位称为前后位。

2. 后前位 被检者前面紧贴 IR,身体矢状面与 IR 垂直,X 线中心线由被检者身体后面射至前面的摄影体位称为后前位。前后位和后前位又称正位。

3. 左侧位 被检者左侧紧贴 IR,身体矢状面与 IR 平行(冠状面与 IR 垂直),X 线中心线由被检者身体右侧射至左侧的摄影体位称为左侧位。

4. 右侧位 被检者右侧紧贴 IR,身体矢状面与 IR 平行(冠状面与 IR 垂直),X 线中心线由被检者身体左侧射至右侧的摄影体位称为右侧位。

5. 水平位 被检者仰卧、俯卧或侧卧于台面上,X 线水平摄影。

6. 左侧卧水平正位 被检者左侧卧于台面上,X 线水平摄影。

7. 右侧卧水平正位 被检者右侧卧于台面上,X 线水平摄影。

8. 仰卧水平侧位 被检者仰卧于台面上,X 线水平摄影。

9. 俯卧水平侧位 被检者俯卧于台面上,X 线水平摄影。

10. 右前斜位 被检者身体右前部靠近 IR(冠状面与 IR 夹角小于 90°角),X 线中心线从被检者左后方射入至右前方射出的摄影体位称为右前斜位,也称第一斜位。

11. 左前斜位 被检者身体左前部靠近 IR(冠状面与 IR 夹角小于 90°角),X 线中心线从被检者右后方射入至左前方射出的摄影体位称为左前斜位,也称第二斜位。

12. 左后斜位 被检者身体左后部靠近 IR(冠状面与 IR 夹角小于 90°角),X 线中心线从被检者右前方射入至左后方射出的摄影体位称为左后斜位,也称第三斜位。

13. 右后斜位 被检者身体右后部靠近 IR(冠状面与 IR 夹角小于 90°角),X 线中心线从被检者左前方射入至右后方射出的摄影体位称为右后斜位,也称第四斜位。

14. 轴位 被检部位矢状面与 IR 垂直,X 线中心线方向与被检部位长轴平行或近似平行投射。

15. 切线位 指 X 线中心线与器官或病灶的边缘相切,并与暗盒或其他射线 IR 垂直的摄影方法。

16. 前弓位 为胸部摄影时的一种特殊体位,X 线中心线水平投射,摄影时被检者胸部前弓,如后背上部靠近 IR,X 线从被检者前方射至后方为前后方向前弓位;如下胸部前方靠近 IR,X 线中心线从被检者后方射至前方为后前方向前弓位。

17. 蛙形位 为髋关节摄影时的一种特殊体位,被检者仰卧,IR 在下,类似青蛙双下肢姿势。

18. 功能位 用 X 线摄片来观察人体某些组织的功能,如颞颌关节的张口位、闭口位等。

第三节 图像信息的内容及标记

一、标记内容

传统 X 线摄影,X 线照片标记的主要内容有检查医院、X 线片号、摄影日期、方位及造影时间和摄片时间等,摄影时,将这些内容的铅字号码放于暗盒上,摄影后照片上就显示了这些标记内容。而数字图像的标记内容则主要是通过键盘或触摸屏输入,标记内容根据需要可以任意添加和删除,图像信息还可以选择性地打印在照片上。

（一）屏-片检查的标记内容

1. X线片号 X线片号是按照被检者的就诊先后次序编排的数字号码。每一位被检者在同一个医疗机构只占唯一的一个X线片号，不许两人或多人用一个X线片号。在同一个医疗机构，同一被检者同一日期内所摄不同位置的照片或不同日期内所摄的照片，可用同一个X线片号。

2. 摄影日期 每张X线照片上均需标明摄影日期，必要时标明摄影时间。

3. 方位 是指摄影时摄的哪一侧肢体及被摄肢体的哪一侧（即左或右）。

4. 摄片时间 是指造影时，对比剂引入体内后的摄片时间。

5. 其他标记 X线检查时，有一些情况需要做特殊标记，如新生儿先天性肛门闭锁摄影应标明肛门位置等，这些标记有助于X线影像的诊断。

（二）CR、DR检查的标记内容

标记的基本内容与屏-片检查相同，在此基础上增加了设备名称，医疗机构名称，部位，曝光参数（kV、mAs），FOV，行数、列数等内容。

（三）CT检查的标记内容

包括CT设备名称，软件版本，医疗机构名称，检查时间，检查号，病人信息（姓名、年龄、性别等），方位（左、右、前、后），扫描参数（kV、mAs、扫描时间、窗宽、窗位、FOV、层厚、层距、扫描时间、比例尺、扫描类型、是否增强扫描等）。

（四）MR检查的标记内容

包括MR设备名称，软件版本，医疗机构名称，检查号，病人信息（姓名、年龄、性别等），方位（左、右、前、后），检查时间，序列名称，扫描参数（重复时间、回波时间、扫描时间、扫描带宽、FOV、射频线圈信息、分辨力、层厚、相位编码方向等）。

二、标 记 方 式

（一）铅字法

铅字法是利用铅的原子序数高，吸收X线能力强的特点，用铅制成标记的数字与文字，清晰地显示在X线照片上。铅字标记有"正放"与"反放"之分，所谓"正放"是指铅字面向X线管的放置方法，反之为"反放"。铅字标记的放置方法为：

1. 正位片 前后位片"正放"，后前位片"反放"。

2. 侧位片 胸部、腹部侧位摄影，照片标记一律"反放"，方位标记以近片侧为准，即左侧靠片时放置"左"字，右侧靠片时放置"右"字。

3. 斜位片 根据X线穿过方向而定，后前斜位时"反放"，前后斜位时"正放"。

4. 轴位片 下上方向时"正放"，上下方向时"反放"。

若X线摄影后，照片上发现漏标记内容，应及时采取辅助法，方法是用蓝黑色墨水将X线片号及摄影日期等基本标记内容书写在照片中无组织影像的透明区。该方法也适用于点片后的标记处理。

（二）直接输入法

直接输入法是利用计算机的录入界面，将医院名称、检查号、被检者姓名、性别、年龄、方位等标记内容输入计算机，清晰地显示在图像上。该主法用于数字影像检查技术的图像标记。

第四节 照片冲洗与图像打印

一、照片自动冲洗技术

自动冲洗技术改善了工作条件，提高工了作效率，保证了恒定的显影效果，使X线摄影条件标准化、自动化,减少了照射剂量,提高了影像质量。

(一)自动洗片机的种类

1. 按冲洗速度分类 有3分钟洗片机,90秒洗片机,最快45秒洗片机。

2. 按冲洗容量分类 按冲洗10×12胶片为标准,有小型(台式)60张/小时、中型130张/小时及大型500张/小时。

3. 按结构分类 一是压力室结构洗片机,利用喷管将显、定影液加压喷在胶片表面。二是"U"形槽式结构洗片机,将显影液和定影液放在"U"形槽内(图2-4-1)。

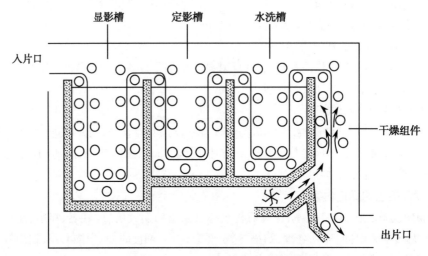

图2-4-1 "U"形槽式结构示意图

(二)自动洗片机的安置方式

自动冲洗机的安置方式大体分三种:

1. 全明室安置 即自动冲洗机全部安置在明室内,但它与特定的多幅胶片存储暗盒相匹配使用。

2. 半明室安置 即自动冲洗机的输入胶片侧在暗室内,其余大部分在明室内,冲洗后的照片直接在明室收取。

3. 整机配套连接 一些特定的机型与X射线机配套连接,胶片经曝光后,由自动传片系统送入与X射线机密封连接的自动冲洗机的输入口。

(三)自动洗片机的组成

自动洗片机由许多系统组成,包括胶片输送系统、控制系统、温度控制系统、循环系统、补充系统及干燥系统等组成。

1. 输送系统 它的作用是把胶片安全地按顺序通过每一个处理程序。另一个重要功能是保证胶片移动速度恒定协调,并且可以控制。显影、定影、水洗和干燥的时间均取决于输片的速度。

2. 控制系统 其主要功能有:一是防两片重叠,第一张胶片进入机内后,经延时发出一信号,提示可送入第二张片,防止两片重叠;二是节能待机,长时间不冲片时,通过自动延时将加热器和风机电路切断或维持一组低温加热,有的同时断掉供水,保证了水、电能源不必要的消耗,称为待机状态。

3. 温控系统 自动冲洗机循环速度确定后,显影、定影时间就是恒定的。为保证冲片质量,显影温度也必须恒定。显影温度控制系统就是要使显影液的温度控制在一个预置温度的恒定状态。理想的显影温度是33~35℃,允许波动温差为 ±0.3℃。

4. 循环系统 机器在工作时,显影槽、定影槽及水洗槽内的溶液各自保持循环状态。其功能为:搅拌溶液加速显影和定影的进程;保持槽内药液分布化学成分相同;使槽内药液的温度维持平衡;滤清药液的反应颗粒及其他化学杂质,保持其活性;水洗循环的目的是以流动清水充分洗涤照片中残留的定影液。

5. 补充系统 胶片冲洗时,吸收一定量的溶液并在乳剂中发生化学反应,使显影液和定影液的活性降低,药液量减少。这种情况持续下去会使照片密度降低,对比不良。为保持显、定影药液的稳定和维持药液容积,自动冲洗机内设有自动补充系统。

6. 干燥系统 干燥系统主要是提供热风吹向经过充分水洗的胶片表面,使其迅速烘干。该系统主要包括发热元件、送风设备、干燥管道和温度检测器等。

(四)自动洗片机的工作过程

自动洗片机的核心部分是辊轴,辊轴成对或成组并行紧密排列,相互间依靠支架支撑,分别构成几组。所有的辊轴都相互联系,以同一电机为动力,在电机驱动下进行同步协调的运转。当胶片从输入口送至第一对辊轴之间时,胶片便借助辊轴间的挤压力和旋转引力将其向前推进,送到第二对辊轴间;同样,第二对辊轴继续将胶片向前推进输送到第三对辊轴间依此类推,最后将胶片从输出口送入收片箱。胶片在运行中的转向依靠带有一定曲度的导向板完成。在胶片输送过程中,依次通过显影槽、定影槽、水洗槽和干燥室,从而完成了从冲洗到干燥的全部处理过程。

自动冲洗的显影套液和定影套液的工作原理与手洗显、定影原理是一样的。但由于自动冲洗套药冲洗时间缩短,温度高,对显影液和定影液配方有特别的要求,例如,为了加快显影速度,需要提高显影温度,同时要加强促进剂的作用,提高溶液的 pH,所以要使用氢氧化钠,与此相适应的是套液中必须增加有机防灰雾剂等成分来降低灰雾度。

(五)自动洗片技术的优缺点

1. 优点 相对于手工冲洗方式来说,自动洗片技术的优点包括:①胶片冲洗效果稳定一致,照片质量好,避免人工操作中人为的差异;②促进 X 线摄影条件规范化、自动化、减少照射剂量;③胶片处理时间短,速度高,暗室加工效率高;④操作中手不接触药液,避免污染胶片的可能性;⑤为照片质量控制与管理提供了可能性;⑥减少了暗室人工的劳动强度,改善了工作环境;⑦减少药品处理程序,由药品污染胶片的机会减少。

2. 缺点 相对于手工冲洗方式来说,自动洗片技术的缺点包括:①价格高;②管理水平要求高;③有出现机械、电气故障的可能性,故障损耗费用大;④冲洗标准化,通融性差。

二、数字打印技术

20 世纪 80 年代开发出来的数字影像打印技术,目前已成为 CR、DR、CT、MR、DSA、超声、核医学等医学影像装置记录影像的主要设备。数字影像打印技术因其高效的图像质量和大容量影像信息的记录能力,而成为现代医学成像系统中最先进的硬拷贝技术。根据激光成像仪的照片是否需要冲洗处理,将激光成像仪分成两类:湿式激光成像仪和干式激光成像仪,其主要区别在于湿式激光成像仪曝光后,胶片需要再经过显影、定影、水洗、烘干等处理,从而获得照片图像。目前普遍使用的是干式激光成像仪。

在数字打印操作之前,必须对图像进行必要的后处理,图像后处理包括图像的放大、缩小、窗宽和窗位调节、图像的反转和旋转、图像水平翻转与垂直翻转、图像的布局设置、图像信息添加等,只有进行了合适的图像后处理,才能打印出满意的数字照片。

不同厂家生产的激光成像仪其内部结构和操作过程会有所不同,下面以干式激光打印技术说明照片的打印操作。

医用干式打印机从成像方式上可以分为两大类,即干式激光打印机和直热式打印机。干式激光打印机采用的是激光热成像技术(photo thermo graphic,PTG)。

干式激光打印机可以视为一种改进型的湿式激光相机,它采用的依然是影像打印与显影、定影分开的两个步骤。在打印方面,它保留了湿式激光打印机中数字信号处理和激光扫描成像过程,但取消了利用高耗能、高污染洗片机进行的显影与定影过程,代之以一套全新的热处理系统,通过加热方法实现胶片的显影与定影。因此干式激光打印机和湿式激光相机一样,都具备生成高质量影像的能力。

但是,干式激光打印机也继承了湿式激光相机的复杂系统,而且通过热处理进行的显影与定影技术会产生一些有味气体,因此在干式激光打印机中加装了吸附过滤装置,并需要定期更换。

(一)干式激光打印机的基本结构

该类型激光打印机的基本结构大体相同,均由四部分组成,即胶片传送系统、激光扫描系统、加热鼓显影系统、控制系统(图2-4-2)。

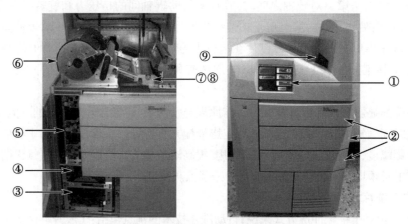

图2-4-2 干式激光打印机的基本结构
①显示屏;②胶片抽屉;③激光打印系统;④光耦合器;⑤胶片传输系统;⑥加热鼓;
⑦光学密度计;⑧自动成像质量控制系统;⑨出片口

1. 胶片传送系统 包括胶片抽屉、胶片传送装置、胶片分拣器,作用是完成胶片的全程传送。胶片抽屉可配置使用1~3个,每个抽屉可选装五种不同尺寸干式激光胶片,用户可以选择任何抽屉中的胶片进行打印。胶片分拣器可按用户要求将属于不同影像设备的照片分送至选定位置。

2. 激光扫描系统 由光学模块和胶片滚筒构成,当胶片定位于胶片滚筒上时,光学模块对胶片曝光形成潜影。激光打印机在收到主机传送的影像数据后,根据用户设定的分格、亮度、反差以及视觉曲线等要求,对数据矩阵进行不同的卷积和内插运算,目的是获得最佳影像打印效果。曝光时,将运算处理后的影像矩阵中的每个像素值,通过模/数转换成为一定幅度的电信号,加载在光学模块中的激光器上对激光亮度进行调制,从而形成与主机影像数据相匹配的潜影。

3. 加热鼓显影系统 其作用是通过热力作用完成对胶片的显影和定影。生成潜影的胶片到达加热鼓加热,光敏成像层中的热敏性银源(山嵛酸银)在加热(加热温度在1200℃左右,时间约15秒)及潜影银的催化下,分解并还原成金属银沉积在潜影上,还原银的多少与潜影大小成正比,从而形成银影像。

4. 控制系统 包括触摸屏控制、密度计、自动成像质量控制(AIQC)系统。触摸屏控制用以操作设备的各种功能,内置密度计接收通过显影器后的胶片,并执行密度检查以确定图像质量,AIQC系统可确保对比度、密度等其他图像质量参数符合用户预设首选项值,密度计是AIQC系统中的主要组件。

（二）干式激光打印机工作流程

激光相机接收到主机传送的影像信号后，经计算机运算处理，将图像数据信号转换为一定幅度的电信号并加载在激光器上。从胶片供给到生成照片图像需要历经一系列步骤（图2-4-3）。

工作流程是：①胶片检取区中的吸盘从供片盒中吸起一张胶片，将其送入垂直传送轴；②垂直胶片传送轴将胶片下移至滚筒轴；③滚筒轴将胶片推进至胶片滚筒；④胶片滚筒将胶片卡位并固定不动，同时激光器将图像数据写入胶片；⑤胶片传送装置将胶片送至垂直传送轴，然后传送轴将胶片上移至光学加热鼓显影系统；⑥光学加热鼓显影系统通过对胶片的热处理完成显像过程；⑦胶片传送轴带动显像后的胶片穿过内置密度计和自动成像质量控制系统到达输出口。

如果没有分拣器，胶片会直接放在打印机顶盖上，如果打印机配置了分拣器，则按用户要求将不同设备的胶片输出到指定分拣器。

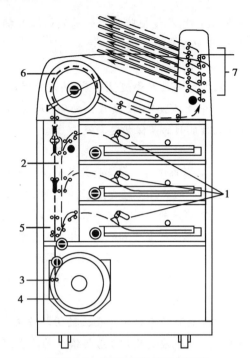

图2-4-3　PTG打印机工作流程

①胶片检取器；②胶片传送轴；③胶片滚筒；④激光写入装置；⑤胶片传送装置；⑥加热鼓显影系统；⑦内置密度计、自动成像质量控制系统和输出口

（三）激光成像仪操作的一般步骤

激光成像仪打印胶片操作的一般步骤为：

1. 开机　打开机器背面电源开关，开机后打印机开始自检，类似于电脑的开机，然后机器开始预热，显示屏有预热指示，预热完成后打印机处于待机状态，方能打印照片。

2. 胶片的装载及卸载　从打印机显示屏上可以观察到打印胶片的使用情况，即已经使用的胶片张数和可供打印的胶片张数。如需装载及卸载胶片，则需要触摸片盒解锁键，待相应的指示灯亮起后，可取出或放入供片盒。注意打印片一定要与其附带的盒子一起放入机器，因为该盒子附有芯片，它带有胶片使用的相关信息。

3. 关机　触摸电源关机键，选择关闭成像仪，等待系统关闭，出现允许关机提示后，关闭机器背面开关。

（黄光辉）

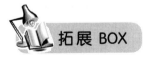 拓展 BOX

普通照片冲洗技术

一、显影

1. 显影的作用　曝光后胶片中形成的潜影，其银原子数量少，不可见。显影以另一种方式将银离子还原为银原子，其数量的增长倍数远大于曝光时银原子的数量，以形成可见影像。

2. 显影液的组成　显影液由包括显影剂、保护剂、促进剂、抑制剂及溶剂等五种成分组成。

3. 显影液的配方和配制　根据厂家提供的配方和配制说明进行。

4. 显影操作注意事项　①显影液工作温度为18~20℃；②每日使用之前检查药液面上是否漂有油样二色性氧化物，若有则用胶片保护纸吸附除去；③显影液面保持超出胶片上缘1~2cm以上；④夹持胶片应平整牢固，不得沾上药液、脏物等；⑤迅速将胶片放入显影液中，并上下搅动几次，以免气泡附着；⑥胶片放入后立即计时，每隔30~60秒在安全灯下观察显影情况；⑦显影结束取片时,尽量把胶片上的药液回滴入桶内,以减少药液消耗;⑧显影应在安全灯下进行操作,暗室中应关闭手机。

二、中间处理

胶片经碱性显影液显影后,为避免将碱性液体带入酸性定影液中,必须在定影前用水或酸性溶液中漂洗胶片,使胶片上的碱性显影液被冲淡或被酸性溶液中和,该过程称为中间处理。中间处理的目的是保护定影液。

三、定影

1. 定影的作用　溶解胶片乳剂膜中未感光的卤化银溶解,起到固像作用。其次中和残留于感光乳剂内的碱性显影液,起到停显作用;防止乳剂膜膨胀脱落,起到坚膜作用。

2. 定影液的组成　定影液由定影剂、保护剂、中和剂、坚膜剂及溶剂等五部分组成。

3. 定影液的配方和配制　根据厂家提供的配方和配制说明进行。

4. 定影操作　定影液工作温度为 16~24℃为宜;放入定影液的片夹应按前后顺序依次放置;胶片定影时间一般为 10~30 分钟;定影完毕后尽量回滴药液。

四、水洗

水洗的目的除将照片表面的污物洗去外,其主要作用是依靠水的渗透压,将定影后乳剂内残留的硫代硫酸钠及其水溶性络合物洗去,防止影像褪色、变黄,延长照片的保存价值。水洗应在流动水中进行,流动水冲洗不小于半小时。对水质的要求为:无色、无臭、无味、透明、中性。

五、干燥

干燥温度应控制在明胶的熔点下,否则乳剂层会熔化脱落。一般干燥温度在 20~40℃之间,胶片之间要保留一定间隙,防止互相粘连。使用干燥箱干燥时,应严格按干燥箱的使用方法进行。严禁强光暴晒与高温取暖设备烘烤。

 本章小结

本章主要介绍了医学影像检查操作前的一部分工作内容,包括被检者的接待、摄影用的基本体位术语、医疗事故的预防与处置、图像标记、照片冲洗与图像打印等内容。

1. 明确医疗服务的特殊性　由于医学影像技术人员的服务对象是特定的人群,所以他们的心态和期望与通常的人群不同,更加需要关怀和贴心的服务。因此在熟练的检查操作基础上,采取适当的心理对应、引导服务、程序接待和正确的搬运、安置等一系列优质的服务活动,才能更好、更周到地为被检者完成医学影像检查工作。其中要特别注意影像学检查常见纠纷和事故的一些频发点,竭力避免因工作疏忽造成医疗事故的发生,出现事故后要及时、正确地应对。

2. 牢记医学影像检查技术基础知识　在检查过程中,被检者依不同的检查部位和方法,要设计身体的基本体位和摄影体位。要牢记描述这些体位的专业名词,在今后的学习和工作中会经常使用。

3. 重视图像信息的内容及标记　影像学检查中信息的输入和标记至关重要,虽然模拟与数字影像系统的标记方法不同,但其内容及其重要性是一致的,也是容易出现疏忽和差错的一个环节,要特别引起重视。

4. 学会照片冲洗与图像打印的基本操作过程　现代影像技术使得照片冲洗与打印的操作愈来愈简单,但是在此过程中同样有影响照片质量的环节,按照正确的规程进行操作,可以保证各种感光材料或打印材料的安全,及时完成成像的最后环节。熟练、准确的操作至关重要。

思考题

1. 在医学影像学检查过程中,接待被检者时应着重注意哪些问题?
2. 容易出现医疗事故或差错的环节有哪些?
3. 简述常用的摄影学体位名称与定义。
4. 简述照片装卸和打印的基本工作流程。

第三章　X线摄影检查技术

学习目标

1. 掌握:人体各部位的X线摄影要领、特点及显示内容;掌握急诊X线摄影、床旁X线摄影的原则与注意事项。

2. 熟悉:X线摄影的原则、曝光基本参数;熟悉X线机、CR、DR的基本操作步骤。

3. 了解:X线检查的种类及优缺点。

X线摄影检查技术是指X线照射到人体时,不同组织、器官对X线的吸收程度不同,透过后的X线强度就不同,被影像接收器(image receptor,IR)记录、处理,以图像形式反映人体内部结构的一门技术。若IR为胶片,称为模拟X线摄影;若IR为影像板(image plate,IP),则为计算机X线摄影;若IR为平板探测器(flat panel detector,FPD),则为数字X线摄影。

X线摄影时,根据诊断目的正确设计中心线、被检肢体、IR三者之间特定的几何投影关系,称为摄影体位。本章将分别介绍全身各部位常用的摄影体位,以获得被检查组织和器官影像显示良好、满足诊断需要的图像。

在实际工作中X线摄影有四种方式:①普通摄影:被检者在摄影架或摄影床上摆设好体位后进行摄影,是X线摄影日常工作的主要方式;②点片摄影:是在透视中发现有价值的信息时,利用设备配置的点片摄影装置及时而快速进行摄影的一种方式,主要用于消化系统等造影检查(将在造影检查章节中介绍);③床旁摄影:是将X线机移动至病床边,对危重及不能移动的病人进行摄影的检查方式;④急诊摄影:是指摄影技师采取一定措施,在较短时间内正确完成X线摄影各项程序的一种摄影方式。

第一节　X线摄影基本参数

一幅优质图像,除了按照人体解剖学要求和X线投影原理设计合理的摄影体位,还需要设置好适合的X线摄影条件。

一、感光效应与摄影参数

感光效应是指X线通过人体被检部位后,使IR系统感应多少的记录,并由此决定影像效果,IR系统包括增感屏胶片组合装置、透视荧光屏装置、透视影像增强器系统、IP系统、DR探测器系统等。感光因素是指与感光效应有关的参数,无论是模拟X线摄影还是数字X线摄影,成像过程中的所有环节都影响感光效果,都是感光因素。

在X线摄影过程中,X线束经过被检部位不同程度的吸收,透过不同强度的X线使接收系统"感光",其感光效应用E表示,则影响感光效应的所有感光因素由下式表示:

$$E=k\cdot\frac{V^n\cdot I\cdot t\cdot S\cdot f\cdot z}{r^2\cdot B\cdot D_a}\cdot e^{-ud}$$

式中 V 代表管电压(kV),n 代表管电压指数,I 代表管电流(mA),t 代表曝光时间,S 代表 IR 系统的敏感度(X 线胶片的感光度、探测器的转换效率等),f 代表增感屏的增感率,Z 代表 X 线管阳极靶物质的原子序数,r 代表摄影距离(cm),B 代表滤线栅的曝光量倍数,D_a 代表照射野的面积(cm^2),e 为自然对数底(常数),u 代表被检部位组织的 X 线吸收系数,d 代表被检部位的厚度(cm),k 代表除以上因素以外的所有影响感光效应的因素,如电源条件、整流方式、X 线机输出效率、后处理条件等相对固定的因素。

影响感光效应的感光因素多而复杂,根据感光因素的变动性,可将其分为两类:即经常变动的因素与相对固定的因素。式中管电压、管电流、曝光时间和摄影距离四个参数是在 X 线摄影过程中,需要随时根据被检者的身体情况、生理和病理状况灵活变动的因素;式中除此之外的因素则是一定时期内相对固定的因素(如 IR 系统的敏感度、增感屏的增感率、X 线管阳极靶物质的原子序数、滤线栅的曝光量倍数、电源条件、整流方式、X 线机输出效率、后处理条件等),将此相对固定的因素综合用 k 表示,则感光效应公式可简化为:

$$E=k\frac{V^n\cdot I\cdot t}{r^2}$$

该简化公式表明了实际工作中,技师要针对每一个被检部位灵活设置管电压、管电流、曝光时间、摄影距离四个感光因素,习惯上称为曝光参数,这就是狭义的"X 线摄影条件"。这四个参数中任一因素的变化都将影响感光效应,故为保证图像效果所需的感光效应不变,在其中一个因素变化后必须相应调整其余参数。

为了获得保证影像效果的感光效应,在 X 线摄影时要根据被检部位的组织密度类型(如骨骼、肌肉、脂肪和肺等)、组织厚度、组织有效原子序数、病变的病理类型(如增生性、破坏性等)以及年龄、发育情况等相应确定 X 线摄影条件。

实际工作中,影响感光效应的主要感光因素及其相互关系叙述如下:

1. 管电压与管电流量　管电压代表 X 线束的穿透能力,因此不同的管电压决定了被检体吸收 X 线或透过 X 线的多少,决定了图像的对比度和层次,管电压也是影响光学密度值的重要感光因素。经实验证实,感光效应与管电压的 n 次方成正比,反映了管电压对感光效应的影响程度,在摄影中起着重要作用,在 X 线诊断用的能量范围内,n 值随着管电压升高而下降,变化范围约在 2~6 之间,不用增感屏时,n 值在 2 以下。管电压越高,其产生的 X 线穿透力越强,影像层次越丰富,影像信息量就越多,但影像对比度相对变小,产生的散射线也增多;反之,管电压越低,以上影像效果相反。

管电流量为管电流(mA)与曝光时间(s)的乘积,工作中习惯称为毫安秒,主要用来调整图像的黑白度,即光学密度。上式变为:

$$E=k\frac{V^n\cdot Q}{r^2}=k\frac{V^n\cdot mAs}{r^2}$$

式中 Q 代表管电流量,mA 代表管电流,s 代表曝光时间。

在保持图像密度不变的情况下,其他因素固定时,变动前的管电压和管电流量分别为 V_1、Q_1,变动后的管电压和管电流量分别为 V_2、Q_2,则二者的调整关系为:

$$Q_2=\frac{V_1^n}{V_2^n}Q_1=K_V\cdot Q_1$$

式中 K_V 称管电压系数,在 40~100kV 之间 $n\approx4$,在 100~150kV 之间 $n\approx3$,所换算出的管电压系数 kV 如图 3-1-1 所示。

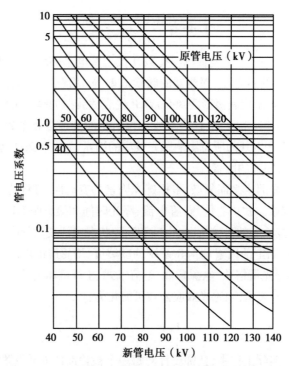

图 3-1-1 管电压系数曲线图

【例 1】某部位摄影原用管电压 60kV,曝光量 60mAs,现改用管电压为 80kV 摄影,在其他条件不变情况下,计算曝光量应调整为多少?

解:查图 3-1-1 中曲线可知,原用 60kV,调整为 80kV 后的管电压系数约为 0.4,根据公式

$$Q_2 = \frac{V_1^n}{V_2^n} Q_1 = K_V \cdot Q_1$$

故曝光量应调整为: $\qquad Q_2 = 0.4 \times 60 = 24\text{mAs}$

此外,管电压整流波形不同,X线输出量也有差异。例如:单相全波整流方式的 60kV、三相六脉冲整流方式的 55kV 与三相十二脉冲整流方式的 52kV,所获得的感光效应大致相同,光学密度基本一致,但影像对比与层次还是有所不同的。

2. 摄影距离 摄影距离是 X 线管焦点至 IR 的距离,在模拟 X 线摄影中为焦点与胶片的距离,在 CR 中为焦点至 IP 的距离,在 DR 中为焦点至探测器的距离。

在感光效应公式中,摄影距离用 r 表示,在摄影的有效范围内,穿过被检体的 X 线到达 IR,得到的感光量与摄影距离 r 的平方成反比。

当其他条件固定时,摄影距离 r 和管电流量 Q 之间的关系,可用下式来表示:

$$Q_2 = \left(\frac{r_2}{r_1}\right)^2 \cdot Q_1$$

式中 Q_1、r_1 分别代表原管电流量与摄影距离,Q_2、r_2 分别代表调整后的管电流量与摄影距离。

当其他条件固定时,摄影距离 r 和管电压 V 之间的关系,可用下式来表示:

$$\frac{V_1^n}{V_2^n} = \left(\frac{r_1}{r_2}\right)^2$$

式中 V_1、r_1 分别代表原管电压与摄影距离,V_2、r_2 分别代表调整后的管电压与摄影距离。

【例 2】某部位摄影原用管电压 70kV,管电流 400mA,曝光时间 0.12s,摄影距离为 100cm。现将摄影距离调整为 50cm,在其他条件不变的情况下,计算管电流应调整为多少?

解:根据公式 $\qquad Q_2 = \left(\frac{r_2}{r_1}\right)^2 \cdot Q_1$

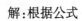

28

$$Q_2=(50cm/100cm)^2 \cdot 400mA \cdot 0.12s=12mAs。$$

$$I_2=12mAs/0.12s=100mA$$

3. 影像接收器　在摄影中因增感屏与胶片种类、IP 种类和结构、FPD 种类和结构的不同，感光效应会有所不同。所以在实际工作中选择 X 线曝光条件时，必须考虑这一点。

4. 滤线栅　X 线摄影时被检体产生散射线，使照片影像的灰雾度增加、对比度降低，X 线设备中设计滤线栅来滤除散射线，作为改善影像质量的有效方法。一般被检查部位厚度超过 15cm、管电压超过 60kV 就考虑应用滤线栅。

滤线栅在吸收了散射线的同时，也吸收了一部分原发 X 线量，因此工作中选用滤线器摄影时，必须要适当增加曝光条件，表征此特性的参数为滤线栅的曝光倍数 B：

$$B=\frac{I_1}{I_2}$$

式中 I_1 和 I_2 分别表示在获得同一密度影像下应用和不应用滤线栅的曝光量。同一性能滤线栅的 B 值越小，所需的曝光量就越少，B 值一般在 2~6 之间。

滤线栅的 B 值主要取决于滤线栅的栅比 R 和工艺质量，栅比大，曝光倍数大；生产工艺质量差，曝光倍数大。

栅比 R 为栅条高度与栅条间隙宽度的比值，常见 R 值有：6∶1、8∶1、12∶1、16∶1 等多种。摄影工作中应该注意，栅比越大吸收散射线的能力越强，但吸收原发 X 线的量也增多，根据日本放射技术界的研究，滤线栅的栅比与管电压可参照如下关系选择：60kV 时用 6∶1；70kV 时用 7∶1；80kV 时用 8∶1；100kV 时用 10∶1；高 kV 摄影时用交叉式滤线栅等。

5. 照射野　照射野为 X 线束所照射的范围，照射野的大小将影响图像的对比度与光学密度。

被检体是一个散射体，照射野越大，则产生的散射线就越多，随着管电压的增高，这个现象更加明显。根据研究，照射野在 100~200cm² 以上时，散射线含有率急剧增加；照射野在 600~700cm² 时，散射线含有率趋于饱和。X 线摄影时应将 X 线的照射野减少到包括被检部位的最小程度，以提高影像的清晰度及减少对被检者的辐射损伤。如模拟 X 线摄影时，照射野应比影像接收器尺寸略小，以使影像接收器周围不接受 X 线，提高图像质量。

6. 增感屏与胶片匹配　模拟 X 线摄影时，屏 - 片匹配情况将影响影像的密度、对比度、清晰度及信息量的多少。屏 - 片匹配性是指增感屏发光光谱与胶片感色性的匹配程度，对感光效应影响很大；其次更换增感屏时，要注意增感屏增感率（S）参数。

更换不同增感率的增感屏后，其曝光量的调整关系公式为：

$$Q_2=\frac{S_1}{S_2}Q_1$$

式中 S_1、Q_1 分别为更换前增感率与曝光量，式中 S_2、Q_2 分别为更换后增感率与曝光量。

7. 胶片冲洗条件　传统手工暗室冲洗、自动洗片机冲洗 X 线照片时，其显影液性能不同，对感光效应的影响也不同，显影液性能主要取决于溶液的配方、pH 和温度。冲洗操作时，显影液浓度、显影温度、显影时间与影像效果关系密切，一般来说，高浓度配方、高 pH，高温显影效果好。

二、摄影条件的制定与应用

（一）摄影条件的制定

制定合适的 X 线摄影条件表，要综合考虑被检部位的密度、厚度、有效原子序数、病变的病理类型、年龄、发育情况等身体因素，还要考虑增感屏、胶片、滤线栅、显影液、IP 及 FPD 性能等感光因素，其中 X 线摄影中需要经常灵活调整的感光因素为管电压、管电流、曝光时间和摄影距离。

X 线摄影条件表的制定方法可分为四类。

1. 变动管电压法 变动管电压法是将感光因素中除被检体厚度和管电压之外所有因素固定不变,作为常数,然后根据被检体厚度来调整管电压的一种方法。美国X线摄影技师Jermen在1926—1947年介绍了这种摄影方法,之后被广泛应用,也称为"美国法",我国在数字影像设备出现之前也普遍应用该法。其被检体厚度与管电压之间的相互关系式为:

$$V=2d+c$$

式中V为管电压(kV),d为被照体厚度(cm),c为常数。此方法简单易行,被检体厚度每增减1cm,管电压就增减2kV。常数c因部位不同而不同,四肢骨c值取30,腰椎c值取26,头部c值取24。

2. 固定管电压法 固定管电压法是在保证对被检部位有足够穿透力的前提下,将管电压值固定,通过选择管电流或曝光时间来达到合适的感光效应的一种方法。固定管电压法1955年由Funchs提出,并在临床运用,20世纪70年代,世界许多国家都采用这种方法。在同一管电压下,因被检体的组织密度、厚度或线吸收系数不同,在相同管电流量下透过的X线量也不同,即感光效应不同。若管电流或曝光时间随被检体的组织密度、厚度或线吸收系数不同而相应增减,则可得到合适的感光效应,即同一管电压下通过调整管电流或曝光时间对不同组织密度、厚度或线吸收系数的被检体摄影,保证合适的感光效应。

固定管电压法中所用的管电压有一个前提条件就是必须保证对该部位有足够的穿透力。若管电压值不足,X线束无法透过被检部位,管电流或曝光时间再大也没有意义,因此这种方法所选用的管电压值比变动管电压法的管电压值一般要高10~20kV,而所需的管电流量作相应地降低。例如,头颅侧位摄影时管电压值约为65~70kV,100mAs即可获得合适的感光效应或光学密度,若采用固定管电压法,则管电压值至少应达到80kV,而获得合适的感光效应或光学密度所需的管电流量降为40mAs左右。此外因管电压值较高,应注意选用适当栅比的滤线栅,以减少散射线对图像质量的影响。

固定管电压法操作简单,减少了较厚部位的曝光量,有利于降低被检者的X线剂量,有利于提高X线图像质量。现代X线机常采用的电离室或光电计自控曝光摄影技术,其原理属于固定管电压法。

3. 对数率法 对数率法能恰当地选择、处理X线摄影时各感光因素的平衡关系,是一种使X线影像能获得恰到好处的光学密度值和最大信息量的方法。该方法是由西门子公司的F.Claalen研究并提出了一份条件表,故又称西门子条件表或点数法。

该方法是利用电子计算机数据存储量大、运算迅速准确的特点,将影响X线感光效应的感光因素转换成相应的对数值,即"点数",然后通过应用程序进行运算得出规范化的摄影条件。由于影响X线感光效应的感光因素很多,常把管电压kV、管电流量mAs、摄影距离r三大因素先变换成相对应的对数率点数,而其他感光因素统一用系数K的对数率点数表示。即:

$$E=K \cdot \frac{V^n \cdot mA \cdot s}{r^2}$$

式中K为常数,n为管电压指数,取值在2~6之间。对上式两边进行常用对数运算,得:

$$lgE=lgK+nlgV+lgmAs-21gr$$

上式将X线感光效应看作是管电压kV、管电流量mAs、摄影距离r三大因素和其他感光因素K的对数值之和,从而将获得合适X线感光效应需进行的乘法、除法、指数等复杂运算简化为加减运算。因lgK代表了三大因素之外所有的感光因素,因此其中任何感光因素发生变化,尤其是组织病理类型、厚度、重要器材性能发生变化时,lgK必须作相应修正,因此还需要引入修正点数。

此法虽考虑了诸多感光因素,并换算成对数点数进行规范化设置,有利于控制合适的感光效应,但因对数率法的计算复杂,必须编制成应用软件程序,由计算机来运算,加之不同X线系统存在应用差异问题,在实际运用中还有一定限制。

4. 自动控制曝光条件法　自动控制曝光条件法是指在 X 线摄影时,将 X 线探测器置于被检部位与 IR 之间,监测透过被检部位到达 IR 的 X 线量,通过比较运算电路的计算,反馈调整 X 线的曝光条件,从而实现对各部位合适曝光量的控制。

20 世纪 20 年代发明了自动曝光控制系统,40 年代开始应用于胸部 X 线摄影,50 年代已有 X 线机配备通用型自动曝光控制装置,将自动曝光技术应用于各部位。

根据 X 线探测器的不同种类,自动曝光控制装置分为电离室式和光电计式。电离室探测器采用平板电离室,X 线进入电离室使气体电离,产生的电离电荷量,经收集放大产生电信号。一般电离室设定有左野、中野、右野三个照射野。X 线摄影时不同体位需要选择不同的照射野,同时合理选择电离室密度补偿值,以保证整个图像的质量。表 3-1-1 为部分不同体位的电离室摄影照射野选择及参考条件表。

表 3-1-1　电离室照射野选择及参考条件表

体位	照射野选择	管电压(kV)	管电流(mA)	预置曝光时间	实际曝光时间	密度补偿值
胸部正位	双侧野	126	200	0.01	0.01	0
胸部侧位	中野	126	200	0.05	0.05	+1
胸椎正位	中野	85	200	1.0	0.6	0
胸椎侧位	中野	110	200	1.0	0.6	0
腰椎正位	中野	85	200	1.0	0.6	0
腰椎侧位	中野	110	200	1.0	0.6	+2
骶髂关节	中野	80	200	1.0	0.6	0
腹部正位	双侧野	85	200	1.0	0.6	0
骨盆正位	中野	85	200	1.0	0.6	0

光电计式自动控制装置探测器为平板荧光材料,透过被检部位的 X 线到达平板荧光材料产生荧光,经反射后传输给光电管,转化为电信号输出。

自动曝光控制 X 线机的曝光量,操作简单,特别是与自动洗片机配套使用,能很好地保证图像的质量。自动控制曝光条件法本质上是属于固定管电压法,故使用自动曝光控制装置时,必须根据被检体情况变化选择合适的管电压,方可保证高质量的 X 线影像。

(二)摄影条件的灵活运用

为提高摄影工作效率,在掌握感光效应与摄影条件理论的基础上,常常根据临床检查目的、被检体参数灵活使用摄影条件。在模拟 X 线摄影中各部位的管电压选择参考值见表 3-1-2,不同年龄段的管电压与管电流量参考值见表 3-1-3,不同病理情况下的管电压与管电流量参考值见表 3-1-4。

表 3-1-2　模拟 X 线摄影各部位管电压选择参考值

管电压(kV)	摄影部位
25~35	乳腺、甲状腺
40~50	四肢、肩关节
60~70	颈椎、乳突、胸部(床旁)
80~120	头颅、胸椎、腰椎、腹部
125~150	胸部、心脏大血管

表 3-1-3　模拟 X 线摄影不同年龄段管电压与管电流量选择参考值

年龄（岁）	管电压与管电流量增减比例（%）	年龄（岁）	管电压与管电流量增减比例（%）
55 以上	因人而异	7~6	65
55~15	100	5~4	60
14~12	90	3~2	50
11~10	80	1 岁以内	40
9~8	70	新生儿	30

表 3-1-4　模拟 X 线摄影不同病理情况管电压与管电流量选择参考值

病理情况	管电压与管电流量调整
成骨性骨质改变	+5kV
骨硬化	+8kV
脓胸、液气胸、胸腔积液	+6kV
肺实质病变、肺不张	+5kV
胸廓成形术	+8kV
肺气肿、气胸	−5kV
溶骨性骨质改变	−5kV
骨萎缩	−30% 原管电流量
骨囊肿	−5kV
结核性关节炎、类风湿关节炎	−5kV
脑积水	−20% 原管电流量
骨质疏松或脱钙病变	−25% 原管电流量

三、数字化 X 线摄影条件的应用

　　CR 及 DR 等数字化 X 线摄影已日趋普及，数字化 X 线摄影条件中有关管电压、管电流量、摄影距离、滤线栅、照射野等感光因素与模拟 X 线摄影技术相同。但因数字 X 线设备中接受透过被检体的 X 线介质不同，且有图像后处理功能，故数字化 X 线摄影条件的选择有其独特特点。

　　CR 中的 IP、DR 中的 FPD，与模拟 X 线成像的屏 - 片系统在性能上有较大差异，且其信息转换的过程、效率也不同，对感光效应的影响程度也就不同。CR 设备的图像后处理设施与 X 线机设备是相对独立的两个系统，而 DR 设备的图像后处理设施与 X 线机设备匹配连接在一起，成为一个成像系统，故 CR 与 DR 的曝光条件也有较大差异。

　　CR、DR 等数字化 X 线摄影条件及后处理参数均处于自动处理模式或半自动处理模式，点击计算机的图像处理界面，可显示根据探测器的性能及检查部位的要求确定摄影条件具体数值，以获得符合诊断的影像。针对当前图像可作曝光后图像后处理。

　　虽然数字化 X 线摄影有图像后处理功能，可对曝光不足或曝光过度的图像作矫正处理，但正确把握被检部位的密度、厚度、病变类型，充分考虑 CR 设备中的 IP、阅读器系统的性能和 DR 设备中 FPD 的性能，选择合适的管电压、管电流、曝光时间及摄影距离仍然很重要，需认真对待。

　　（一）CR 曝光条件的制定

　　CR 与 DR 最大区别在于 CR 的后处理系统和成像探测器（IP）是独立系统，与 X 线机未连接。

IP是记录X线影像的介质,阅读器是读出IP信息并转换信息的装置,作为CR成像系统中的两个重要环节,成像板与阅读器系统对感光效应起着决定作用。

IP的性能与感光效应的关系取决于IP涂层中的光激励发光(PSL)物质的性能:① PSL物质对X线照射的能量响应程度或PSL物质的发光强度:PSL物质的发光强度与感光效应成正比关系,在一定范围内与管电流量成反比互易关系;② PSL维持时间:PSL维持时间应与扫描读取信息的速度匹配,PSL维持时间过短会导致感光效应降低,而PSL维持时间过长则增加影像模糊度。阅读器与感光效应的关系取决于:①激光束在IP荧光层上的散射程度,其依赖于IP物质对激光的响应特征,激光束在IP荧光层上的散射程度强则感光效应强;②激光束的直径大小,激光束的直径与感光效应成正比关系;③电子系统,尤其是光电倍增管的响应程度,保证模数转换的高效率,模数转换的效率高则感光效应强。故不同型号的CR,因IP和阅读器系统的差别,对感光效应的影响也就不一样。

CR摄影时的曝光条件仍然是根据模拟X线摄影感光效应公式中E值计算方法进行,将其屏-片组合改换为IP,并根据IP的特性制定曝光条件,采用手工操作确定X线曝光条件。曝光后按CR操作程序,在半自动或自动处理模式条件下根据监视器屏幕上显示的图像,针对各感光参数进行图像后处理,得到符合临床诊断的影像效果。

(二)DR曝光条件的制定

DR与前述设备的最大区别是接收透过被检部位X线的介质为探测器,将X线转换为电信号输出,其主要方式有两种:直接转换型平板探测器和间接转换型平板探测器。

在DR中,平板探测器对感光效应起着决定性的作用。直接转换型平板探测器的性能与感光效应的关系取决于:①非晶硒(a-Se)的性能;②探测元阵列单元的性能;③高速信号处理单元的性能。间接转换型平板探测器的性能与感光效应的关系取决于:①荧光物质碘化铯(CsI)晶体的性能;②非晶硅(a-Si)探测元阵列单元的性能。由于直接转换型平板探测器的量子检测效率较间接转换型平板探测器的量子检测效率高,即直接转换型平板探测器的X线敏感性或响应特性较高,因此获得同样感光效应所需的曝光量(mAs)较少。

DR产品型号不同,其曝光条件有区别,以某型DR为例介绍如下。

曝光条件标准设置分三种模式:自动模式(auto)、半自动模式(semi)和手动模式(manual)。DR安装调试完毕后,默认处于自动模式工作。也可根据需要调整为半自动模式或手动模式工作。不管在哪种曝光条件标准设置模式下,其图像后处理参数名称相同,但调整的数值大小不同。监视器屏幕显示的图像后处理参数有6种,其作用如下:

1. 密度　调整影像目标区域选择合适的光学密度值(黑白度)。

2. γ值　调整整体影像的对比度大小,以便与具有相应γ值的胶片图像相对应。调整γ值相当于模拟X线摄影屏-片组合中的胶片特性曲线直线部分的斜率。

3. 对比度增强　调整图像中某像素稍微偏离附近像素的结构得到增强,使该值变大,使对比度较低的结构变得清晰。

4. 频率增强　调整指定兴趣区增强细节。

5. 噪声补偿　弥补因结构增强而引起的噪声增大,使部分细微影像信息减少而进行补偿。特别是照片影像中接受X线剂量小的区域,更需噪声补偿。具体方法是需补偿的区域减小结构增强值,增加噪声补偿值,通过减小结构增强来减少图像上因结构增强而增加的噪声。

6. 曲线图　通过改变曲线类型来保证整体图像效果。在DR设备中,已根据其平板探测器类型与性能、各种图像后处理参数、人体各检查部位所需的摄影条件参数等,按照中等成人标准,预置了各摄影位置的曝光条件,并编制成了程序软件。操作技师点击增加检查(add examinations)按钮,点击检查部位(anatomy),屏幕上即显示各位置的菜单,选择确认某个体位后,曝光条件显示表上就自动显示其曝光条件各参数值,此值为安装调试完毕后默认值,也可在工作过程中随时调整存储。摄影时摆好被检者体位后,经判断若不需要变动其存储值,可直接曝光即可,若需要调整其存储值,可手动调整满意后曝光。

若图像后处理工作有特殊需要,也可改变曝光条件标准设置模式由自动模式调整为半自动处理模式或手动处理模式。曝光形成影像后可根据需要采用手动操作改变图像后处理的6个参数值大小,使其影像显示达到满意为止。也可采用手动选择X线摄影条件,但工作效率比自动模式低。

四、优质图像标准

确定X线摄影条件时,应根据被检者身体状况、组织类型、病理类型来选择恰当的管电压、管电流量、摄影距离等参数,获得一幅具有诊断价值的优质图像。

(一)符合临床诊断要求

评价一幅图像的质量,不仅要从影像质量的标准上来看是否优质,更重要的是看该图像是否符合临床诊断的要求。符合临床诊断要求的X线图像,必须具备两个方面:①从X线成像的角度上看,几何投影正确;②能清晰显示欲观察的兴趣区组织的细微结构。

正确的几何投影取决于X线管、被检部位、IR三者之间相对几何投影关系是否正确,即摄影体位是否正确。这主要体现在工作中放射技师对被摄者体位的摆放、中心线角度与入射点的确定、IR的位置等技术上,这需要放射技师具备解剖学、临床诊断学、摄影学的综合知识与技能。在X线几何投影正确的基础上,选择好恰当的曝光条件,进行正确的摄影后处理,使欲观察的兴趣区组织细微结构清晰显示,以满足临床诊断的要求。

(二)图像质量标准

1. 适当的密度　光学密度是观察X线图像的基础。光学密度单一的图像不能反映任何信息,光学密度过高或光学密度过低的图像人眼无法识别,阅读者获得的信息量严重降低。光学密度过低的常见原因是曝光条件过低而导致感光不足、显影不足或数字图像后处理不够,表现为肢体组织影像呈灰白色,无法辨认细微结构。反之,光学密度过高的常见原因是曝光条件过高而导致感光过度、显影过度或数字图像后处理不当,表现为图像普遍过黑,以致骨和关节轮廓、病灶形态等的微小细节难以显示。因此密度过小或过大都不能显示满意的影像,只有在密度值适当时才能充分反映影像细节,符合X线诊断要求。

人眼对光学密度的分辨能力是有限的,对0.25~2.0以外的光学密度值几乎无法辨认。如将光学密度过高的照片置于强光灯下,有助于人眼的分辨能力。在普通观片灯下,符合诊断要求的部分组织脏器影像的合适光学密度参考值范围为:

胸部后前位片:最高密度区域是直接曝光区,密度值约3.0;上中肺野密度值为1.2~1.6;肋骨密度值为0.3~0.5;心脏密度值为0.2~0.3。

腹部平片:诊断区域的密度值为0.7~1.2。

胃钡餐造影片:胃黏膜密度值为0.9~1.2,胃泡密度值为1.5~1.9,对比剂充盈像密度值为0.2~0.3。

胆囊部造影片:胆囊密度值为0.2~0.3,胆囊周围密度值为0.5。

脊柱片:椎体侧位密度值,第一腰椎为0.4,第五腰椎为0.5;椎体前后位为0.7~1.2,上、下关节突为0.6~0.8,棘突为1.1~1.2,横突为1.2~1.5,腹部其他组织为0.9~1.2。

骨盆前后位片:软组织为1.0~1.2,骨组织为0.5~0.6,股骨头与髋臼为0.3,大粗隆为0.7。

头颅正位片:颅骨为0.3~0.4,颅腔为2.0,其他骨组织为0.8~1.2。

四肢片:腕关节为0.8~1.0,骨皮质为0.3~0.5,软组织为1.5~2.0,踝关节为0.5~1.2,骨皮质0.3~0.5,软组织为1.7~2.2。

人眼对影像的观察,往往由于"侧抑制"现象(视网膜神经网络处理后的视觉心理现象)的存在,图像上看到的光学密度值与用仪器测出的光学密度值并不完全一致,且对比度大的图像照片并不一定是最佳图像。根据临床实践符合诊断的优质图像最佳的光学密度值范围为0.7~1.5之间,人眼对光学密度的辨认较敏感,可识别的信息量最大。

2. 鲜明的对比度 X线图像具有适当的光学密度很重要,是图像优质参数的前提,在此基础上兴趣区图像必须具有鲜明的对比度,人眼才能识别组织差别。一幅图像最基本的表现形式是图像显示出了被检体正常组织与病变组织吸收X线差异所形成的相对应的光学密度差,这是观察被检体正常组织与病变组织的最重要的依据。光学密度差大的图像对比度高;反之,光学密度差小时图像对比度低。图像上对应于肢体内部组织和异常变化处必须有密度差来引起医生眼睛的感觉,重点观察,思考病变性质。自然对比度较大的部位,如骨骼与肌肉之间,其图像对比度自然较大,而对于自然对比度较差部位,如乳腺与软组织之间,放射技师就必须采用特殊技术提高其对比度,比如造影技术、软组织摄影技术等。

3. 丰富的层次 一幅图像除具有适合的密度、鲜明的对比度外,应尽量全面显示组织结构或病变特点,尽可能多地反映诊断信息,即层次要丰富。影像对比度和层次均是光学密度的差异,但层次强调的是这种差异等级数的多少,图像上对比差异等级数越多,层次就越丰富。在人眼可识别的有限密度范围0.25~2.0内,两者是相互制约的,影像对比度大,层次欠丰富;反之,层次丰富的图像,则对比度减小。实际工作中必须针对临床诊断目的,处理好对比度与层次两者间的关系,通常通过调节管电压的高低来调控对比度与层次,厚部位及致密组织选用高kV摄影术,薄部位及软组织则选用软X线摄影技术,临床诊断需要突出对比度差异时降低kV值,临床诊断需要突出层次丰富的图像时升高kV值。此外对一些缺乏自然对比的组织器官或病变,通过采用造影技术来改善影像的对比与层次,提高影像显示的信息量。

数字X线设备的图像后处理程序中也有调节对比度和层次的软件,是否调整得当直接影响图像对比度与层次。总之图像上尽可能多地显示出人眼能识别的正常和异常组织的变化,使图像具有鲜明的对比与丰富的层次是临床诊断对X线图像最基本的要求。

4. 良好的清晰度 一幅优质图像对于两种组织或毗邻器官的影像界限应清晰显示,若因器官运动或摄影设备精度不佳等原因,会造成两个毗邻组织影像边界不清。

在实际X线摄影工作中,影像模糊现象是无法完全避免的,但尽量减小技术性模糊,如通过缩短曝光时间、固定被检部位、采用小焦点、减小被检部位到IR(胶片、IP、探测器等)距离、选用高质增感屏、屏-片接触紧密、控制照片斑点等相应措施,均可降低影像技术性模糊,提高影像锐利度。数字X线设备有专门提高影像锐利度的后处理技术软件,应充分利用。

影像清晰度的表达方式除用与之相反的模糊度来表达外,常用分辨力和锐利度来表达。

分辨力是对影像模糊度的一种定量表示方法,用宽度为d(mm)的金属线间隔d(mm)平行排列而成的测试卡(线对卡)摄取其X线影像,观察测试卡影像的线对数。当金属线影像无法分辨时,照片影像分辨力处于最低界限,一般把这个界限称作极限分辨力(简称分辨力),用公式表达为:R=1/2d,R表示分辨力,d表示线径,单位是mm。视力为1.0的眼睛,在500cm处能分辨出1.5mm的缝隙,所以在明视距30cm处,能分辨的缝隙为1.5×30/500=0.09mm,根据分辨力公式可计算出分辨力为R=1/2d=1/2×0.09=5.5LP/mm,显然,此时的模糊值为H=2d=1/R=1/5.5=0.18mm。一般认为照片上的模糊值H在0.2mm以下时不会影响读片,可视为图像清晰。

在模拟X线摄影,照片上的分辨力是由焦点、增感屏、胶片、透镜以及被检体运动等各单元系统的分辨力R_1、R_2、R_3……合成的,其大小为

$$\frac{1}{R} = \frac{1}{R_1} + \frac{1}{R_2} + \frac{1}{R_3} + \frac{1}{R_4} + \cdots + \frac{1}{R_n}$$

照片上的密度值在0.7~1.5时人眼能识别的分辨力最大;密度值在0.5以下或2.5以上时,

分辨力减小约 1/2。

两个毗邻组织影像边界的清楚程度叫锐利度,锐利度表达的是影像边缘的锐利程度,以 X 线影像相邻两点的光学密度差 D_2-D_1 为 K,从 D_2 到 D_1 移行距离为 H,则锐利度 S=K/H。但临床上应用锐利度,并不是用密度计在图像上逐一测出各点的密度值来计算锐利度的大小。原因是锐利度这一物理量与实际观察影像时所感觉到的锐利度不完全一致。当 H 一定时,K 若增大,则锐利度 K/H 增加;若 K 值一定而 H 减少时,锐利度 K/H 也增加;但当 H 增大,K 也相应变大时,K/H 值虽不变,而人眼感觉到的锐利度则降低。又如当 H=0 时,不管 K 如何小,X 线影像都应该非常锐利,但实际给人的感觉并非如此,因为当 K 值很小时,观察者无锐利之感,只有在 K 值较大时,观察者才有锐利度提高之感。可见主观感觉的锐利度与用公式计算的锐利度确有不吻合之处。

5. 尽量少的噪声　美国芝加哥大学的 Rossmann 教授首先提出 X 线照片斑点(mottle)的概念,又称噪声(noise),在其 1963 年研究报道中将照片斑点定义为"光学密度上的随机涨落"。在物理声学中把无规则的、紊乱的、断续的一种干扰声信号称为噪声;在无线电通讯中把无线电通讯中出现的所传输信号以外的干扰称为噪声;在数字信号处理中把不需要的、无确定性、不可预测的干扰信号称为随机信号;Rossmann 教授把 X 线照片上由于 X 线量子分布不均形成的淹没微小病灶的无规则微小密度差称为照片斑点。由此可见照片斑点与声学、无线电中的噪声及数字信号处理中的随机信号,从物理本性上讲是一样的,即都是无规则的、随机的、无用的信号。噪声会淹没影像中的微小病灶信息,影响影像质量。

若到达胶片上的 X 线量子数无限多,当单位面积上量子数达到一定程度时可以认为处处相等,或认为 X 线量子分布"均匀性"较好;然而当 X 线量子总数相对较少的,像面上单位面积上量子数产生分布上的差异,或认为 X 线量子分布"均匀性"较差,称为 X 线量子的"统计涨落"。"统计涨落"在照片上表现就是微小的光学密度差,称照片斑点或噪声。

在模拟 X 线摄影中,屏 - 片系统形成照片噪声的原因主要有三个:①增感屏结构斑点系最主要原因;②胶片粒状度;③量子斑点。量子斑点的多少是可控的技术性因素,随着高千伏摄影技术的普遍应用和稀土增感屏广泛使用,X 线摄影中用的管电压过高,或增感屏增感力过高,则 mAs 相应减少,此时到达胶片上的 X 线量子显著减少,形成的照片斑点显著增多。数字 X 线摄影中形成影像噪声的环节多,原因比屏 - 片系统复杂。

第二节　X 线检查原则

X 线检查原则包括对摄影设备的应用原则和对被检者的操作原则,这是 X 线摄影必须遵循的原则。

一、X 线摄影设备的应用原则

(一)X 线机使用原则

1. 使用前应详细阅读 X 线机使用说明书,了解其基本结构、功能及使用注意事项;使用中严格遵守操作规程,严禁过负荷使用,曝光时不得随意调节调节器等。

2. 做好对 X 线机的管理,及时记录 X 线机的运行情况,严格执行岗位责任制和交接班制度,工作完毕应使机器处于安全状态。

3. 定期保养、检修 X 线机,确保正常运行。

(二)大、小焦点选择原则

在 X 线管容量规格允许负荷的前提下,应尽量选用小焦点,以提高照片影像的锐利度,减小几何模糊。一般对于较薄肢体(如四肢)和不易活动且照射野比较小的部位(如乳突)摄影时,应选择小焦点摄影;对于较厚肢体(如头颅、腹部、脊柱)和呼吸不易控制的部位(如胸部)进行 X 线摄影时,则应选用大焦点摄影。若采用高千伏摄影技术,也可选用小焦点进行摄影。

(三)滤线设备应用原则

滤线器是为吸收散射线、降低图像灰雾度、提高影像对比度而设置的。工作中被检肢体厚度超过 15cm 或使用 60kV 以上管电压摄影时,应使用滤线器摄影技术。使用滤线器摄影时,必须熟悉所用滤线器的特性及使用注意事项。

(四)摄影距离选择原则

为了减小影像失真及模糊度,在 X 线摄影时摄影距离选择原则:①在 X 线管负荷量允许的情况下,尽量增大焦点至胶片(IP、探测器板)之间的距离。一般四肢摄影时摄影距离取 75~100cm;成人胸部正位为 180~200cm,侧位为 150cm;婴幼儿胸部较薄,摄影距可减少至 100cm;腹部等厚部位因要应用摄影床下滤线器摄影,摄影距离取 90~100cm;②应尽量使被检者肢体靠近并平行 IR,尽量减小肢体至 IR 之间的距离。

(五)X 线中心线和斜射线应用原则

X 线中心线应用的一般原则是:X 线中心线经过被检部位的中心,垂直于被检部位和 IR。但有时为了避免影像重叠,可在不改变被检者体位的情况下,将 X 线中心线倾斜一定的角度(如胸骨后前位)进行摄影;有时为了观察局部结构与其他组织的关系,可让 X 线中心线通过被检部位的局部组织(并非被检部位的中心)垂直射入 IR(如头颅切线摄影)。斜射线是 X 线束的重要组成部分,摄影时除了利用好 X 线中心线之外,还要充分利用斜射线。例如手的后前斜位摄影时,可利用中心线对准第 5 掌骨头,利用斜射线使掌指骨成像,减少掌骨的重叠。

(六)曝光条件选择原则

曝光条件的选择,包括管电压、管电流、曝光时间的选择,摄影距离的选择,IR 的选择和滤线设备的选择等。对于检查部位薄、密度低、易固定的组织宜采用小 mA、长时间摄影;部位厚、密度高宜采用高 kV 摄影技术,以获得较多的影像信息,同时为了提高影像对比度,必须采用滤除散射线的装置;对于不易固定的部位检查,如外伤病人、危重病人及婴幼儿,应尽量缩短曝光时间。一般来说,曝光条件应根据病人的年龄、病情、被检肢体的解剖结构以及临床对照片影像的要求等进行选择。

二、对被检者的操作原则

(一)呼吸方式运用原则

呼吸运动会使某些部位在曝光中发生移动,图像产生运动模糊,因此为显示最佳影像效果,对不同部位的摄影应采用不同的呼吸方式。

1. 平静呼吸状态方式　一般应用于前臂、下肢各部位摄影,这些部位受呼吸运动影响很小。

2. 平静呼吸下屏气方式　一般应用于上臂、颈部、头部和心脏等部位摄影,因呼吸运动会导致这些部位产生运动模糊。

3. 深吸气后屏气方式　一般应用于肺部、胸骨侧位及膈上肋骨摄影,因深吸气后屏气,肺内含气量增加,使影像对比度增加,同时膈肌下降,显示更多的膈上肺野及肋骨。

4. 深呼气后屏气方式　一般应用于腹部及膈下肋骨摄影,因深呼气后屏气,可使肺内含气量减少,膈肌上升,更有利于显示膈下脏器,同时腹部厚度变薄,可在一定程度上降低曝光条件。工作中为使被检者保持较长时间的屏气,先作几次深吸气,然后再深呼气后屏气,以提高血液中含氧量。

5. 均匀连续浅呼吸方式　一般应用于胸骨正位摄影,因此种呼吸运动可使近影像接收器的胸骨不动或活动度很小,而与之重叠的远胶片侧组织因呼吸运动使其影像模糊,从而衬托胸骨的影像。

（二）被检部位固定原则

被检部位、X线管及IR在曝光时必须固定，以减少照片影像的运动模糊。X线管与IR靠机械装置和电器装置加以固定，工作中要特别注意对被检部位的固定。固定被检部位首先要保证符合摄影体位的要求，同时要使被检者处于较舒适的姿势，工作中常用棉垫、软木塞和沙袋等器具加以固定。

（三）放射防护原则

1. 放射防护基本原则　进行放射线检查时应遵从如下原则：①实践的正当化：即实践获取的利益应大于其可能造成的危害，这项实践才是正当的。②放射防护的最优化：应当避免一切不必要的照射，使一切必要的照射保持在合理达到的最低水平。③个人剂量限值：在实施正当化与最优化两项原则时，同时保证个人所受照射的剂量不超过规定的相应限值。

2. 放射防护措施　由于X线的生物损伤效应，为减少辐射线对被检者的损害，摄影中应采取缩短曝光时间、增加摄影距离、屏蔽非照射部位等措施，在确保影像质量的前提下尽量减少受检部位的受照剂量及非检查部位接受X线的照射。

（樊先茂）

第三节　X线摄影装置的基本操作

医学影像技术工作者必须掌握所用X线机的特性，使其充分发挥设计效能，拍摄出符合诊断要求的影像图像。X线机的种类繁多，但主要工作原理一样，控制台面上各调节器功能基本相同。为保证设备的安全及延长其使用寿命，摄影时各设备的基本操作必须严格按照操作规程使用，才能保证工作的顺利进行。

一、屏-片摄影系统基本操作

（一）开机

1. 开机　闭合外电源开关，并观察外电源电压状态。

2. 接通机器电源　调节电源调节器，使设备电源电压指示在标准位置上。

（二）摄影体位的确定和设计

1. 阅读X线检查申请单　核对被检者的姓名、性别、年龄，了解其病情及状况，明确X线检查的部位和要求。

2. 说明检查过程　请被检者本人或家属帮助脱掉和摘掉影响X线检查的衣服和饰物，并向被检者说明X线检查的过程，消除被检者的紧张情绪，取得被检者的配合。

3. 放置标记　依据X线检查要求，确定被检者IR，并标明片号、摄影日期和方位（左或右）。

4. 设计检查体位　按检查要求，进行X线摄影体位的设计。摆放摄影位置时，要考虑被检者实际情况，尽量使其舒适，避免X线检查期间移动，必要时请被检者家属协助固定被检部位。

5. 投射校准　要检查X线管、被检部位中心、IR中心是否在一条直线上，做好中心线的校正、摄影距离的调节、照射野的调整等；

6. 呼吸方式训练　一些部位的检查，尤其是胸部各部位的摄影要进行呼吸方式训练，避免因呼吸运动造成运动模糊。

（三）曝光

1. 参数选择　根据检查需要进行技术参数选择；注意先调节毫安值和曝光时间，再调节电压值。

2. 按下曝光按钮　一切准备就绪,即嘱被检者按要求进行呼吸准备,按下手闸进行曝光。曝光时,要观察控制台上指示灯、仪表状态及被检者情况。

3. 做好曝光记录　曝光结束后,如实记录曝光参数,操作者签名,特殊检查体位应做体位记录。

（四）图像处理

1. 请被检者或家属在候诊区稍等片刻,等待照片冲洗。

2. 胶片冲洗　曝光后的胶片要经过图像的后处理过程,才能得到可见影像。后处理过程通常包括:显影、漂洗、定影、水洗和干燥等。其中漂洗也称"中间处理",仅是在手工显影时应用,自动冲洗技术没有漂洗过程。

3. 确认照片影像　照片图像满意,达到 X 线诊断要求时,再让被检者离去。

（五）关机

工作全部结束,切断机器电源和外电源,将机器恢复到原始状态。

二、CR 系统基本操作

X 线机的操作以及摄影体位的设计同屏 - 片摄影系统基本操作。CR 系统的机器设备各有特点,但其组成和应用原理基本相同。一般操作步骤如下:

（一）开机

1. 显示器开机　接通系统电源先打开显示器,跟普通电脑一样,正常开启。

2. 主机开机　打开扫描主机开关,再按一下机器上方的软件开关,待所有程序进入后方可使用。

（二）使用方法

1. 录入被检者基本信息　包括 ID 号、姓名、性别、年龄、临床诊断、送诊科室等。

2. 扫描　进入部位选择界面后,如头、颈、胸、乳腺、腹、骨盆、上肢、下肢等,选择被检体位所对应部位,点击 OK 键,返回原界面,用条码扫描器对 IP 盒的条码窗口进行扫描。

3. 读取信息　将扫描后的 IP 盒插入扫描主机读取已记录的影像信息。

4. 图像标记　扫描每幅图像后,依据所摄部位,添加"左或右"标记。

5. 图像后处理　通过计算机对已获取图像进行对比度、翻转等内容的调整。

（三）图像打印

1. 调阅图像　打开报告工作站,找到该病人信息,点击选中该病人信息,点击图像调阅。

2. 选择打印　根据需要,选择单幅、双幅或多幅和打印张数后进行打印。

3. 退出打印　完成全过程后,如重新开始,退出到主界面。

（四）关机

1. 关闭登记的电脑　先把开启的软件关掉,再点击电脑左侧下方"开始",然后点击关闭计算机。

2. 关闭扫描图像的电脑　点击相关按钮,点击结束系统(关电脑的时候会先把 CR 机器的软件关掉)。

3. CR 机器关机　等扫描电脑关掉后,CR 小屏幕会黑掉,直接关掉电源开关。

4. 相机关机　按住相机上面的软件开关,等待小屏幕上出现 END 后松开,等待小屏幕黑掉后,关闭电源开关。

三、DR 系统基本操作

DR 的类型较多,其成像原理和设备结构也有所不同,但其操作步骤大致相同。

（一）启动系统

为了保障系统操作的安全、计算机网络系统的顺利登录以及文字报告打印机、胶片打印机的正常运行，系统启动必须严格按以下顺序操作：

1. 打开配电柜电源总开关。

2. 接通接线板电源；接通 X 线机控制器电源；接通电脑主机电源。

3. 开启技术工作站及其他医生工作站。

4. 开启文字报告打印机（激光打印机或喷墨打印机）。

5. 开启胶片打印机。

6. 系统开始正常工作。

（二）应用系统

1. 用户登录　操作人员首先在"技师"的位置选择自己的名字，并出现对话框，要求输入有效密码并确定，即可使用该系统。目前有的机器已经优化设置，待进入上述启动系统后，点击相应图标，便可直接进入应用系统。

2. 病历录入与选择　录入病历信息包括：姓名、性别、年龄、编号、住院号、病区、床号、临时诊断、检查类型、送诊科室、送诊医师、技师、收费等。

3. 核对被检者资料　操作技师应确定被检者和当前需要摄影的体位，设置曝光参数并根据界面上提供的参数调节 kV、mA、s 值（有的系统可直接设置不同摄影部位，机器便直接给出相应的摄影条件；也可根据诊断需要临时调节），然后让被检者进入摄影室内，再根据被检者的申请单对被检者进行核对，确保被检者姓名、摄影体位等准确无误。

4. 摄影体位设计及校准中心线　根据被检者实际情况正确摆好摄影体位。如是对 FPD 曝光，要调好 X 线管焦点到摄影床（或摄影架）的距离，并将限束器中的模拟照射野灯打开，调准中心线，进行对焦；如是线扫描装置，要调准扫描起始位置。

5. 曝光　如是对 FPD 进行曝光，应提前训练被检者呼吸气，曝光时提醒被检者屏气后曝光；如是线扫描装置，要点"采集"按钮，进行扫描并获得图像。

6. 接受或拒绝　在曝光（或采集）完成后系统会自动读出数据并出现图像。获得图像后，选择适当的参数，如灰度曲线类型，再根据图像质量，选择"拒绝"或"接受"。如果选择"拒绝"则需要被检者配合，重新摄影；如果选择"接受"，表示摄影完成。

7. 图像后处理　有时曝光条件及 X 线影像的大小不一定合适，此时需对图像进行裁剪及窗宽、窗位的调整，或对图像的灰度进行均衡调节，使 X 线图像达到较满意效果。

（三）图像处理

DR 系统直接将 X 线影像信息转化为数字信号，在具有图像处理功能的计算机控制下进行图像处理，图像处理主要包括灰阶变换（影像密度、对比度的调节）、黑白反转、图像滤波、影像缩放、数字减影、图像注释、添加标记、噪声抑制等，这些处理过程已编制成软件固化入计算机，操作中点击相应的菜单键即完成相应的处理过程，以上处理完成后即进行图像打印与图像传送。

1. 打印胶片　根据不同的诊断需要，选择单幅或多幅打印（2 张、4 张或多张）。

2. 图像发送　点击"病历发送"或"发送"按钮，将已拍摄的图像送入影像管理中心，供诊断医师进行诊断。如发送图像失败或不理想，也可点击"重发"。

（四）关闭系统

1. 退出技术工作站软件　关闭技术工作站，让计算机自动关机。

2. 退出医生工作站软件　关闭医生工作站，让计算机自动关机。

3. 退出病历中心软件　关闭病历中心工作站，让计算机自动关机。

4. 关闭报告打印机　按照文字报告打印机（激光打印机或喷墨打印机）操作要求关闭打

印机。

5. 关闭胶片打印机　按照胶片打印机操作要求关闭胶片打印机。

6. 关闭电源　①关闭 X 线高压电源；②关闭控制柜电源；③关闭计算机配电接线板电源；④关闭配电柜电源总开关。

（沈秀明）

第四节　四 肢 摄 影

一、摄影注意事项

四肢 X 线摄影时应注意以下事项：

1. 摄影时，应使被检者体位处于舒适状态，必要时利用棉垫、沙袋等辅助用具，支持和固定被检部位，避免因肢体移动造成影像模糊。

2. 长骨摄影时，应包括上、下两个关节，病变局限在一端时，至少包括邻近病变一端的关节，以明确其解剖位置。肢体的长轴与 IR 的长轴平行。

3. 使用屏 - 片系统摄影时，在一张胶片上摄取同一部位的两个不同位置，肢体同一端应置于胶片的同一端，且包括相同的关节，关节面在同一水平线上。胶片的大小应充分包括被检部位的软组织。常规摄正、侧位片。

4. 对外伤者应尽量采用改变 X 线方向或移动摄影床床面等方式，以适应摄影体位的要求。若确需移动肢体时，应轻、准、快，以免骨折错位或增加病人痛苦。急诊摄影应根据病人的状况灵活选择摄影体位。

5. 婴幼儿四肢骨摄影，常规摄取双侧影像，以便对照。两次摄影，摄影条件应相同。

6. 较厚部位应使用滤线器摄影技术，选用适当的滤过板，一般为 0.5~1.0mm 铝当量。厚薄相差悬殊的部位摄影时，应利用阳极效应。

7. 加强对被检者的 X 线防护，合理运用体位防护，尽量使被检部位以外的其他部位远离辐射线。根据被检部位的大小，选择合适的照射野。

8. 被检者肢体尽量靠近 IR，必要时使用辅助工具固定肢体。

9. 四肢摄影管电压为 45~65kV，曝光量 4~16mAs，摄影距离为 75~100cm。增生性骨病酌情增加管电压值，溶骨性骨病和长期废用的骨骼应减少管电压值。

二、常用摄影体位

（一）上肢摄影体位

1. 手后前位

【摄影目的】观察手骨形态、软组织、关节和异物等。

【体位设计】被检者侧坐于摄影床一端，被检侧腕关节及指伸展，手掌向下，手指伸直自然分开，平放并紧贴于 IR，第 3 掌骨头置于 IR 中心，IR 上缘包括指骨软组织，下缘包括腕关节（图 3-4-1A）。双手同时摄片时，被检者面向摄影床，两臂前伸，掌面向下对称放在 IR 上。

【中心线】对准第 3 掌骨头垂直射入。若同时摄取双手，中心线经双手第 3 掌骨头连线中点垂直射入。

【影像显示】第 2~5 掌指骨正位影像，拇指掌指骨呈斜位像；骨小梁清晰显示，周围软组织层次可见（图 3-4-1B、C）。

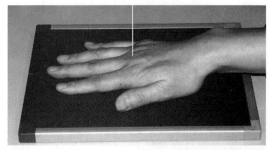

A. 体位

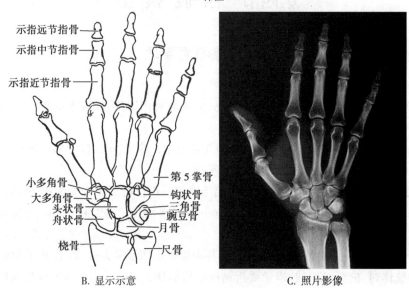

B. 显示示意

示指远节指骨
示指中节指骨
示指近节指骨

小多角骨
大多角骨
头状骨
舟状骨
桡骨

第5掌骨
钩状骨
三角骨
豌豆骨
月骨
尺骨

C. 照片影像

图 3-4-1　手后前位

2. 手后前斜位

【摄影目的】观察各掌、指骨斜位的结构和骨质情况。

【体位设计】被检者侧坐于摄影床一端,被检侧小指和第5掌骨掌侧紧贴 IR,手部内旋,使掌面与 IR 约呈 45°,手指均匀分开且稍弯曲,各指尖触及 IR,第3掌骨头置于 IR 中心,IR 上缘包括指骨软组织,下缘包括腕关节(图 3-4-2A)。

【中心线】中心线对准第3掌骨头垂直射入。

【影像显示】被检侧 1~5 掌指骨斜位影像,第4、5掌骨基底部有不同程度重叠,背侧内部及掌侧外部的骨皮质呈切线投影;骨小梁清晰显示,周围软组织层次可见(图 3-4-2B、C)。

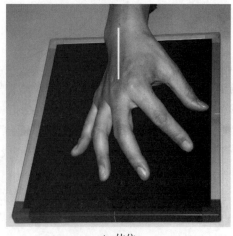

A. 体位

42

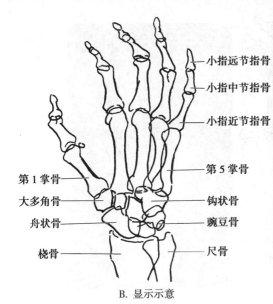

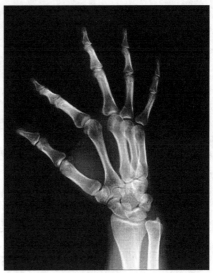

小指远节指骨
小指中节指骨
小指近节指骨

第1掌骨　　　　第5掌骨
大多角骨　　　　钩状骨
舟状骨　　　　　豌豆骨
桡骨　　　　　　尺骨

B. 显示示意　　　　　C. 照片影像

图 3-4-2　手后前斜位

3. 手前后斜位

【摄影目的】观察各掌、指骨斜位结构和骨质情况。此位置用于手后前斜位有困难被检者。

【体位设计】被检者侧坐于摄影床一端,被检侧手呈侧位,然后外旋使手背与 IR 约呈 45°角,各手指自然分开,第4、5指骨背侧触及 IR,第3掌骨头置于 IR 中心,IR 上缘包括指骨软组织,下缘包括腕关节(图 3-4-3A)。

【中心线】中心线对准第 3 掌骨头垂直射入。

【影像显示】被检侧第 1~5 掌、指骨斜位影像,以显示 4、5 掌骨为主,第 1、2 掌骨稍有重叠,掌侧内部及背侧外部的骨皮质呈切线投影;骨小梁清晰显示,周围软组织层次可见(图 3-4-3B、C)。

4. 腕关节后前位

【摄影目的】观察腕骨、掌骨近端、尺桡骨远端的骨质、关节及软组织情况,多用于腕部外伤。观察小儿发育情况,需摄取双侧。

【体位设计】被检者侧坐于摄影床一端,被检侧肘部弯曲,前臂伸直,掌面向下呈半握拳状或伸直,被检侧腕部置于 IR 中心,IR 上缘包括掌骨,下缘包括尺桡骨远端(图 3-4-4A)。摄双侧者,双腕部置于 IR 上。

【中心线】中心线对准尺桡骨茎突连线中点垂直射入。若同时摄双侧腕关节,中心线对准两腕部连线中点。

【影像显示】显示腕关节正位及周围软组织像,尺、桡骨远端和诸掌骨近端、桡腕关节和掌腕关节间隙显示清晰;腕关节诸骨骨小梁清晰显示,周围软组织层次可见(图 3-4-4B、C)。

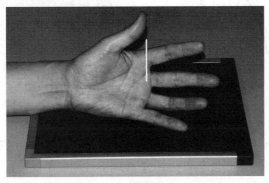

A. 体位

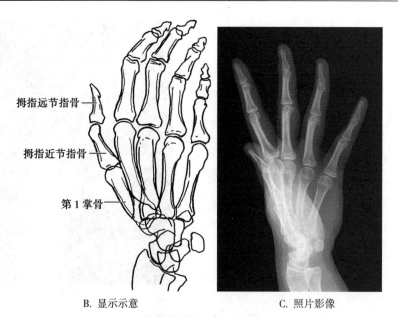

拇指远节指骨

拇指近节指骨

第1掌骨

B. 显示示意　　　　　C. 照片影像

图 3-4-3　手前后斜位

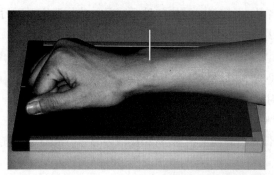

A. 体位

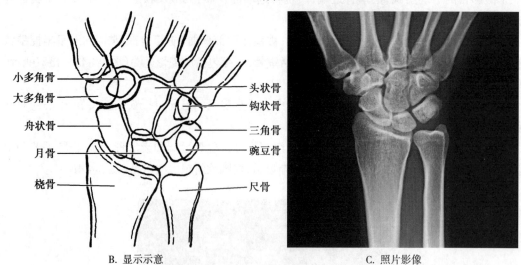

小多角骨　　　　　　　　　头状骨
大多角骨　　　　　　　　　钩状骨
舟状骨　　　　　　　　　　三角骨
月骨　　　　　　　　　　　豌豆骨
桡骨　　　　　　　　　　　尺骨

B. 显示示意　　　　　C. 照片影像

图 3-4-4　腕关节后前位

5. 腕关节侧位

【摄影目的】观察腕骨、掌骨近端、尺桡骨远端的骨质、关节及软组织侧位影像。

【体位设计】被检者侧坐于摄影床一端,被检侧手呈半握拳或伸直,腕部尺侧在下,手冠关面与 IR 垂直,尺骨茎突置于 IR 中心,IR 上缘包括掌骨,下缘包括尺桡骨远端(图 3-4-5A)。

【中心线】中心线对准桡骨茎突垂直射入。

【影像显示】显示腕关节侧位及周围软组织像,尺桡骨远端重叠良好,月骨显示较清晰;腕关节诸骨骨小梁清晰显示,周围软组织层次可见(图3-4-5B、C)。

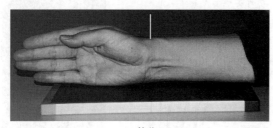

A. 体位

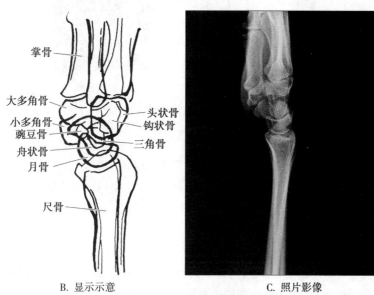

B. 显示示意 　　C. 照片影像

图 3-4-5　腕关节侧位

6. 前臂前后位

【摄影目的】观察尺、桡骨骨质及软组织正位形态和骨质情况。

【体位设计】被检者侧坐于摄影床一端,被检侧前臂伸直,腕部稍外旋,使前臂远端保持正位体位,肘部及肱骨远端贴紧 IR,前臂长轴与 IR 长轴平行,前臂中点置于 IR 中心,IR 上缘包括肘关节,下缘包括腕关节(图3-4-6A)。

【中心线】中心线对准前臂中点垂直射入。

【影像显示】显示尺、桡骨及肘关节、腕关节正位影像,近端桡骨粗隆与尺骨少量重叠;骨小梁清晰显示,周围软组织层次可见(图3-4-6B、C)。

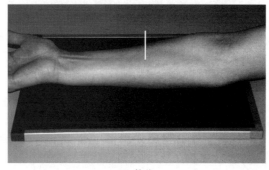

A. 体位

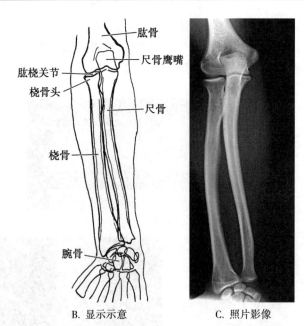

肱骨
尺骨鹰嘴
肱桡关节
桡骨头
尺骨
桡骨
腕骨

B. 显示示意　　　　C. 照片影像

图 3-4-6　前臂前后位

7. 前臂侧位

【摄影目的】观察尺、桡骨骨质及软组织侧位形态和骨质情况。

【体位设计】被检者侧坐于摄影床一端,被检侧肘部弯曲约呈 90° 角,手呈侧位,前臂尺侧紧贴 IR,肩部下移,尽量接近肘部高度,前臂长轴与 IR 长轴平行,前臂侧位中点置于 IR 中心,IR 上缘包括肘关节,下缘包括腕关节(图 3-4-7A)。

【中心线】中心线对准前臂侧位中点垂直射入。

【影像显示】显示尺、桡骨侧位影像,桡骨头与尺骨喙突有部分重叠,尺骨和桡骨远端约 1/3 互相重叠;骨小梁清晰显示,周围软组织层次可见(图 3-4-7B、C)。

8. 肘关节前后位

【摄影目的】观察肘关节、肱骨远端、尺桡骨近端及周围软组织情况。

【体位设计】被检者侧坐于摄影床一端,被检侧肘关节伸直,背侧在下,掌心向上,腕部用棉垫、沙袋固定,被检侧肩部放低与肘部持平,尺骨鹰嘴置于 IR 中心,IR 上缘包括肱骨远端,下缘包括尺桡骨近端(图 3-4-8A)。

【中心线】中心线对准肱骨内、外上髁连线中点垂直射入。

【影像显示】显示肱骨远端及尺、桡骨近端正位及周围软组织像,肘关节间隙清晰,鹰嘴窝位于肱骨内外髁正中稍偏尺侧,呈三角形密度减低区;骨小梁清晰显示,周围软组织层次可见(图 3-4-8B、C)。

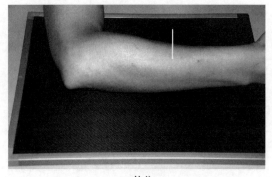

A. 体位

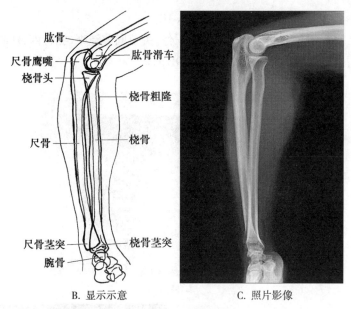

B. 显示示意 C. 照片影像

图 3-4-7 前臂侧位

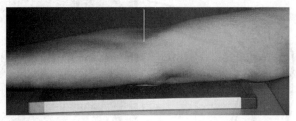

A. 体位

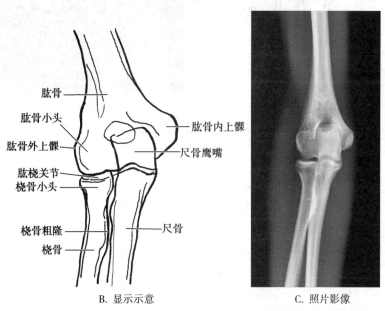

B. 显示示意 C. 照片影像

图 3-4-8 肘关节前后位

9. 肘关节侧位

【摄影目的】观察组成肘关节各骨及相互关系的侧位骨质、形态情况。

【体位设计】被检者侧坐于摄影床一端,被检侧肘关节屈曲约呈 90° 角,手呈侧位姿势,肩部向下与肘部相平,前臂近端及肘部和肱骨远端呈侧位,尺侧在下,紧贴 IR,肱骨内上髁置于 IR 中心,IR 上缘包括肱骨远端,下缘包括尺桡骨近端(图 3-4-9A)。

【中心线】中心线对准肱骨外上髁垂直射入 IR。

【影像显示】显示肘关节侧位及周围软组织像,关节间隙清晰,肱骨内、外髁相重叠呈圆形;骨小梁清晰显示,周围软组织层次可见(图 3-4-9B、C)。

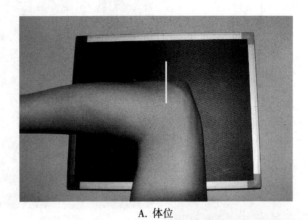

A. 体位

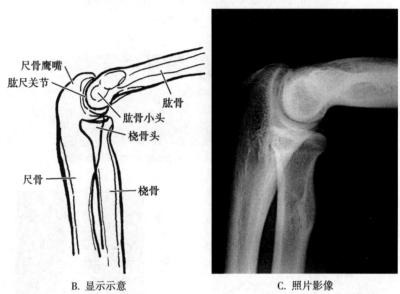

尺骨鹰嘴
肱尺关节
肱骨
肱骨小头
桡骨头
尺骨
桡骨

B. 显示示意　　　　　　　　　C. 照片影像

图 3-4-9　肘关节侧位

10. 上臂前后位

【摄影目的】观察肱骨骨质形态及软组织情况。

【体位设计】被检者仰卧于摄影床上,被检侧上肢伸直外展 20°~30° 角,掌面向上,使肩、肘与摄影床面平行,上臂和肩部紧贴 IR,上臂长轴与 IR 长轴平行,上臂中点置于 IR 中心,IR 下缘包括肩关节,下缘包括肘关节(图 3-4-10A)。此体位也适用立位摄影。

【中心线】中心线对准上臂中点垂直射入。

【影像显示】显示肱骨正位影像,大结节向外突出呈切线位,小结节与肱骨重叠;骨小梁清晰显示,周围软组织层次可见(图 3-4-10B、C)。

11. 上臂侧位

【摄影目的】观察肱骨侧位骨质结构及软组织情况。

【体位设计】被检者仰卧于摄影床上,被检侧上臂稍外展,屈肘呈 90° 角,手内旋掌面向下置于腹前,将上臂内侧靠近 IR,使肱骨内、外上髁相互重叠呈侧位,上臂长轴与 IR 长轴平行,将上臂中点置于 IR 中心,IR 下缘包括肩关节,下缘包括肘关节(图 3-4-11A)。此体位也适用立位摄影。

【中心线】中心线对准上臂中点垂直射入。

【影像显示】显示肱骨侧位影像,肱骨头下部与大结节重叠;骨小梁清晰显示,周围软组织层次可见(图3-4-11B、C)。

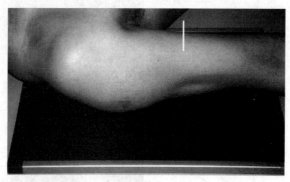

A. 体位

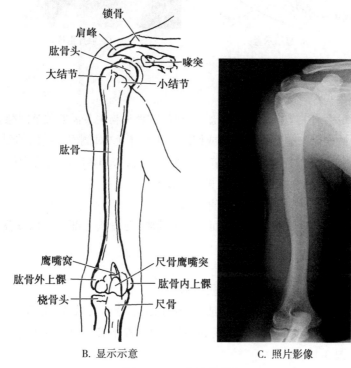

B. 显示示意

C. 照片影像

图 3-4-10　上臂前后位

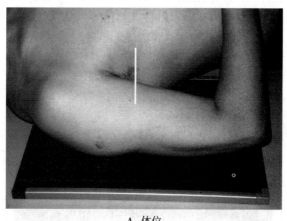

A. 体位

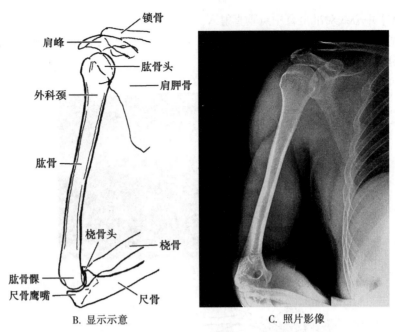

B. 显示示意　　　　　C. 照片影像

图 3-4-11　上臂侧位

12. 肩关节前后位

【摄影目的】观察肩关节各骨正位形态,特别是肱骨头与关节盂的关节间隙。

【体位设计】被检者站立于摄影架前或仰卧于摄影床上,对侧肩部稍向前斜或垫高,使被检侧肩部紧贴 IR,被检侧上肢伸直稍外展,掌心向前或朝上,头部转向对侧,肩胛骨喙突置于 IR 中心,IR 上缘超出肩部,下缘包括肱骨近端(图 3-4-12A)。

【中心线】中心线对准肩胛骨喙突垂直射入。

【影像显示】肩关节正位影像,关节间隙显示清晰,肱骨头上部与肩峰重叠;骨小梁清晰显示,肩部软组织显示良好(图 3-4-12B、C)。

13. 锁骨后前位

【摄影目的】观察锁骨正位形态和骨质结构。

【体位设计】被检者俯卧于摄影床上或立于摄影架前背向 X 线管,头部转向对侧,被检侧上肢内旋180° 角,使被检侧锁骨紧贴床面或 IR,锁骨中点置于 IR 中心,IR 外缘包括肩锁关节,内缘包括胸锁关节(图 3-4-13A)。

【中心线】中心线对准锁骨中点垂直射入。

【影像显示】显示锁骨正位影像,形态平直,内 1/3 与胸廓相重叠,肩锁关节及胸锁关节显示清晰;骨小梁清晰显示,肩部软组织显示良好(图 3-4-13B、C)。

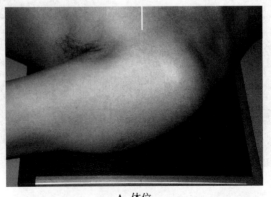

A. 体位

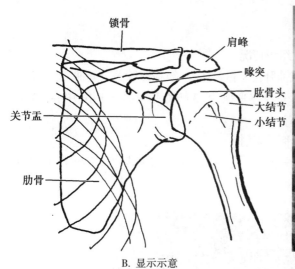

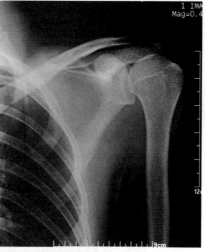

B. 显示示意

C. 照片影像

图 3-4-12 肩关节前后位

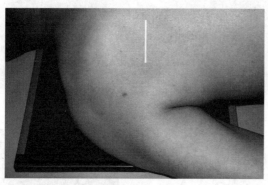

A. 体位

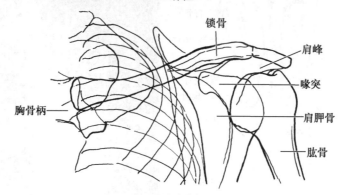

B. 显示示意

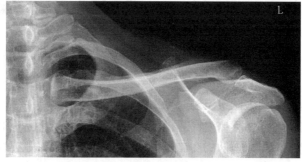

C. 照片影像

图 3-4-13 锁骨后前位

51

（二）下肢摄影体位

1. 足前后位

【摄影目的】观察足部骨骼骨质及软组织情况。

【体位设计】被检者坐于摄影床上或仰卧位于摄影床上,被检侧膝关节屈曲,足踏于 IR 上,足部长轴与 IR 长轴平行,对侧腿伸直,保持身体平稳,第 3 跖骨基底部置于 IR 中心,IR 上缘包括足趾软组织,下缘包括足跟(图 3-4-14A)。

【中心线】中心线对准第 3 跖骨基底部垂直射入。

【影像显示】显示趾骨、跖骨及部分跗骨正位影像及周围软组织影像;骨小梁清晰显示,周围软组织层次可见(图 3-4-14B、C)。

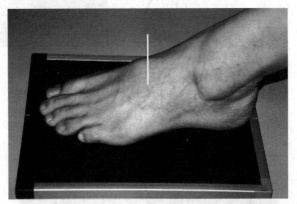

A. 体位

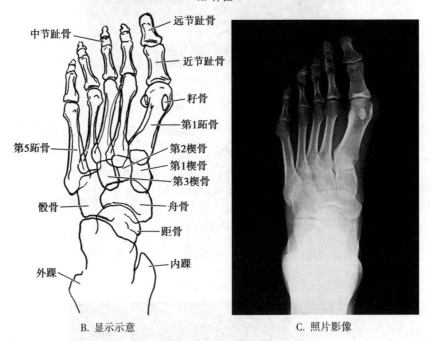

B. 显示示意　　　　　　　　　C. 照片影像

图 3-4-14　足前后位

2. 足内斜位

【摄影目的】观察足各骨及软组织斜位情况。

【体位设计】被检者坐于摄影床上,被检侧膝关节屈曲,足底内侧贴近 IR,足外侧抬高,使足底与 IR 约呈 30°~45° 角,足部长轴与 IR 长轴平行,第 3 跖骨基底部置于 IR 中心,IR 上缘包括足趾软组织,下缘包括足跟(图 3-4-15A)。

【中心线】中心线对准第 3 跖骨基底部垂直射入。

【影像显示】足部诸骨呈斜位影像及周围软组织像,第1、2跖骨部分重叠,其余跖骨及其趾骨清晰显示;跟距关节、楔舟关节及第3、4跗跖关节间隙显示;骨小梁清晰显示,周围软组织层次可见(图3-4-15B、C)。

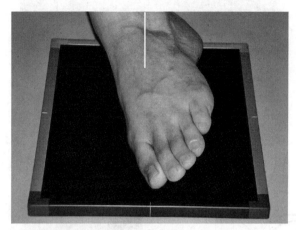

A. 体位

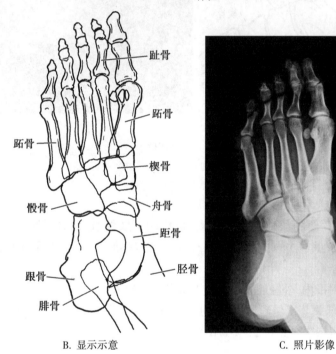

B. 显示示意　　　　　　　　　　C. 照片影像

图 3-4-15　足内斜位

3. 跟骨侧位

【摄影目的】观察跟骨骨质及软组织情况,常用于检查跟骨骨刺、外伤骨折及其他跟骨病变。

【体位设计】被检者坐位或侧卧于摄影床上,被检侧足跟骨外侧紧贴IR,IR上缘包括跟骨后部,下缘包括足底部(图3-4-16A)。双侧对照时,使足底相对置于IR上。

【中心线】中心线对准内踝下2cm垂直射入。双侧摄影时,中心线对准两侧内踝下2cm连线中点垂直射入。

【影像显示】显示跟骨侧位影像,跟骨形态、骨质、跟骰关节、跟距关节显示清晰;骨小梁清晰显示,周围软组织层次可见(图3-4-16B、C)。

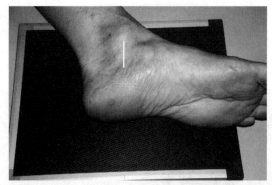

A. 体位

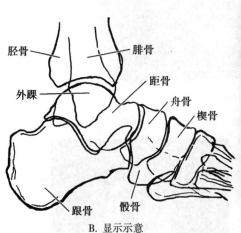

B. 显示示意

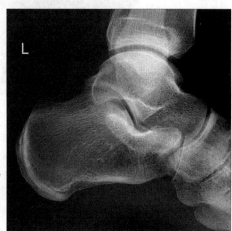

C. 照片影像

图 3-4-16　跟骨侧位

4. 踝关节前后位

【摄影目的】观察踝关节正位骨质及软组织情况。

【体位设计】被检者仰卧或坐于摄影床上，被检侧下肢伸直，跟骨紧贴 IR，足矢状面垂直于 IR，内、外踝连线中点上 1cm 置于 IR 中心，IR 上缘包括胫腓骨远端，下缘包括跟骨下缘（图 3-4-17A）。

【中心线】中心线对准内、外踝连线中点上 1cm 处垂直射入。

【影像显示】显示踝关节正位影像，关节间隙清晰呈倒"U"字形，胫腓关节稍有重叠；骨小梁清晰显示，周围软组织层次可见（图 3-4-17B、C）。

5. 踝关节侧位

【摄影目的】观察踝关节侧位骨质及软组织情况。

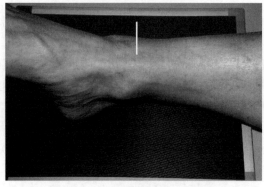

A. 体位

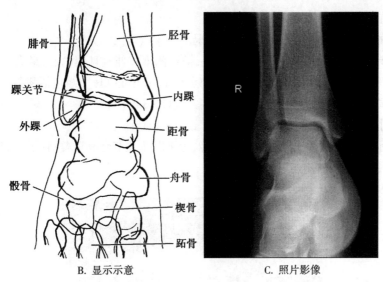

腓骨　胫骨

踝关节　内踝

外踝　距骨

舟骨

骰骨　楔骨

跖骨

B. 显示示意　　　　　C. 照片影像

图 3-4-17　踝关节前后位

【体位设计】被检者侧卧于摄影床上,被检侧下肢弯曲,外踝紧贴 IR,使足矢状面与 IR 平行,将外踝上方 1cm 处置于 IR 中心,IR 上缘包括胫腓骨远端,下缘包括跟骨下缘(图 3-4-18A)。

【中心线】中心线对准内踝上方 1cm 垂直射入。

【影像显示】内、外踝重叠的踝关节侧位影像,踝关节诸骨显示清晰,胫腓骨远端相互重叠;骨小梁清晰显示,周围软组织层次可见(图 3-4-18B、C)。

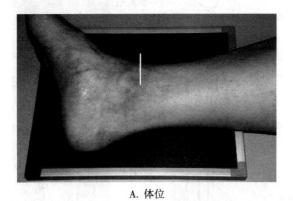

A. 体位

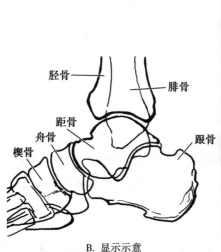

胫骨　腓骨

距骨

舟骨　跟骨

楔骨

B. 显示示意　　　　　C. 照片影像

图 3-4-18　踝关节侧位

6. 小腿前后位

【摄影目的】观察胫腓骨及小腿软组织情况。

【体位设计】被检者仰卧或坐于摄影床上,被检侧下肢伸直且稍内旋,足尖向上,小腿矢状面与 IR 垂直,小腿长轴与 IR 长轴平行,小腿中点置于 IR 中心,IR 上缘包括膝关节,下缘包括踝关节,如病变局限于一端者,可仅包括邻近一端关节(图 3-4-19A)。

【中心线】中心线对准小腿中点垂直射入。

【影像显示】胫、腓骨及邻近关节正位影像,上下胫腓关节皆有重叠;骨小梁清晰显示,周围软组织层次可见(图 3-4-19B、C)。

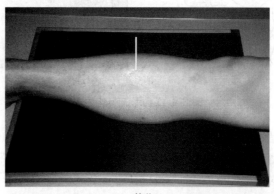

A. 体位

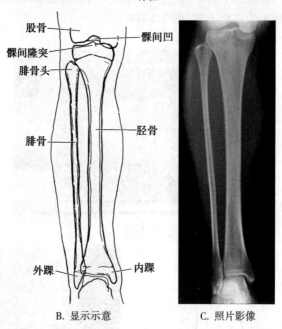

B. 显示示意　　　C. 照片影像

图 3-4-19　小腿前后位

7. 小腿侧位

【摄影目的】观察胫腓骨侧位及小腿软组织情况。

【体位设计】被检者侧卧于摄影床上,被检侧膝关节屈曲 135°,小腿腓侧靠近 IR,小腿矢状面与 IR 平行,小腿长轴与 IR 长轴平行,小腿中点置于 IR 中心,IR 上缘包括膝关节,下缘包括踝关节,如病变局限于一端者,可仅包括邻近一端关节(图 3-4-20A)。

【中心线】中心线对准小腿中点垂直射入。

【影像显示】胫、腓骨及邻近关节呈侧位影像,上胫腓关节重叠较少,下胫腓关节重叠较多;骨小梁清晰显示,周围软组织层次可见(图 3-4-20B、C)。

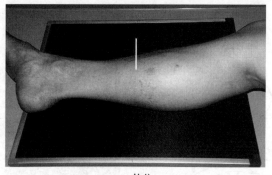

A. 体位

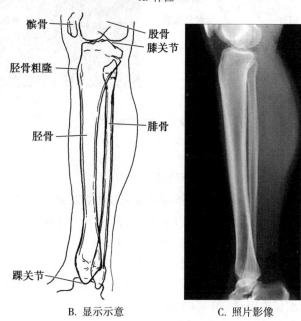

髌骨　股骨　膝关节　胫骨粗隆　胫骨　腓骨　踝关节

B. 显示示意　　　C. 照片影像

图 3-4-20　小腿侧位

8. 膝关节前后位

【摄影目的】观察膝关节间隙、组成膝关节各骨骨质及膝部软组织等情况。

【体位设计】被检者仰卧或坐于摄影床上,被检侧下肢伸直且稍内旋,足尖向上,腘窝靠近IR,膝部正中矢状面与IR垂直,髌骨下缘置于IR中心,IR上缘包括股骨远端,下缘包括胫腓骨近端(图 3-4-21A)。

【中心线】中心线对准髌骨下缘垂直射入。

【影像显示】膝关节正位影像,关节间隙清晰,腓骨小头与胫骨少许重叠;骨小梁清晰显示,周围软组织层次可见(图 3-4-21B、C)。

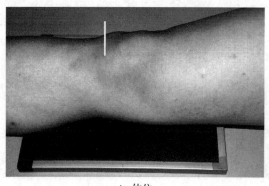

A. 体位

57

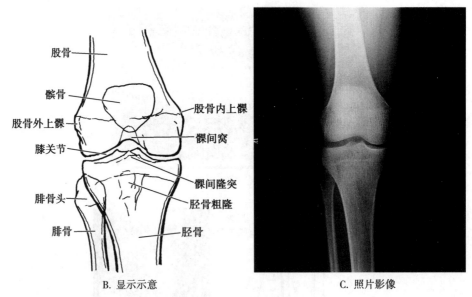

股骨

髌骨

股骨外上髁

膝关节

腓骨头

腓骨

股骨内上髁

髁间窝

髁间隆突

胫骨粗隆

胫骨

B. 显示示意

C. 照片影像

图 3-4-21　膝关节前后位

9. 膝关节侧位

【摄影目的】观察膝关节侧位及髌骨侧位情况。

【体位设计】被检者侧卧于摄影床上,被检侧膝关节外侧贴紧 IR,屈膝约呈 135° 角,膝部矢状面与 IR 平行,对侧下肢屈曲置于被检侧下肢前方,髌骨下缘与腘窝折线连线中点置于 IR 中心,IR 上缘包括股骨远端,下缘包括胫腓骨近端(图 3-4-22A)。

【中心线】中心线对准髌骨下缘与腘窝折线连线中点垂直射入。

【影像显示】膝关节侧位影像,股骨内、外髁重叠,髌骨呈侧位,膝关节间隙显示清晰;骨小梁清晰显示,周围软组织层次可见(图 3-4-22B、C)。

注:髌骨侧位的体位与膝关节侧位相同,中心线对准髌骨内缘垂直射入。

10. 大腿前后位

【摄影目的】观察股骨骨质及股部软组织情况。

【体位设计】被检者仰卧于摄影床上,被检侧下肢伸直且稍内旋,足尖向上,股骨正中矢状面与床面垂直,并与 IR 中线重合,股骨中点置于 IR 中心,IR 上缘包括髋关节,下缘包括膝关节,如病变局限于一端者,可仅包括邻近一端关节(图 3-4-23A)。

【中心线】中心线对准股骨中点垂直射入。

【影像显示】股骨及邻近关节正位影像;骨小梁清晰显示,周围软组织层次可见(图 3-4-23B、C)。

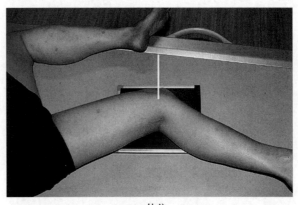

A. 体位

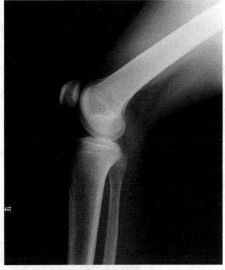

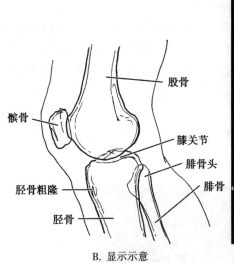

B. 显示示意

C. 照片影像

图 3-4-22 膝关节侧位

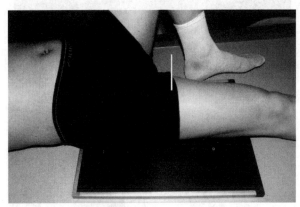

A. 体位

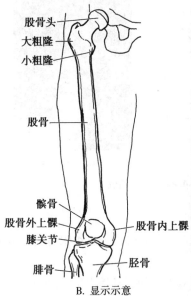

B. 显示示意

C. 照片影像

图 3-4-23 大腿前后位

11. 大腿侧位

【摄影目的】观察股骨侧位及股部软组织情况。

【体位设计】被检者侧卧于摄影床上,被检侧膝关节屈曲约呈135°角,大腿外侧贴紧床面,股骨矢状面与床面平行,大腿长轴与IR中线重合,髌骨呈内外侧位,对侧下肢屈曲,并置于被检测下肢的后方,股骨中点置于IR中心,IR上缘包括髋关节,下缘包括膝关节,如病变局限于一端者,可仅包括邻近一端关节(图3-4-24A)。

【中心线】中心线对准股骨中点垂直射入。

【影像显示】股骨及邻近关节侧位影像;骨小梁清晰显示,周围软组织层次可见(图3-4-24B、C)。

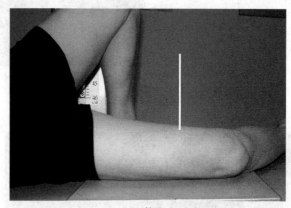

A. 体位

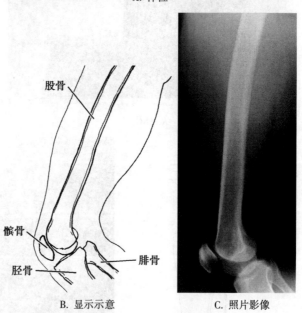

B. 显示示意　　　　　C. 照片影像

图 3-4-24　大腿侧位

12. 髋关节前后位

【摄影目的】观察髋关节间隙、组成髋关节各骨骨质及软组织情况。多用于关节炎、关节结核、脱臼等关节病。

【体位设计】被检者仰卧于摄影床上,双下肢伸直且稍内旋,足尖向上,使足跟分开、两踇趾接触。被检侧髂前上棘与耻骨联合上缘连线的中点,向外下作垂线5cm处为髋关节的定位点,此点对准IR中心,IR上缘包括髂骨嵴,下缘包括股骨近端段(图3-4-25A)。

【中心线】中心线对准定位点垂直射入。摄取双侧时,以两侧定位点连线的中点垂直射入。

【影像显示】显示髋关节正位影像,骨质及关节间隙清晰,股骨颈显示充分;骨小梁清晰显示,软组织显示良好(图3-4-25B、C)。

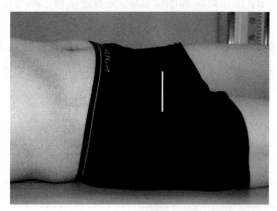

A. 体位

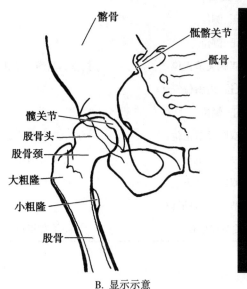

B. 显示示意

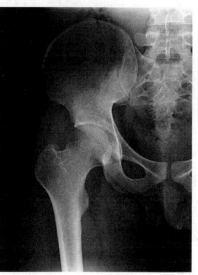

C. 照片影像

图 3-4-25 髋关节前后位

三、基本质量评定

四肢X线摄影质量要求:四肢各位置几何投影正确,失真度小,各关节间隙显示良好,显示野内无异物干扰;全幅图像黑白度适中,对比度良好,层次丰富,组织结构清楚,骨质清晰,软组织显示良好。四肢摄影图像质量要求如下:

1. 手掌摄影图像要求　正位图像除拇指掌指骨呈斜位像外,其余均显示正位影像,手指分开显示;后前斜位图像上第1、2和3掌骨分开显示,背侧内部及掌侧外部的骨皮质呈切线位显示;前后斜位图像上第4、5掌骨分开显示,掌侧内部及背侧外部的骨皮质呈切线投影。以上均要求各骨质、关节清晰显示,软组织影像可见。

2. 足部摄影图像质量要求　前后正位图像趾骨、跖骨及部分跗骨呈正位影像;足内斜位图像足部诸骨呈斜位影像,跖骨、趾骨及跟距关节、楔舟关节、第3及4跗跖关节清晰显示;跟骨侧位图像跟骨呈侧位影像,跟骨形态、骨质及跟骰关节、跟距关节清晰显示。以上各骨质清楚显示,软组织影像可见。

3. 四肢长管状部位摄影图像要求　指前臂、上臂、小腿及大腿摄影,图像要求尽量包括两端关节,如部位较长无法包括两端者,必须包括病变邻近的一端关节;正、侧位图像要求分别显示为解剖学正位影像和侧位影像;各骨质、邻近关节清晰显示,软组织影像可见。

4. 四肢关节摄影图像要求　指腕关节、肘关节、肩关节、踝关节、膝关节和髋关节,正、侧位图像要求分别显示为解剖学正位影像和侧位影像;关节近端和远端骨质显示清楚,关节间隙显示良好,关节面清晰显示,软组织影像可见。

5. 锁骨后前位图像要求　图像包括肩锁关节及胸锁关节,锁骨呈正位影像,形态平直,内1/3 与胸廓相重叠,锁骨骨质、肩锁关节及胸锁关节清晰显示,软组织影像可见。

四、四肢摄影体位的选择

四肢摄影的体位选择参见表 3-4-1。

表 3-4-1　摄影位置选择表

病变	首选位置	其他位置
手、足畸形	正位	斜位
手、足异物	正、侧位	
骨折、脱位	正、侧位	
类风湿关节炎	双手、双腕关节正位	肘、膝、肩、髋关节正位
痛风	足正位、内斜位	
骨肿瘤	正、侧位	
骨龄测量	双手、双腕关节正位	肘、肩关节正位
股骨头缺血坏死	髋关节正位	髋关节斜位
佝偻病等代谢性疾病	双手、双腕关节正位	
髋关节脱位	双髋关节正位、蛙形位	
手舟骨骨折、缺血坏死	腕关节尺偏位	腕关节正位

(杨尚玉)

第五节　头　颅　摄　影

一、摄影注意事项

1. 认真阅读 X 线检查申请单,根据临床诊断需要,选择合适的摄影体位和摄影条件。体位设计原则是在保证诊断要求的前提下,使被检者处于舒适状态。

2. 摆放摄影体位前,要求被检者去掉头部的发卡、饰物和活动义齿等物品。摆放摄影体位时,要充分利用头颅的体表定位标志,明确 X 线中心线的入射点和出射点。

3. 特殊情况无法使摄影体位符合常规摆放要求,应通过改变 IR(胶片、IP、探测器等)位置和 X 线的投射方向,使摄影效果符合诊断要求。对称结构的部位分别进行摄影时,摄影条件必须一致。

4. 除乳突等局部结构摄影采用小照射野、近距离,不使用滤线器外,颅骨整体观片摄影,均使用滤线器摄影技术。摄影距离要根据所使用的滤线栅的栅焦距而定,一般为 90~100cm。

5. 呼吸方式为平静呼吸下屏气,摄影前,做好平静呼吸下屏气训练。避免曝光时产生运动模糊,必要时采用头颅固定装置。

6. 头颅外伤等危重病人摄影时,应在临床医生的监护下进行,尽量少搬动病人,通常取头颅前后位和仰卧水平侧位。摄影时必须对被检者进行有效的 X 线防护。

二、常用摄影体位

1. 头颅后前位

【摄影目的】观察颅骨正位影像,用于观察颅骨的对称性、颅缝宽度、骨板厚度,用于检查颅骨骨折、骨质破坏等颅骨病变。

【体位设计】被检者俯卧于摄影床上,正中矢状面垂直于床面,并重合于 IR 中线。额部及鼻尖紧贴床面,下颌内收,听眦线垂直于床面。IR 置于滤线器托盘上,其长轴与床中线平行,IR 上缘超出颅顶 3cm(图 3-5-1A)。

【中心线】自枕外隆凸经眉间垂直射入。

【影像显示】颅骨正位影像,颅骨骨板及骨质结构显示清晰。顶骨及两侧颞骨影像对称显示,矢状缝及鼻中隔影像居中。两侧眼眶影像大小相等,颞骨岩部影像位于眼眶影像之中,颞骨岩部影像中可见内听道(呈横位管状)的影像。(图 3-5-1B、C)。

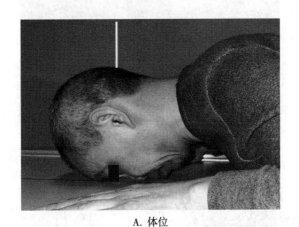

A. 体位

B. 显示示意

C. 照片影像

图 3-5-1　头颅后前位

2. 头颅侧位

【摄影目的】观察颅骨侧位影像,用于观察蝶鞍的形态和大小,用于观察骨板厚度以及颅内有无钙化等,用于检查颅缝分离、颅骨骨折、骨质破坏等颅骨病变。

　　【体位设计】被检者俯卧于摄影床上,身体长轴与床面中线平行。头部侧转,被检侧紧贴床面,矢状面与床面平行,瞳间线与床面垂直,下颌内收,额鼻线(前额与鼻尖间的连线)与床中线平行。被检侧上肢内旋置于身旁,下肢伸直;对侧上肢屈肘握拳垫于颌下,下肢屈曲以支撑身体。IR横放于滤线器托盘上,其短轴与床中线平行,IR上缘超出颅顶3cm(图3-5-2A)。

　　【中心线】对准外耳孔前、上各2.5cm处垂直射入。

　　【影像显示】颅骨侧位影像,额骨、顶骨和枕骨包括在照片内。蝶鞍影像居中,鞍底呈单边显示,颅骨内板、外板和板障及颅缝影显示清晰(图3-5-2B、C)。

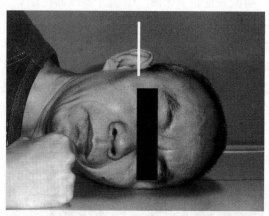

A. 体位

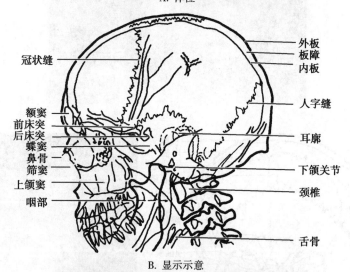

冠状缝　　　　　　　　　　　　　外板
　　　　　　　　　　　　　　　　板障
　　　　　　　　　　　　　　　　内板

　　　　　　　　　　　　　　　　人字缝

额窦
前床突
后床突　　　　　　　　　　　　　耳廓
蝶窦
鼻骨
筛窦　　　　　　　　　　　　　　下颌关节
上颌窦
咽部　　　　　　　　　　　　　　颈椎

　　　　　　　　　　　　　　　　舌骨

B. 显示示意

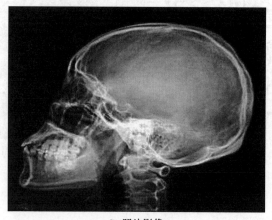

C. 照片影像

图3-5-2　头颅侧位

头颅外伤怀疑颅底骨折或病情严重不宜搬动的患者侧位摄影时,可采用仰卧水平侧位。被检者仰卧于摄影床上,头部用棉垫垫高5cm,下颌内收,正中矢状面垂直于床面,两臂伸直置于身旁。IR侧立于被检侧头旁,且与头部正中矢状面平行,IR前缘超出额部3cm,上缘超出顶部3cm。中心线呈水平方向经听眦线中、后1/3交点向上1.5cm处垂直射入IR。照片显示同常规头颅侧位,若上颌窦及蝶窦内有液体,可显示出气液平面影。

3. 瓦氏位(鼻窦后前37°角位)

【摄影目的】用于观察上颌窦、额窦、后组筛窦等结构影像。

【体位设计】被检者俯卧于摄影床上,正中矢状面垂直于床面,并与IR中线重合。下颌骨颏部置于床面上,头稍后仰,听眦线与床面呈37°角。鼻尖对准IR中心。IR置于滤线器托盘上,其长轴与床中线平行(图3-5-3A)。

【中心线】经鼻中棘垂直射入。

【影像显示】两侧上颌窦影像呈"倒置三角形"对称显示于眼眶影像的下面。额窦、后组筛窦显示良好(图3-5-3B、C)。

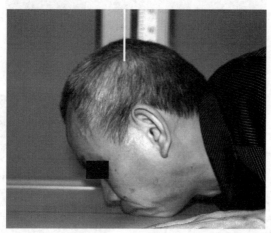

A. 体位

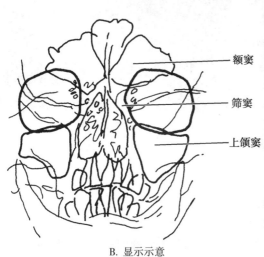

B. 显示示意

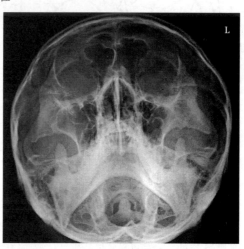

C. 照片影像

图3-5-3 瓦氏位

4. 柯氏位(鼻窦后前23°角位)

【摄影目的】用于观察额窦、前组筛窦、眼眶及眶上裂等结构影像。

【体位设计】被检者俯卧于摄影床上,正中矢状面垂直于床面,并与IR中线重合。额部及鼻尖置于床面上,下颌内收,听眦线垂直于床面,鼻根对准IR中心。IR置于滤线器托盘上,其长轴与床中线平行(图3-5-4A)。

【中心线】向足侧倾斜23°角,经鼻根部射入。

【影像显示】两眼眶影像显示清晰,对称投影于照片的中部,其内可见眶上裂影像。额窦影像位于眼眶影的内上方,前组筛窦影像显示于两眼眶影之间(图3-5-4B、C)。

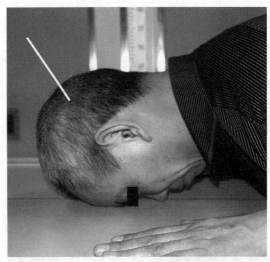

A. 体位

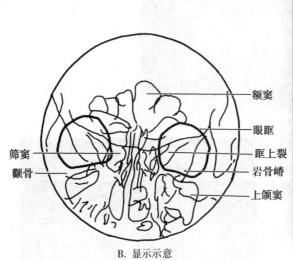

额窦
眼眶
眶上裂
岩骨嵴
上颌窦
筛窦
颧骨

B. 显示示意

C. 照片影像

图3-5-4 柯氏位

5. 下颌骨侧位

【摄影目的】用于观察下颌骨体部、支部骨质情况。

【体位设计】被检者仰卧于摄影床上,头部置于下端垫高15°角的IR上(头部呈顶低颏高),颈部尽量前伸,下颌仰起,使下颌骨体部与IR下缘平行。面部再向健侧转,使头部呈面低枕高姿势。检查下颌骨体部,头颅矢状面与IR呈30°角;下颌骨支部,矢状面与IR呈10°角。被检侧肩部向下牵拉,前臂伸直置于身旁;健侧身体垫高,下肢屈曲以固定身体(图3-5-5A)。

【中心线】向头侧倾斜15°~25°角,经被检侧下颌骨体部中点射入。

【影像显示】被检侧下颌骨体部及支部影像清晰显示(图3-5-5B、C)。

6. 颞下颌关节侧位

【摄影目的】用于观察颞下颌关节关节间隙,检查颞下颌关节有无脱位等。

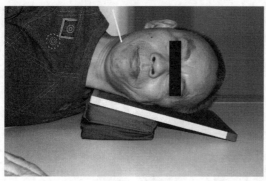

A. 体位

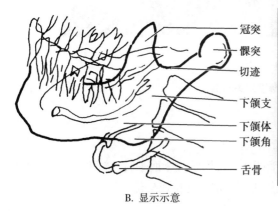

冠突
髁突
切迹
下颌支
下颌体
下颌角
舌骨

B. 显示示意

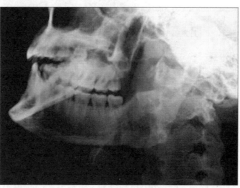

C. 照片影像

图 3-5-5　下颌骨侧位

【体位设计】被检者体位与头颅侧位相同。被检侧颞下颌关节对准 IR 中心上，先摄闭口位片，保持头部不动，再摄张口位片，摄完一侧再摄另一侧（图 3-5-6A）。

【中心线】向足侧倾斜 25° 角，对准对侧外耳孔上 7~8cm 处，经被检侧颞下颌关节射入。

【影像显示】颞下颌关节间隙显示清楚，反映关节的张、闭口功能（图 3-5-6B、C）。

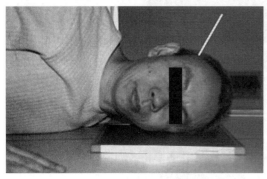

闭口位　　　　　　　　　　张口位

A. 体位

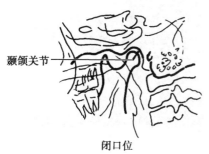

颞颌关节

闭口位

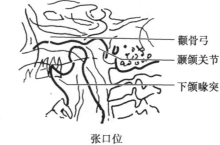

颧骨弓
颞颌关节
下颌喙突

张口位

B. 显示示意

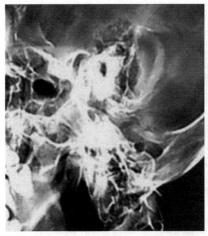 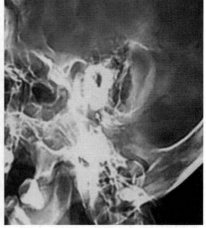

闭口位　　　　　　　　　　　张口位

C. 照片影像

图 3-5-6　颞下颌关节侧位

7. 鼻骨侧位

【摄影目的】用于检查鼻骨,了解鼻骨骨折凹陷情况。

【体位设计】被检者俯卧于摄影床上,头部侧转,矢状面与床面平行,瞳间线与床面垂直。鼻根下 1cm 处对准 IR 中心(图 3-5-7A)。此位置也可摄取站立位或坐位。

【中心线】经鼻根下 1cm 处垂直射入。

【影像显示】鼻骨影像位于鼻根部眼眶影的前方(图 3-5-7B、C)。

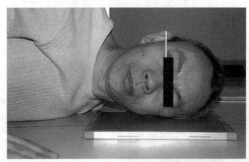

A. 体位

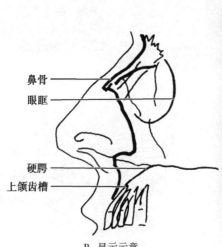

鼻骨
眼眶

硬腭
上颌齿槽

B. 显示示意

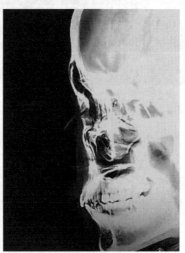

C. 照片影像

图 3-5-7　头颅后前位

三、基本质量评定

头颅摄影质量要求:头颅各位置几何投影正确,显示野内无异物干扰;全幅图像黑白度适中,对比度良好,层次丰富,诸骨结构清楚,骨质清晰,各孔、缝显示清晰、无失真,软组织影可见。其中常用摄影体位图像质量要求如下:

1. **头颅正位图像要求**　双眼眶侧缘与头颅侧缘的距离相等,矢状缝、鼻中隔影居中,眼眶内岩骨上嵴水平对称,影像包括全部脑颅骨和全部面颅骨,额骨纹理清晰、穹隆部内、外板骨皮质锐利,软组织影像可见。

2. **头颅侧位图像要求**　双下颌角影基本重合,蝶底呈单边,前颅凹显示良好,影像包括额骨、枕骨、顶骨及上颌骨等,颞骨纹理清晰、穹隆部内、外板骨皮质锐利,软组织影像可见。

3. **瓦氏位图像要求**　两侧上颌窦对称显示为倒三角形,颞骨岩部上嵴与上颌窦下缘重合,矢状缝、鼻中隔影像居中,影像包括额窦、上颌窦及两侧颧弓等,额窦、上颌窦、后组筛窦骨质清晰锐利,窦腔、气房与骨壁边缘有适当反差。

4. **柯氏位图像要求**　双眼眶侧缘与头颅侧缘的距离相等,矢状缝、鼻中隔影像居中,影像包括额窦、上颌窦及两侧颧弓,额窦、眼眶区骨质清晰锐利,眶上裂可见,额窦、前组筛窦气房与骨壁边缘有适当反差。

5. **颞下颌关节侧位图像要求**　关节凹和关节间隙显示良好,影像包括颞下颌关节和髁状突,骨纹理清晰、骨皮质锐利。

6. **鼻骨侧位图像要求**　双侧眼眶下缘、后缘重叠良好,影像包括眼眶区、鼻根部和整个鼻部软组织,鼻骨纹理清晰、骨皮质锐利。

四、体位选择表

头颅摄影体位选择参见表 3-5-1。

表 3-5-1　头颅摄影体位的选择

病变	首选体位	其他体位
颅骨骨折	头颅前后位、仰卧水平侧位	切线位
颅骨凹陷性骨折	头颅前后位、切线位	
颅骨肿瘤	头颅后前位、头颅侧位	切线位
肢端肥大症	头颅侧位	
侏儒症	头颅侧位	
中耳乳突病变	许氏位、梅氏位	
额窦病变	柯氏位	鼻窦侧位
上颌窦病变	瓦氏位	鼻窦侧位

(姚建新)

第六节　脊　柱　摄　影

一、摄影注意事项

1. 摄影前应除去被摄部位体表影响成像的物品,如不透X线的饰物、膏药、敷料、带金属丝或金属染料的衣物等。腰椎及骶尾椎摄影前,应询问被检者近期是否服用过高原子序数的药物,是否做过消化道钡餐及钡灌肠检查,骶、尾椎摄影前应先行排便。

2. 摆放摄影体位时,应在熟悉脊柱解剖和体表定位标志的基础上,利用调整被检者体位或中心线投射方向的方法,来适应脊柱的生理或病理弯曲,使X线与椎间隙相切,避免椎体影像相互重叠。同时应纠正其姿势,避免人为地造成前屈、后伸或侧弯畸形。

3. 脊柱外伤患者摄影时,易导致脊髓损伤,故设计体位时,可在保持中心线、体位和IR三者相对关系不变的前提下,通过改变摄影操作方法来满足摄影位置的要求,尽量减少对患者的搬动,避免伤情加重。

4. 脊柱摄影应包括邻近有明确标志的椎体,以便识别椎序。对组织密度及厚度差异较大的部位,可采取分段摄影,但应注意两片间的衔接,应重叠1~2个椎体,以免遗漏病变。

5. 腰椎摄影宜深呼气后屏气曝光,使腹部组织变薄,利于提高影像对比度,其他位置多为平静呼吸状态下屏气曝光。

6. 脊柱摄影所用管电压较高,应尽量使用滤线器摄影技术,以提高影像对比度。对体厚悬殊较大的部位摄影时,应利用阳极效应,使影像密度趋于一致。使用滤线栅摄影,摄影距离宜用滤线栅的栅焦距。

7. 摄影时应注意对被检者的X线防护,特别是下部脊柱摄影时,应用铅橡皮遮蔽生殖器官。

8. 脊柱摄影选用IR大小:颈椎及骶尾椎203mm×254mm(8英寸×10英寸);胸、腰椎279mm×356mm(11英寸×14英寸)或相应照射野的IR板。

二、常用摄影体位

1. 第3~7颈椎前后位

【摄影目的】观察第3~7颈椎正位情况。

【体位设计】被检者仰卧于摄影床上,双上肢置于体侧,身体正中矢状面对中线并垂直于床面;头稍后仰,听鼻线垂直摄影床;IR上缘超过外耳孔,下缘平胸骨柄切迹,两侧包括颈部软组织。

此位置可用立式摄影架进行站立位摄影(图3-6-1A)。

【中心线】中心线向头端倾斜10°角,经甲状软骨射入。

【影像显示】显示第3~7颈椎正位影像,第3~7颈椎与第1胸椎显示于照片正中;颈椎棘突位于椎体正中,椎弓根呈轴位投影于椎体与横突相接处,横突左、右对称显示;颈椎骨质、椎间隙与钩椎关节显示清晰;诸骨小梁清晰显示,周围软组织层次可见,下颌骨显示于第2、3颈椎间隙高度(图3-6-1B、C)。

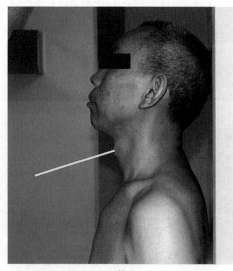

A. 体位

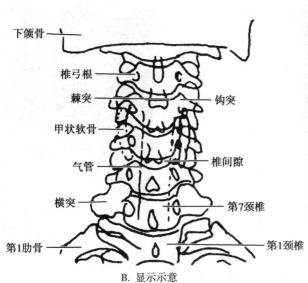

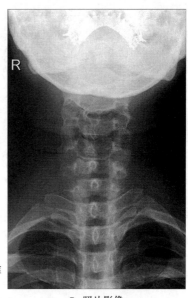

B. 显示示意

C. 照片影像

图 3-6-1　第 3~7 颈椎前后位

2. 颈椎侧位

【摄影目的】观察第 1~7 颈椎侧位情况。

【体位设计】被检者侧立于摄影架前，人体正中矢状面与摄影架平行；头稍后仰，使听鼻线与地面平行，双肩尽量下垂，必要时被检者双手各持一沙袋，以免肩部与下部颈椎重叠；IR 上缘超过外耳孔 2cm，下缘平胸骨柄切迹，颈部前后软组织中点对摄影架中线（图 3-6-2A）。

【中心线】中心线经甲状软骨平面侧位前、后缘连线的中点垂直射入。

【影像显示】显示颈椎侧位影像及颈部软组织影像；各椎体前后缘重合无双缘现象，枕骨与寰椎关节间隙清晰显示；椎体骨质、各椎间隙及椎间关节显示清晰，下颌骨不与椎体重叠；椎间隙、椎体骨皮质、骨小梁结构及周围软组织层次可见（图 3-6-2B、C）。

3. 颈椎斜位

【摄影目的】观察椎间孔、小关节及椎弓根情况。需分别摄左、右斜位。

【体位设计】被检者立于摄影架前；摄右（左）前斜位时，面向摄影架并转向对侧，并使身体冠状面与摄影架呈 45° 角；IR 上缘平外耳孔，下缘包括第 1 胸椎。

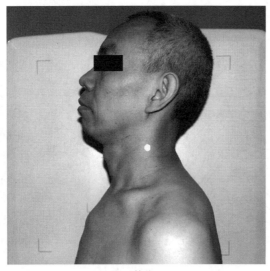

A. 体位

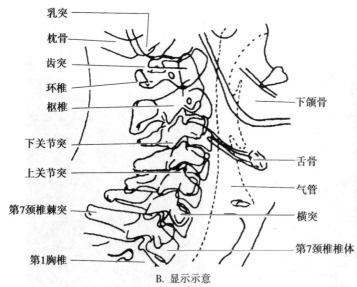
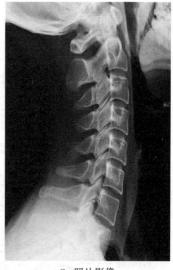

乳突
枕骨
齿突
环椎
枢椎
下关节突
上关节突
第7颈椎棘突
第1胸椎

下颌骨
舌骨
气管
横突
第7颈椎椎体

B. 显示示意　　　　　　　　　　　C. 照片影像

图 3-6-2　颈椎侧位

此位置可进行卧位摄影(图 3-6-3A)。

【中心线】中心线向足端倾斜 10° 角,经甲状软骨平面颈部斜位中点射入。

【影像显示】显示颈椎斜位影像,右(左)前斜位显示右(左)侧椎间孔和椎弓根;椎间孔呈卵圆形排列,显示于椎体与棘突之间,椎弓根投影于椎体正中,上下关节突显示清晰;椎骨纹理清晰;下颌骨不与椎体重叠(图 3-6-3B、C)。

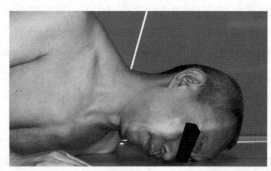

A. 体位

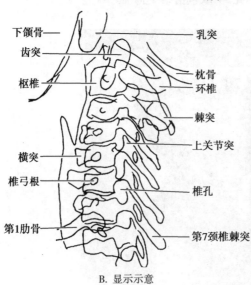

下颌骨
齿突
枢椎
横突
椎弓根
第1肋骨

乳突
枕骨
环椎
棘突
上关节突
椎孔
第7颈椎棘突

B. 显示示意　　　　　　　　　　　C. 照片影像

图 3-6-3　颈椎斜位

4. 胸椎前后位

【摄影目的】观察胸椎正位形态及椎旁软组织情况。

【体位设计】被检者仰卧于摄影床上,身体正中矢状面垂直于床面并重合于 IR 中线;两臂置于身旁,下肢伸直或髋关节、膝关节屈曲,两足平踏床面;IR 上缘平第 7 颈椎,下缘包括第 1 腰椎(图 3-6-4A)。

【中心线】中心线对准第 6 胸椎(相当于胸骨体中点),垂直射入。

【影像显示】显示胸椎正位影像于照片正中;棘突位于椎体正中,两侧横突、椎弓根对称显示;椎间隙清晰(图 3-6-4B、C)。

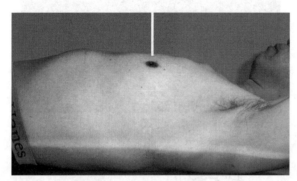

A. 体位

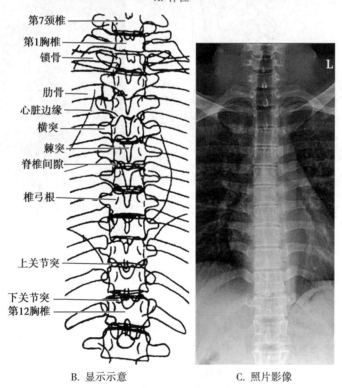

第7颈椎
第1胸椎
锁骨
肋骨
心脏边缘
横突
棘突
脊椎间隙
椎弓根
上关节突
下关节突
第12胸椎

B. 显示示意   C. 照片影像

图 3-6-4 胸椎前后位

5. 胸椎侧位

【摄影目的】观察胸椎侧位的形态、排列曲度及骨质等情况。

【体位设计】被检者侧卧于摄影床上,胸椎侧弯畸形者凸侧靠近床面;两臂上举屈曲,头枕于近床面一侧的上臂上。双下肢屈曲以支撑身体,使身体冠状面与床面垂直;两膝间放沙袋或棉垫,腰部过细者在腰下垫棉垫,使脊柱长轴与床面平行;胸椎棘突后缘置于 IR 中线外约 4cm 处。IR 上缘包括第 7 颈椎,下缘包括第 1 腰椎(图 3-6-5A)。

【中心线】中心线对准第7胸椎垂直射入。

【影像显示】第3~12胸椎侧位影像显示于照片正中,胸椎序列略呈后突弯曲;椎体前后缘呈切线显示,无双边影现象;椎间隙显示清楚,各椎体及附件结构清晰均包括在照片中(图3-6-5B、C)。

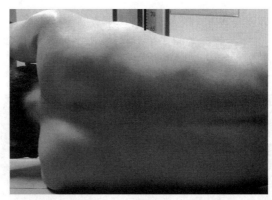

A. 体位

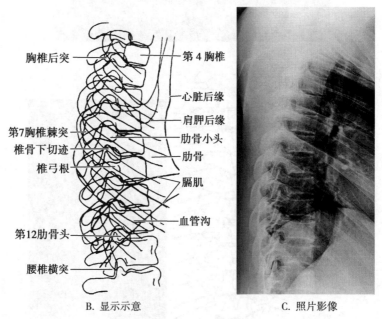

B. 显示示意　　　　　　　　C. 照片影像

图 3-6-5　胸椎侧位

6. 腰椎前后位

【摄影目的】观察腰椎正位形态及椎旁软组织情况。

【体位设计】被检者仰卧于摄影床上,身体正中矢状面垂直于床面并重合于IR中线;双侧髋关节及膝关节屈曲,双足踏于床面,使腰背部贴近床面,以减少生理弯曲度。双上肢伸直置身旁或上举过头;IR上缘包括第11胸椎、下缘包括上部骶椎、左右包括腰大肌(图3-6-6A)。

【中心线】中心线经第3腰椎(相当于脐上3cm处)垂直射入。

【影像显示】影像包括第11胸椎至第2骶椎全部椎骨及两侧腰大肌,腰椎正位影像显示于照片正中,椎间隙清晰;诸椎体显示于影像正中,两侧横突、椎弓根对称显示;第3腰椎椎体各缘呈切线状显示,无双边现象;椎弓根、椎间关节、棘突和横突均清晰显示;骨小梁清晰显示,腰大肌及周围软组织层次可见(图3-6-6B、C)。

7. 腰椎侧位

【摄影目的】观察腰椎侧位形态、排列曲度、棘突、椎间孔、关节突及骨质等情况。

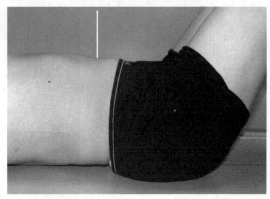

A. 体位

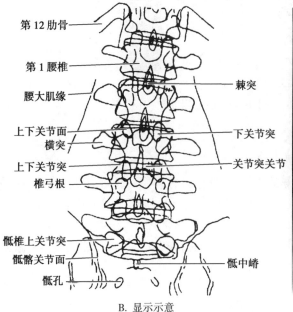

第12肋骨
第1腰椎
腰大肌缘
上下关节面
横突
上下关节突
椎弓根
骶椎上关节突
骶髂关节面
骶孔

棘突
下关节突
关节突关节
骶中嵴

B. 显示示意

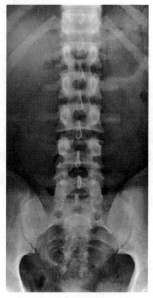

C. 照片影像

图 3-6-6　腰椎前后位

【体位设计】被检者侧卧于摄影床上,两臂上举抱头,双侧髋关节和膝关节屈曲支撑身体;身体正中矢状面平行于床面,腰细臀宽者在腰下垫棉垫,使脊柱与床面平行;第3腰椎棘突置于IR中线后5cm;IR上缘包括第11胸椎,下缘包括上部骶椎(图3-6-7A)。

【中心线】中心线经第3腰椎垂直射入。

【影像显示】显示第11胸椎至第2骶椎椎骨侧位及部分软组织像;第3腰椎椎体无双边现象;椎弓根、椎间孔、椎间关节、腰骶关节及棘突显示;椎体骨皮质和骨小梁结构清晰显示;周围软组织层次可见(图3-6-7B、C)。

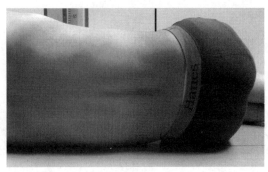

A. 体位

75

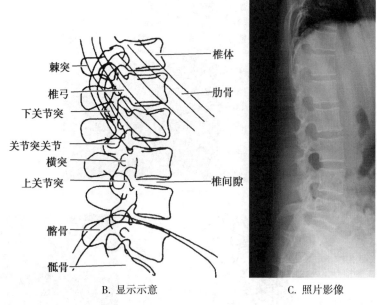

B. 显示示意　　　　　　　　C. 照片影像

图 3-6-7　腰椎侧位

8. **腰骶关节前后位**

【摄影目的】观察腰骶关节面骨质情况。

【体位设计】被检者仰卧于摄影床上,两臂置于身旁,双下肢伸直并拢,身体正中矢状面垂直于床面并重合于 IR 中线;IR 上缘包括第 4 腰椎,下缘包括耻骨联合(图 3-6-8A)。

【中心线】中心线向头端倾斜 15°~20° 角,经两侧髂前上棘连线中点处射入。

【影像显示】显示腰骶关节面正位影像,关节面清晰显示正中,相邻椎体面影像无重叠,下部腰椎及骶骨上部也可显示(图 3-6-8B、C)。

9. **骶尾骨前后位**

【摄影目的】观察骶骨、尾骨正位骨质情况。

【体位设计】被检者仰卧于摄影床上,两臂置于身旁,双下肢伸直并拢,身体正中矢状面垂直于床面并重合于 IR 中线;IR 上缘包括第 4 腰椎,下缘于耻骨联合下缘 3cm(图 3-6-9A)。

【中心线】骶骨摄影时中心线向头端倾斜 15°~20° 角,经耻骨联合上 3cm 处射入;尾骨摄影时中心线向足端倾斜 15° 角,经耻骨联合上 3cm 处射入。

【影像显示】分别显示骶骨、尾骨正位影像,骶中嵴位于照片正中,骶骨与尾骨骨质结构清晰,骶孔左右对称(图 3-6-9B、C)。

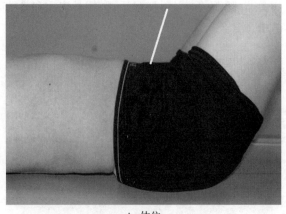

A. 体位

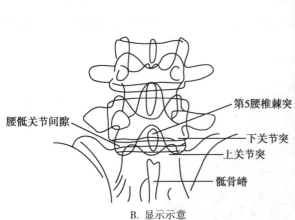

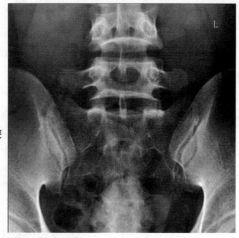

腰骶关节间隙

第5腰椎棘突

下关节突

上关节突

骶骨嵴

B. 显示示意

C. 照片影像

图 3-6-8　腰骶关节前后位

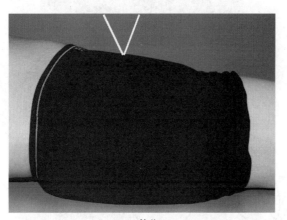

A. 体位

第5腰椎

腰骶关节

第1骶椎

骶髂关节

第5骶椎

尾骨

耻骨

B. 显示示意

C. 照片影像

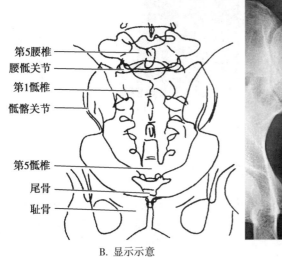

图 3-6-9　骶尾骨前后位

10. 骶尾骨侧位

【摄影目的】观察骶骨、尾骨侧位骨质情况,多用以检查外伤后骨折。

【体位设计】被检者侧卧于摄影床上,两臂上举抱头,双下肢屈曲支撑身体,使身体冠状面与床面垂直。腰细臀宽者在腰下垫棉垫,使脊柱与床面平行;骶部后缘置 IR 中线外 4cm;IR 上缘平第5腰椎,下缘包括尾椎(图 3-6-10A)。

【中心线】中心线经骶尾骨中部垂直射入。

【影像显示】骶骨与尾骨侧位影像显示于图像中心,边界明确;腰骶关节及骶尾关节间隙清晰(图 3-6-10B、C)。

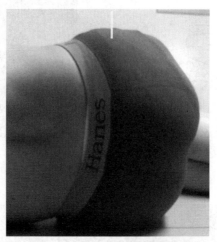

A. 体位

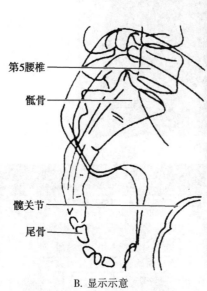

B. 显示示意

第5腰椎

骶骨

髋关节

尾骨

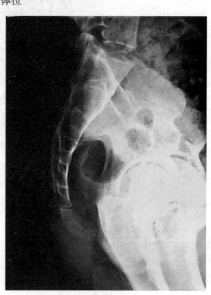

C. 照片影像

图 3-6-10　骶尾骨侧位

三、基本质量评定

脊柱摄影质量要求:脊柱各位置几何投影正确,显示野内无异物干扰;整幅图像墨白度适中,对比度良好,层次丰富;椎旁软组织影清晰;诸骨结构清楚,骨质清晰。其中常用摄影体位图像质量要求如下:

1. 颈椎前后位图像质量要求　下颌骨下缘投影于第2颈椎水平高度,$C_3 \sim C_7$、T_1椎体投影于图像正中,棘突位于椎体正中,椎弓根到椎体边缘的距离双侧相等,颈椎椎间隙与中下段双侧钩突关节显示清晰,$C_3 \sim C_7$的骨纹理、骨皮质清晰锐利,气管投影于椎体正中,边界易于分辨。

2. 颈椎侧位图像质量要求　颈椎保持正常曲度,$C_1 \sim C_7$侧位影像显示于图像正中,下颌角没有与C_1前结节重叠,椎体后缘重叠良好,没有双边征,各椎体骨质、椎间隙及椎间关节清晰显示,颈前软组织各层次可见。

3. 颈椎斜位图像质量要求　颈椎保持正常曲度,从 C_2~C_7 椎间孔可见,各椎体的中心偏前处可见到椎弓根,各椎体骨质、椎间孔及椎间关节结构清晰显示。

4. 胸椎前后位图像质量要求　C_7~L_1 椎体于图像正中,椎弓根到椎体边缘的等距,C_7~L_1 骨结构清晰,可明显识别椎体、棘突、横突、椎弓根等结构,椎旁组织边界易于分辨。

5. 胸椎侧位图像质量要求　C_7~L_1 显示正中,椎体后缘边缘重叠良好,没有双边征,诸骨结构清晰,特别是横膈面胸腹部交界处影像清晰。

6. 腰椎前后位图像质量要求　T_{11}~S_2 显示于图像正中,棘突位于椎体正中,L_3 椎体边缘无双边征,椎间隙完全显示,诸椎骨结构清晰,腰大肌影像边界易于分辨。

7. 腰椎侧位图像质量要求　T_{11}~S_2 椎体投影于图像正中,椎体后缘边缘重叠良好,没有双边征,L_3 椎体边缘无双边征,椎间隙完全显示,诸椎骨结构清晰。

8. 骶尾椎前后位图像质量要求　L_5~ 尾骨包括在照片内,骶骨、尾骨显示照片正中,L_5 棘突位于椎体中央,双侧骶髂关节对称,骶骨、骶髂关节、骶孔、骶中嵴、尾骨清晰显示。

9. 骶尾椎侧位图像质量要求　L_5~ 尾骨显示图像正中,椎体后缘边缘重叠良好,无双边征,L_5 横突、腰骶关节、骶骨、尾骨结构清晰。

四、摄影体位选择

脊柱摄影的体位选择参见表3-6-1。

表 3-6-1　脊柱摄影体位选择

病变	首选位置	其他位置
颈椎病	颈椎斜位、侧位	颈椎正位
椎骨脱位、骨折	正位、侧位	斜位
椎骨结核、肿瘤、炎症	正位、侧位	斜位
腰椎间盘脱出	腰椎侧位、正位	
强直性脊柱炎	正位、侧位	
腰椎骶化、骶椎腰化	腰椎和骶骨正位、侧位	

（黄兰珠）

第七节　胸　部　摄　影

一、摄影注意事项

1. 摄影前,被检者换上医院提供的棉质内衣,注意摘脱项链、膏药等,女性被检者脱去胸罩,将发辫等置于头上。

2. 胸部摄影常规取站立位,便于将肩胛骨拉向外侧。对于外伤、体弱、病情严重或婴儿等不能站立的被检者,可根据情况摄取坐位、半坐位或仰卧位片。

3. 胸部正位常规摄后前位片,心影放大率小,充分显示肺组织。摄取侧位片时如主要检查肺部,常规摄右侧位片或患侧侧位片,若主要检查心脏大血管,常规摄左侧位片。

4. 肺部摄影时,中心线经第 5 胸椎水平垂直射入 IR;为使颈部甲状腺等免受 X 线照射,可将中心线向足端倾斜 5°~10° 角,经第 5 胸椎射入 IR 中心。心脏大血管摄影时,中心线经第 6 胸椎水平垂直射入 IR。

5. 肺部摄影时,呼吸方式为深吸气后屏气;心脏大血管摄影时,平静呼吸状态下屏气。对不能配合的被检者,可选择高毫安、短时间,并在吸气末进行曝光,摄取肺充气像。

6. 成人肺部摄影,摄影距离150~180cm;心脏摄影,摄影距离200cm;儿童胸部摄影一般均用100cm。

7. 摄影参数的选择,在X线管容量允许的情况下,选择最短曝光时间,减少心脏搏动所引起的运动性模糊。心脏大血管摄影较肺部摄影需增加5~10kV的管电压,心脏大血管摄影,为观察左心房与食管的关系,须同时口服医用硫酸钡。

8. 若因病变导致两侧肺部密度相差悬殊较大,或欲观察被肋骨、心脏、锁骨等遮盖的肺组织及纵隔肿瘤等影像,可采用高千伏摄影技术,并选用高栅比的滤线栅,减少散射线对影像的影响。

9. 胸骨正位摄影,应采用低千伏、低毫安、近距离、长时间,并倾斜中心线的摄影技术,呼吸方式为均匀缓慢连续浅呼吸。

10. 肋骨摄影,应根据病变部位采取尽可能使病变贴近IR的体位进行摄影,常规用正位,不摄侧位片,必要时加摄斜位片、切线位片。

11. 膈上肋骨与肺组织重叠,膈下肋骨与腹腔脏器重叠,对X线的吸收差异很大,故膈上肋骨和膈下肋骨应分别采取不同的摄影条件及呼吸状态进行摄片,也可采用高千伏技术同时摄取全肋骨影像。

12. IR大小,胸部整体观片一般选择356mm×432mm(14英寸×17英寸)或305mm×381mm(12英寸×15英寸),局部片及小儿片视具体情况酌减。IR一般竖放,小儿及矮胖者横放。

二、常用摄影体位

1. 胸部后前位

【摄影目的】观察胸廓、肺部、心脏大血管、纵隔、膈肌等形态,进行心脏测量,常规体检。

【体位设计】被检者立于摄影架前,背向X线管,双足分开与肩同宽,前胸壁紧贴摄影架,身体正中矢状面与IR垂直,并对准IR中线,头稍上仰,下颌置于立位摄影架颌托上。两手背放在髋部,双侧肘部尽量内旋向前,双肩下垂,使锁骨成水平位,双肩胛骨拉向外侧,减少与肺野重叠,IR上缘超出双肩峰约3cm,下缘包括肋膈角,两侧包括侧胸壁(图3-7-1A)。

【中心线】中心线经第5胸椎水平垂直射入。

【呼吸方式】被检者深吸气后屏气曝光,曝光后嘱被检者正常呼吸。

【影像显示】显示胸部正位影像(包括胸廓、全部肺野及两侧肋膈角),两侧胸锁关节对称,两侧锁骨水平对称显示,肩胛骨内侧缘投影于肺野之外,第1~4胸椎清晰可见,其他胸椎可见;双侧肺野对称显示,心脏居中偏左,心脏大血管边缘及膈肌影像锐利,肺纹理由肺门呈放射状伸向肺野,肋骨纹理清晰,气管和邻近的支气管清楚显示,双肺尖显示充分(图3-7-1B、C)。

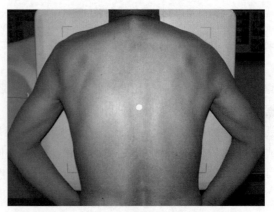

A. 体位

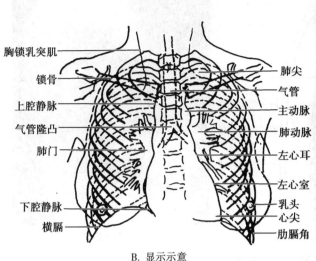

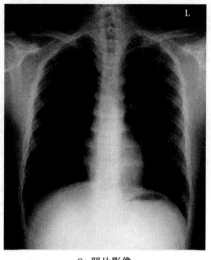

胸锁乳突肌

锁骨

上腔静脉

气管隆凸

肺门

下腔静脉

横膈

肺尖

气管

主动脉

肺动脉

左心耳

左心室

乳头

心尖

肋膈角

B. 显示示意

C. 照片影像

图 3-7-1　胸部后前位

2. 胸部侧位

【摄影目的】观察心脏大血管的形态及其后方肺组织和前后肋膈角等影像,结合正位片确定病变所在部位,了解纵隔内病变部位。

【体位设计】被检者侧立于摄影架前,被检侧贴近摄影架,双足分开与肩同宽,身体矢状面与 IR 平行,身体长轴中线对准 IR 中线,两臂上举屈肘交叉抱头或抓住固定架,使两肩尽量不与肺部重叠,IR 上缘平第 7 颈椎,下缘平肋膈角,前胸壁及后背部与摄影架边缘等距(图 3-7-2A)。

【中心线】中心线对准腋中线第 6 胸椎水平(第 6 胸椎处侧胸壁中点)垂直射入。

【呼吸方式】深吸气后屏气。观察心脏时,摄胸部左侧位,嘱被检者吞服医用硫酸钡后平静呼吸屏气曝光。

【影像显示】显示胸部侧位影像。包括肺尖、前后胸壁、膈肌及后肋膈角,膈肌前高后低;胸骨及胸椎呈侧位像,清晰显示;从颈部到气管分叉部,能连续追踪到气管影像,心脏大血管居中偏前,心脏前后缘、主动脉、心脏前后间隙、肺野、横膈影像清晰显示,食管显影时位于心影后方(图 3-7-2B、C)。

3. 心脏右前斜位

【摄影目的】观察左心房、肺动脉干、右心室漏斗部及右心房形态。

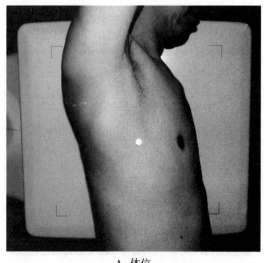

A. 体位

81

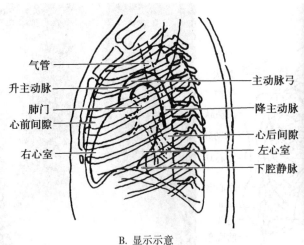

气管
升主动脉
肺门
心前间隙
右心室

主动脉弓
降主动脉
心后间隙
左心室
下腔静脉

B. 显示示意

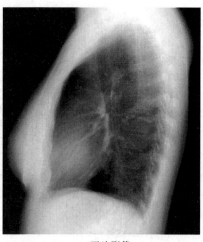

C. 照片影像

图 3-7-2 胸部侧位

【体位设计】被检者立于摄影架前,面向摄影架,右前胸壁紧贴摄影架,使身体冠状面与摄影架呈 45°~55° 角,左臂上举,屈肘抱头,右手背放在髋部,右臂内旋,IR 上缘超出锁骨 6cm,下缘达第 12 胸椎,左前及右后胸壁包括在 IR 内(图 3-7-3A)。

【中心线】中心线经第 6 胸椎水平与左侧腋后线交界处垂直射入。

【呼吸方式】嘱被检者吞服医用硫酸钡后,平静呼吸屏气曝光,曝光后嘱被检者正常呼吸。

【影像显示】显示心脏右前斜位影像。照片上缘包括下颈部,下缘包括膈肌,前后缘包括侧胸壁;胸部呈斜位投影,心脏大血管投影于胸部左侧,不与胸椎重叠,胸椎投影于胸部右后 1/3 处;食管胸段钡剂充盈良好,位于心脏与脊柱之间(图 3-7-3B、C)。

4. 心脏左前斜位

【摄影目的】观察左心室、右心室、左心房、右心房、主动脉及主动脉窗的形态。

【体位设计】被检者立于摄影架前,面向摄影架,左前胸壁紧贴摄影架,使身体冠状面与摄影架呈 60°~70° 角,右臂上举,屈肘抱头,左手背放在髋部,左臂内旋,IR 上缘超出锁骨 6cm,下缘达第 12 胸椎,右前及左后胸壁包括在 IR 内(图 3-7-4A)。

【中心线】中心线经第 6 胸椎高度与斜位胸廓水平连线中点,垂直射入 IR。

【呼吸方式】嘱被检者吞服医用硫酸钡后,平静呼吸屏气曝光,曝光后嘱被检者正常呼吸。

【影像显示】显示心脏左前斜位影像。照片上缘包括下颈部,下缘包括膈肌,前后缘包括侧胸壁,胸部呈斜位投影,心脏大血管投影于胸椎右侧,胸椎投影于胸部左后方 1/3 偏前处,心后缘上方是展开的主动脉弓,弓下透明区为主动脉窗,胸主动脉全部展示,边缘清晰(图 3-7-4B、C)。

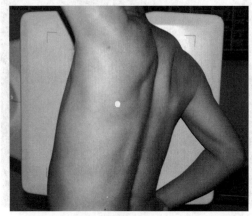

A. 体位

82

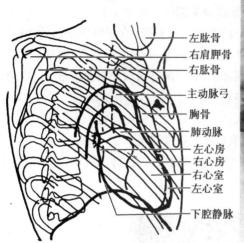

左肱骨
右肩胛骨
右肱骨
主动脉弓
胸骨
肺动脉
左心房
右心房
右心室
左心室
下腔静脉

B. 显示示意

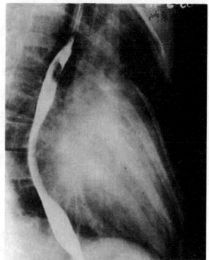

C. 照片影像

图 3-7-3　心脏右前斜位

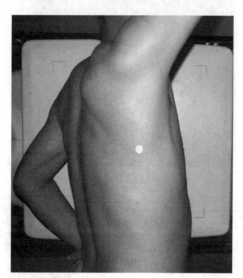

A. 体位

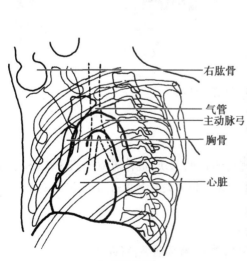

右肱骨
气管
主动脉弓
胸骨
心脏

B. 显示示意

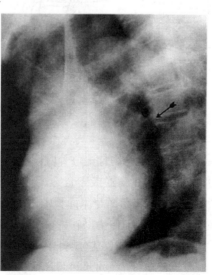

C. 照片影像

图 3-7-4　心脏左前斜位

5. 胸部前凸位

【摄影目的】锁骨投影于肺尖上方,充分暴露肺尖部位。

【体位设计】IR横放于立式摄影架上,被检者面向X线管,立于摄影架前约30cm处,两足分开与肩同宽,身体正中矢状面与IR垂直并对准IR中线,手背放于髋部,肘部屈曲内旋,身体后仰,肩部紧靠摄影架,头稍前倾,下胸部及腹部前凸,使胸部冠状面与摄影架呈45°角,IR上缘超出锁骨6~7cm,两侧与侧胸壁等距(图3-7-5A)。

【中心线】中心线经胸骨 下缘垂直射入。

【呼吸方式】深吸气后屏气曝光,曝光后嘱被检者正常呼吸。

【影像显示】显示胸部半轴位影像,锁骨位于胸廓的最上方,肺尖钝圆,清晰显示在锁骨下方;肋骨呈水平状,肋间隙变宽(图3-7-5B、C)。

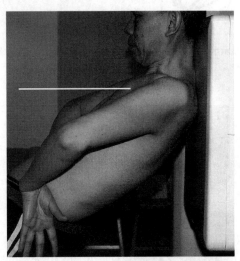

A. 体位

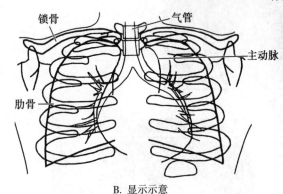

B. 显示示意   C. 照片影像

图3-7-5 胸部前凸位

6. 胸骨后前斜位

【摄影目的】观察胸骨正位骨质情况。

【体位设计】IR横置摄影台上,下垫一高约5cm的木块,被检者立于摄影床外侧,俯身使胸骨紧贴IR,身体矢状面与床面长轴垂直,IR上缘达胸锁关节上2cm,下缘包括剑突,两臂内旋180°置于身旁,头部前伸垫以软垫(图3-7-6A)。

【中心线】中心线向左侧倾斜,经胸骨中点射入。

$$中心线倾斜角度 \alpha=40(常数)-胸部前后径(cm)$$

【呼吸方式】连续缓慢浅呼吸曝光,曝光后嘱被检者正常呼吸。

【影像显示】显示胸骨的后前斜位影像,胸骨位于照片中央,不与胸椎重叠;胸骨边缘锐利,骨质和关节间隙清晰,肋骨影像模糊;当中心线从右后射入时,因胸骨与心脏影像重叠胸骨密度显示均匀,但对比度降低(图3-7-6B、C)。

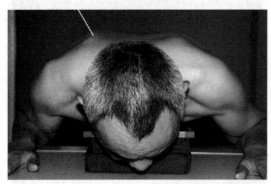

A. 体位

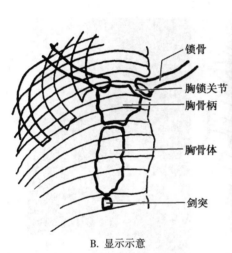

B. 显示示意

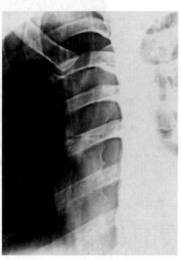

C. 照片影像

图3-7-6 胸骨后前斜位

7. 胸骨侧位

【摄影目的】观察胸骨前、后面骨质及侧位情况。

【体位设计】被检者侧立于摄影架前,身体矢状面与IR平行,下颌颏部略抬起,两臂放于后背,两手相握,肩部尽量向后,胸部前挺,IR上缘包括胸锁关节,下缘包括剑突,前胸壁位于IR前中1/3交界处(图3-7-7A)。

【中心线】中心线经胸骨侧位中点距前胸壁后约4cm处垂直射入。

【呼吸方式】深吸气后屏气曝光,曝光后嘱被检者正常呼吸。

【影像显示】显示胸骨侧位影像,全部胸骨不与肺组织或肋骨影像重叠;胸骨前后缘骨皮质及骨纹理显示清晰,胸锁关节重叠,胸前壁软组织清晰可见(图3-7-7B、C)。

8. 肋骨斜位

【摄影目的】观察腋中线区肋骨弯曲部的骨质情况。

【体位设计】被检者面向X线管站立于摄影架前,被检侧贴近摄影架,身体冠状面与摄影架成45°角,两臂上举,曲肘抱头,肩部内收,IR上缘包括第7颈椎,下缘包括第3腰椎(图3-7-8A)。

【中心线】中心线经斜位胸廓中点垂直射入。

【呼吸方式】深吸气后屏气曝光,曝光后嘱被检者正常呼吸。

【影像显示】显示被检侧肋骨斜位影像,腋中线部肋骨呈平面展示,骨纹理清晰,肋骨颈部显示较好(图3-7-8B,图3-7-8C)。

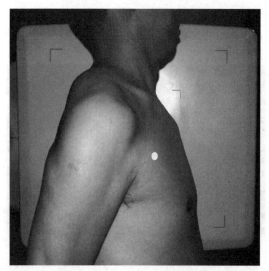

A. 体位

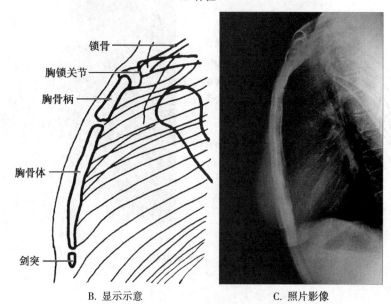

锁骨

胸锁关节

胸骨柄

胸骨体

剑突

B. 显示示意　　　　　　　C. 照片影像

图 3-7-7　胸骨侧位

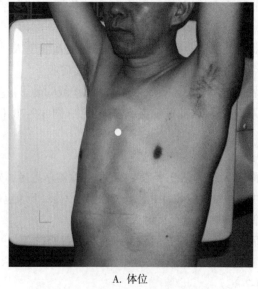

A. 体位

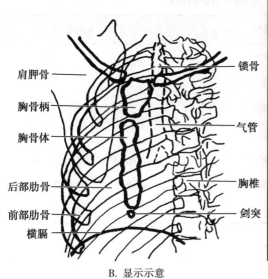

肩胛骨
胸骨柄
胸骨体
后部肋骨
前部肋骨
横膈
锁骨
气管
胸椎
剑突

B. 显示示意

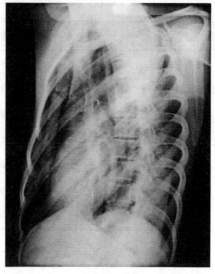

C. 照片影像

图 3-7-8　肋骨斜位

三、基本质量评定

胸部摄影质量要求:胸部各体位显示解剖形态正确,影像放大失真小;根据诊断要求,尽可能大的显示影像诊断范围;标记在适当位置的被检者信息显示清晰;图像内无异物阴影,某些不能去除的、可识别的医疗诊治物品,在不影响诊断的情况下允许保留;图像对比度良好,清晰度好,无运动模糊阴影;诊断区域细节显示清晰,周围软组织清楚显示。其中常用摄影体位质量要求如下:

1. 胸部后前位图像质量要求　气管居中,两侧胸锁关节对称,肩胛骨投影于肺野之外,第1~4胸椎清晰可见,其他胸椎可见,双肺尖、肋膈角显示充分,双侧肺野对称显示,心脏居中偏左,胸部细节显示清晰。

2. 胸部侧位图像质量要求　肺尖、前后胸壁、膈肌及后肋膈角显示清楚,膈肌前高后低,胸骨及胸椎呈侧位像显示,能连续追踪到气管影像,心脏大血管居中偏前,心脏前后缘、主动脉、心脏前后间隙、肺野、横膈影像清晰显示,食管显影时位于心影后方。

3. 心脏右前斜位图像质量要求　心脏大血管投影于胸部左侧,不与胸椎重叠,胸椎投影于胸部右后 1/3 处,食管胸段钡剂充盈良好,位于心脏与脊柱之间。

4. 心脏左前斜位图像质量要求　心脏大血管投影于胸椎右侧,胸椎投影于胸部左后方 1/3 偏前处,心后缘上方为展开的主动脉弓,弓下透明区为主动脉窗,胸主动脉全部展示,边缘清晰。

5. 胸部前凸位图像质量要求　锁骨位于胸廓的最上方,肺尖钝圆,清晰显示在锁骨下方,肋骨呈水平状,肋间隙变宽。

6. 胸骨后前斜位图像质量要求　胸骨位于图像中央,不与胸椎、心脏重叠,胸骨边缘锐利,骨质和关节间隙清晰,肋骨影像模糊。

7. 胸骨侧位图像质量要求　全部胸骨不与肺组织或肋骨影像重叠,胸骨前后缘骨皮质及骨纹理显示清晰,胸锁关节重叠,胸前壁软组织清晰可见。

8. 肋骨斜位图像质量要求　被检侧肋骨呈斜位影像,腋中线部肋骨呈平面展示,骨纹理清晰,肋骨颈部显示较好。

四、摄影体位选择

胸部摄影体位的选择参见表 3-7-1。

表 3-7-1　胸部摄影体位选择

病变	首选体位	其他体位
肺部病变	正位、侧位	
心脏大血管病变	正位、侧位、斜位	
胸骨病变	正位、侧位	
肋骨病变	正位、斜位	
肺不张、中叶综合征	正位、侧位	胸部前凸位（前后位摄影）
气胸、积液	正位、侧位	胸部侧卧后前位、胸部半坐前后位
支气管异物	正位、侧位（摄呼气相和吸气相）	

（王　哲）

第八节　腹部及骨盆摄影

一、摄影注意事项

1. 做好摄影前准备，为减少或清除肠腔内容物对诊断影像的重叠干扰，除急腹症及孕妇外，摄影前均应先清除肠腔内容物。方法有：

（1）自洁法：摄影前一日晚服缓泻剂，如：蓖麻油 20~30ml 或番泻叶一剂。摄影日晨禁食、禁水，摄影前先行腹部透视，肠腔内清洁后方可摄影。

（2）灌肠法：摄影前 2 小时用生理盐水约 1500ml 进行清洁灌肠，清除肠腔内容物。

2. 腹部摄影因体厚，密度较高，除新生儿外，一般均应使用滤线器技术，摄影距离为 90~100cm。选择适当的照射野。

3. 腹部摄影一般选择深呼气后屏气曝光。

4. 成人腹部摄影 IR 大小为 356mm×432mm（14 英寸 ×17 英寸），局部片及婴幼儿根据所摄部位的病变范围而定。

5. 观察肠腔内气液平面或腹腔内游离气体时，应采用立位或侧卧位水平方向摄影。摄影前应让病人坐立或侧卧片刻，以使腹腔内游离气体移动到膈下或侧腹壁。

6. 使用防护用具，对被检者的性腺器官进行有效的 X 线防护。

二、常用摄影体位

（一）腹部常用摄影体位

1. 腹部仰卧前后位

【摄影目的】观察泌尿系统结石、腹腔脏器的钙化、腹部异物、肠腔气体等情况。

【体位设计】被检者仰卧于摄影床上，身体正中矢状面与床面垂直，并对准 IR 中线；两臂上举或放于身旁，双下肢伸直；IR 上缘包括剑突、下缘至耻骨联合下 2cm（图 3-8-1A）。

【中心线】中心线经剑突至耻骨联合上缘连线中点垂直射入。

【影像显示】显示腹部正位影像，照片上缘包括膈肌，下缘包括耻骨联合，两侧包括腹侧壁；脊柱居中，两侧髂骨对称，双膈面清晰；双肾影轮廓、腰大肌影清晰可见；腹壁脂肪线显示清楚，无肠腔气体粪便影像（图 3-8-1B、C）。

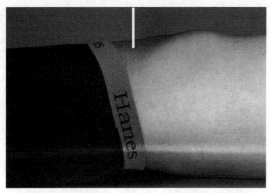

A. 体位

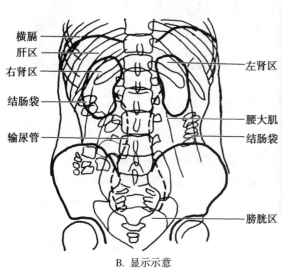

横膈
肝区
右肾区
结肠袋
输尿管

左肾区
腰大肌
结肠袋

膀胱区

B. 显示示意

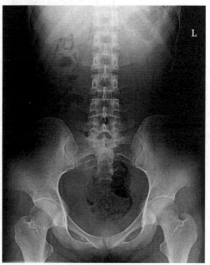

C. 照片影像

图 3-8-1　腹部仰卧前后位

2. 腹部侧卧侧位

【摄影目的】观察泌尿系统结石、腹腔脏器的钙化、异物、肠腔气体等情况。

【体位设计】被检者侧卧于摄影床上,被检侧在下,身体冠状面与床面垂直,腹部前后径中线对准 IR 中线;两臂上举,屈肘抱头,下肢轻度弯曲;IR 上缘超过剑突,下缘包括耻骨联合(图 3-8-2A)。

【中心线】中心线经剑突至耻骨联合连线中点平面,腹部前后径中点垂直射入。

【影像显示】显示腹部侧位影像,照片上缘包括膈肌、下缘包括耻骨联合,两侧包括腹前壁和背部;腰骶椎呈侧位,两侧髂骨重叠,腹壁脂肪线显示清楚(图 3-8-2B、C)。

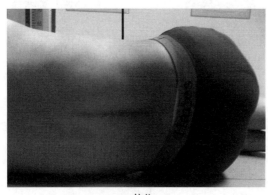

A. 体位

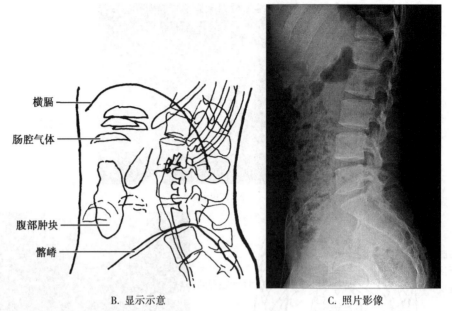

横膈

肠腔气体

腹部肿块

髂嵴

B. 显示示意

C. 照片影像

图 3-8-2　腹部侧卧侧位

3. 腹部站立前后位

【摄影目的】观察全腹,着重观察消化道穿孔、肠梗阻及肾下垂等情况。

【体位设计】被检者面向 X 线管站立于摄影架前,身体正中矢状面与 IR 垂直,并与 IR 中线重合;两臂自然下垂,手掌向前置于身旁;IR 竖放,疑有消化道穿孔者,IR 上缘包括膈肌;疑为肾位置异常者,IR 下缘包括耻骨联合(图 3-8-3A)。

【中心线】中心线经剑突与耻骨联合上缘连线的中点垂直射入。疑有消化道穿孔者,中心线经剑突至脐连线的中点垂直射入。

【影像显示】显示腹部正位影像,照片上缘包括膈肌,下缘包括耻骨联合,两侧包括腹侧壁,脊柱居中,两侧髂骨对称;腰大肌由内上斜向外下,边缘清晰,双肾轮廓影可见,腹壁脂肪线显示清楚(图 3-8-3B、C)。

4. 双肾区前后位

【摄影目的】观察肾及上端输尿管部位的前后位影像。

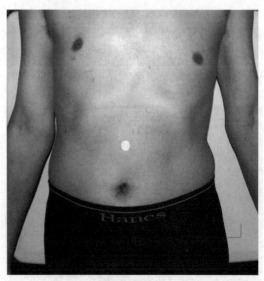

A. 体位

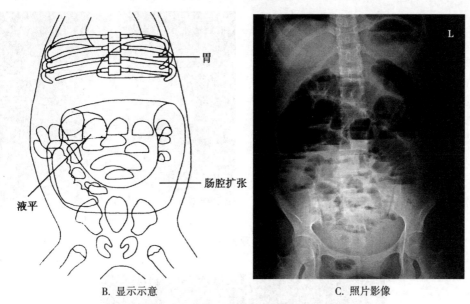

B. 显示示意   C. 照片影像

图 3-8-3 腹部站立前后位

【体位设计】被检者仰卧于摄影床上,身体正中矢状面与 IR 中线重合并垂直;两上肢放于身体两侧或上举放于头的两侧,下肢伸直,保持身体平稳;IR 置于滤线器托盘中,上缘超出胸骨剑突约 3cm,下缘包括脐孔(图 3-8-4A)。

【中心线】对准剑突与脐孔连线中点垂直射入。

【影像显示】显示肾及上端输尿管的前后位影像。肾轮廓上缘及上端输尿管均投影于照片内,棘突显示于照片正中;腹腔内无明显的肠内容物、气体。无明显伪影;层次丰富,对比良好(图 3-8-4B、C)。

5. 膀胱前后位

【摄影目的】观察膀胱区、前列腺的结石、钙化等情况。

【体位设计】被检者仰卧于摄影床上,正中矢状面与床面垂直,并对准 IR 中线,上肢放于身体两侧,双下肢伸直;IR 上缘平髂嵴,下缘超过耻骨联合(图 3-8-5A)。

【中心线】中心线经耻骨联合上 4cm 垂直射入。

【影像显示】显示膀胱正位影像。照片包括全部小骨盆腔,其内无积气、积粪影,结石、钙化等影像显示清晰(图 3-8-5B、C)。

6. 膀胱左(右)后斜位

【摄影目的】在膀胱造影检查时多摄取此位。

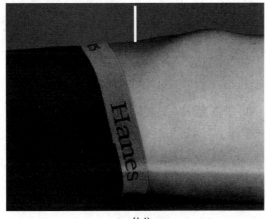

A. 体位

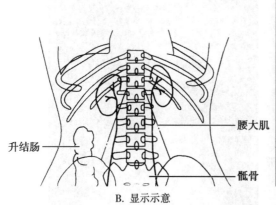
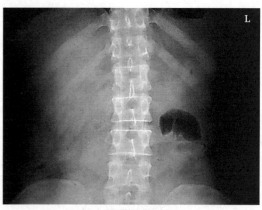

腰大肌

升结肠

骶骨

B. 显示示意

C. 照片影像

图 3-8-4　双肾区前后位

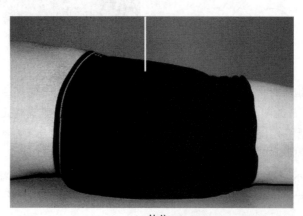

A. 体位

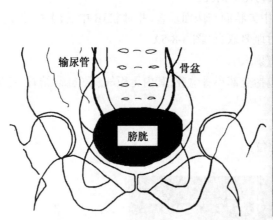
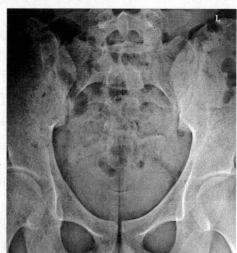

输尿管　　骨盆

膀胱

B. 显示示意

C. 照片影像

图 3-8-5　膀胱前后位

　　【体位设计】被检者仰卧于摄影床上，身体向左（右）倾斜，使矢状面与床面呈 45°，耻骨联合右（左）缘 5cm 处对准床中线，左（右）下肢伸直，右（左）下肢屈曲与对侧分开（图 3-8-6A、B）；IR 平放于滤线器托盘上。

　　【中心线】经耻骨联合上 4cm 向右（左）5cm 处垂直射入。

　　【影像显示】显示膀胱斜位影像（图 3-8-6C~F）。

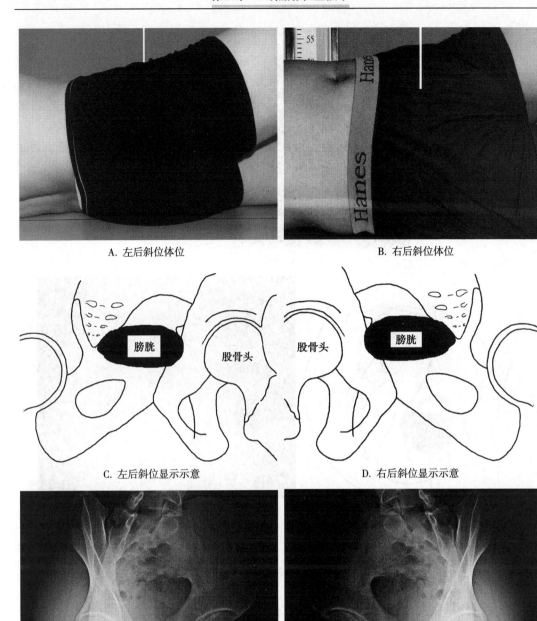

A. 左后斜位体位

B. 右后斜位体位

C. 左后斜位显示示意

D. 右后斜位显示示意

膀胱　股骨头

股骨头　膀胱

E. 左后斜位照片影像

F. 右后斜位照片影像

图 3-8-6　膀胱左（右）后斜位

7. 膀胱侧位

【摄影目的】显示膀胱区侧位影像。

【体位设计】被检者侧卧于摄影床上，身体矢状面与床面平行。两上臂上举，两手抱头，下肢弯曲保持身体稳定。IR 上缘平髂骨嵴，下缘超过耻骨联合及坐骨结节，前后缘包括前腹壁及后骶部（图 3-8-7A）。

【中心线】对准 IR 中心垂直射入。

【影像显示】膀胱区与骨盆侧位的重叠影像。结合膀胱造影，显示膀胱的侧位像，膀胱前缘及后缘显示清晰。无明显伪影，层次丰富，对比良好（图 3-8-7B、C）。

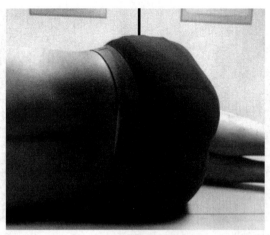

A. 体位

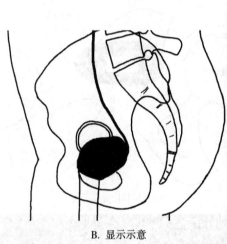

B. 显示示意

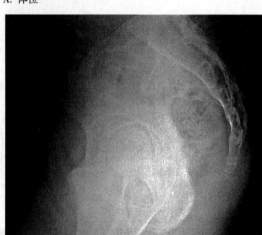

C. 照片影像

图 3-8-7　膀胱侧位

(二) 骨盆摄影体位

1. 骨盆前后位

【摄影目的】观察骨盆形态、骨质结构及双侧髋关节,主要用于外伤性骨盆骨折、关节脱位及分离。

【体位设计】被检者仰卧于摄影床上,身体正中矢状面垂直床面并对准 IR 中线;两下肢伸直,并稍内旋,双足踇趾靠拢,足尖向上;IR 横放于滤线器托盘中,上缘超出髂骨嵴约 3cm;下缘达耻骨联合下 3cm;骨盆畸形者需用棉垫垫于髋部,使两侧髂前上棘连线与摄影床面平行(图 3-8-8A)。

【中心线】经两侧髂前上棘连线中点与耻骨联合上缘连线的中点垂直射入。

【影像显示】显示骨盆正位影像,照片包括骨盆诸骨、股骨近端及两侧软组织,左右对称;骨盆位于影像正中,骶骨棘与耻骨联合位于中线;左右对称显示;耻骨不与骶骨重叠,左右髋关节分别位于骨盆两侧下 1/4 处,内方为耻骨、坐骨围成的闭孔;骨盆诸骨、股骨近端皮质及骨小梁清晰可见,无明显的粪便气体及其他干扰影(图 3-8-8B、C)。

2. 骶髂关节前后位

【摄影目的】观察骶髂关节情况。

【体位设计】被检者仰卧于摄影床上,身体正中矢状面垂直于床面并重合于 IR 中线;两臂屈肘,手置胸前,双下肢伸直,双足尖直立向上;髂嵴和骶椎末节包括在 IR 内(图 3-8-9A)。

【中心线】中心线向头端倾斜 10°~20° 角,对准髂前上棘连线中点与耻骨联合连线中点射入。

【影像显示】显示骶髂关节正位影像,左右对称;骶骨呈正位影像,与髂骨的耳状面重叠;骶髂关节耳状面边缘、间隙显示清楚,骨纹理清晰(图 3-8-9B、C)。

3. 骶髂关节前后斜位

【摄影目的】观察一侧骶髂关节间隙切线位情况。

【体位设计】被检者仰卧于摄影床上,被检侧臀部垫高,被检侧上肢伸直,对侧弯曲,使身体冠状面与床面成 25°~30° 角;被检侧髂前上棘内 2.5cm 处置于 IR 中线处;髂嵴和骶椎末节包括在 IR 内(图 3-8-10A)。

【中心线】中心线对准垫高侧髂前上棘内 2.5cm 处垂直射入。

【影像显示】被检侧骶髂关节间隙呈切线状显示于照片正中,关节间隙清楚,骨纹理清晰(图 3-8-10B、C)。

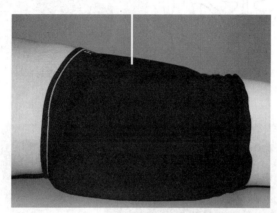

A. 体位

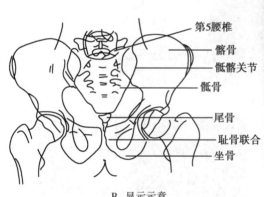

第5腰椎
髂骨
骶髂关节
骶骨
尾骨
耻骨联合
坐骨

B. 显示示意

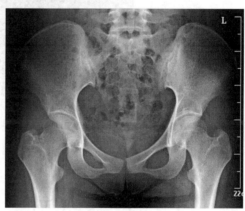

C. 照片影像

图 3-8-8　骨盆前后位

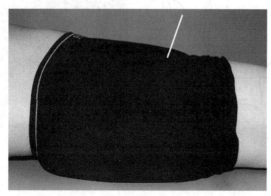

A. 体位

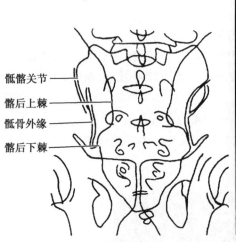

骶髂关节
髂后上棘
骶骨外缘
髂后下棘

B. 显示示意

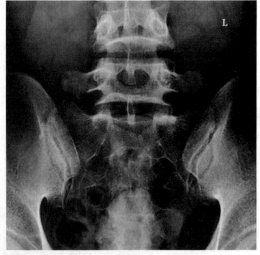

C. 照片影像

图 3-8-9　骶髂关节前后位

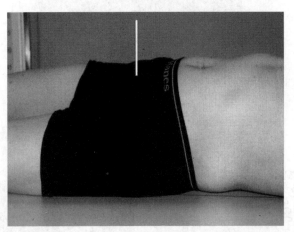

A. 体位

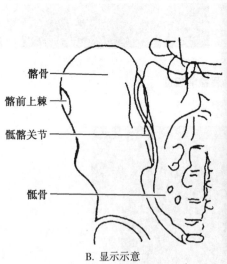

髂骨
髂前上棘
骶髂关节
骶骨

B. 显示示意

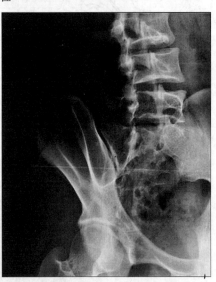

C. 照片影像

图 3-8-10　骶髂关节前后斜位

三、基本质量评定

（一）腹部摄影质量要求

腹部各位置几何投影正确,尽可能保持所摄部位的正常解剖、功能和形态,影像放大失真小;显示野内无异物干扰;标记在适当位置的被检者信息显示清晰、内容准确;全幅图像影像密度适中,对比度良好,层次丰富;显示软组织影清晰,无运动模糊阴影;诸骨结构清楚,骨质清晰。其中腹部常用摄影体位图像质量要求如下:

1. 腹部仰卧前后位图像质量要求 双侧膈肌、腹壁软组织及骨盆呈对称性地投影于照片之中,椎体棘突位于图像正中,膈肌边缘锐利,肾、腰大肌轮廓、腹壁脂肪线及骨盆阴影显示清晰,无明显伪影。

2. 腹部站立前后位图像质量要求 双侧膈肌、腹壁软组织及骨盆呈对称性地投影于照片内,椎体棘突位于图像正中,膈肌边缘锐利,胃内液平面及可能出现的肠内液平面、膈下游离气体均应辨认明确,肾、腰大肌轮廓、腹壁脂肪线及骨盆阴影显示清晰,无明显伪影,图像层次丰富,对比度良好。

3. 双肾区前后位图像质量要求 肾轮廓上缘及上端输尿管投影于照片内,棘突显示于照片正中,肾轮廓、腹脂线及腰大肌影显示清晰,全腹腔无明显的肠内容物、气体,无明显伪影,图像层次丰富,对比度良好。

（二）骨盆的摄影质量要求

骨盆各位置几何投影正确,尽可能保持所摄部位的正常解剖、功能和形态,影像放大失真小;标记在适当位置的被检者信息显示清晰、内容准确;显示野内无异物阴影,某些不能去除的、可识别的医疗诊治物品,在不影响诊断的情况下允许保留;全幅图像影像密度适中,对比度良好,层次丰富,无运动模糊阴影;组成骨盆的诸骨结构显示清晰、骨质清晰,周围软组织清楚显示。

其中常用的骨盆前后位图像质量要求为:第五腰椎棘突位于椎体中央,骶尾骨显示清晰,两侧髂骨、耻骨、坐骨、闭孔与髋关节、骶髂关节对称显示,骨皮质、骨小梁显示清晰,关节面显示清晰,关节间隙显示清楚,双侧小转子显示尖部、双侧大转子的大小和形状基本相等,周围软组织清楚显示,影像对比度良好,清晰度好,无运动模糊阴影。

四、腹部及骨盆摄影体位的选择

腹部及骨盆摄影体位的选择参见表3-8-1。

表3-8-1 腹部及骨盆摄影位置选择表

病变	首选位置	其他位置
急性胃扩张	腹部站立前后位	
急腹症（包括急性胃肠道穿孔、肠梗阻、肠套叠及肠扭转等）	腹部站立前后位 腹部仰卧前后位	腹部侧卧后前位
泌尿系结石	腹部仰卧前后位	腹部侧卧侧位
前列腺、尿道结石	膀胱区前后位	尿道斜位
胆系结石	右上腹俯卧后前位	
肾下垂、游走肾	腹部站立前后位 腹部仰卧前后位	
腹部异物	腹部仰卧前后位 腹部侧卧侧位	

续表

病变	首选位置	其他位置
先天性直肠肛管闭锁或畸形	腹部倒立前后位 腹部倒立侧位	
骨盆外伤	骨盆前后位	骨盆入口位、出口位
下腹部、臀部异物	骨盆前后位	骨盆侧位
畸形性骨炎、骨软骨瘤	骨盆前后位	
致密性骨炎	骶髂关节前后位	骶髂关节前后斜位
布氏杆菌病	腰椎前后位	骶髂关节前后位

（沈秀明）

第九节 乳腺摄影

一、概　述

乳腺摄影属于软X线摄影。软X线是指40kV以下管电压产生的X线，其波长较长、能量较低，穿透力较弱。低千伏产生的软X线与物质作用以光电吸收为主，而光电吸收与物质原子序数（Z）的4次方成正比，因此扩大了组织对X线吸收的差异，从而获得相对较大的X线对比度，有利于软组织结构层次的显示。

软X线摄影适用于组织器官较薄、不与骨骼重叠且有效原子序数较低的软组织。乳腺组织由腺体、脂肪组织成，组织密度差异小，普通X线摄影无法清楚显示其组织结构及病变，适合软X线摄影。

钼靶X线机是乳腺摄影的专用设备。机架有C形臂、球形臂两种。钼（Mo）靶阳极的X线管输出15~25kV的低能X线（其中17.5kV和19.6kV为特征X线），是乳腺摄影的主要射线源。部分乳腺X线机阳极靶面采用钼铑（Rh）双靶或钼钨（W）双靶。钼靶较适用于一般密度较低的乳腺摄影，铑靶、钨靶X线穿透能力较强，适用于致密型乳腺、巨大乳腺及钙化较多的乳腺摄影，一般在压迫厚度超过6cm时使用。但是铑靶X线管阳极热容量较低，不适于连续工作。一般根据乳腺厚度、密度情况，手动或自动选择钼靶或铑靶。

摄影电压为20~40kV，4~600mAs。X线管焦点多为双焦点，0.3/0.1，大焦点最高管电流常为100mA，小焦点最高管电流常为25mA。小焦点主要用于放大摄影。摄影距离一般为50~65cm。

IR有屏-片系统、IP、FPD、直接光子计数技术用的硅硼板等。屏-片系统的暗盒采用X线吸收系数较小的有机材料制作。增感屏多采用赋活型稀土硫氧化钆增感屏，为高清晰型单页后屏。选用乳腺专用X线胶片，γ值大的单乳剂胶片或采用不对称技术涂布双面乳剂的胶片，规格有18cm×24cm（8英寸×10英寸）、24cm×32cm（10英寸×12英寸）两种。由于胶片的分辨力高，现仍在使用。乳腺摄影所用的滤线栅是线型滤线栅（碳基密纹滤线栅），栅密度36~80LP/cm，栅比4∶1~6∶1，焦距65cm；高通多孔型滤线栅（蜂窝状滤线栅）铅条交叉排列，不需填充物，提高了有用射线的通过力。

曝光控制方式有手动曝光、自动曝光控制（automatic exposure control，AEC）及全自动曝光控制（automatic optimize parameter，AOP），现代乳腺X线机多采用电离室自动曝光控制。AEC装置位于X线接收装置的下方。半自动方式根据乳腺被压迫后的厚度显示，人工选择kV值、靶-滤

98

过板类型,曝光开始后设备自动控制所需的 mAs 值,保证达探测器上所设定的感光量。全自动方式有两种,有的根据乳腺被压迫后的厚度和压力自动控制 kV 值、靶 - 滤过板材料和 mAs;还有预曝光方式,根据乳腺被压迫后的厚度,预设条件进行一次 15ms 的预曝光,根据预曝光探测乳腺组织密度,并修正曝光条件,正式曝光,以保证影像质量。

乳腺放大摄影通常使用 0.1 的小焦点,放大率多为 1.5、1.8,乳腺与 IR 之间间距 30cm,不使用滤线器。

乳腺 X 线机辅助系统有立体定向活检系统,数字乳腺体层合成、计算机辅助检测(computer aided detection,CAD)系统,放大摄影系统等。

二、乳腺摄影注意事项

1. 摄影前必须认真查对检查申请单,了解被检者情况(包括病案号、姓名、性别、年龄和病情介绍等)、诊断要求、检查目的等。

2. 做好准确的方位标记以利于识别。可根据需要在乳腺皮肤表面粘贴标记,以便在照片中提示肿块或手术瘢痕等。

3. 采用多个位置、摄影角度及 X 线入射方向进行摄影。在不影响乳腺组织的显示时,应将乳头置于切线位。常规摄取双侧对比。

4. 使用压迫器适当加压。加压可使乳腺变薄、密度均匀,减小了曝光剂量,使影像密度均匀。另外可缩短乳腺组织至 IR 的距离,减少散射线引起的模糊,消除运动伪影。加压的程度应到病人能够耐受的最小厚度,但恶性肿瘤肿块较大时不宜加压过度,以免造成肿瘤扩散。对有丰胸植入物、心脏起搏器、化疗泵的乳腺压迫时,要特别注意,可通过摄取附加辅助体位显示。压迫器有手动、电动两种,压迫时应缓慢渐进进行。

5. 摄影中通过适当的手法使乳腺组织尽量不与其他组织重叠,手法要轻柔,注意保护个人隐私。

6. 根据不同年龄的乳腺发育特点、不同生理状态的乳腺特点以及个体差异选择合适的曝光条件,尤其是 kV 值的正确选择。对于巨大乳腺可采用分段拍片法使乳腺得以全貌显示。在月经后 1 周左右进行乳腺摄影影像最清晰。

三、乳腺摄影体位

乳腺摄影常用的位置有内外斜位(medial-lateral oblique,MLO)、上下轴位或称头尾位(cranio-caudal,CC)和内外侧位(medial-lateral,ML),常规采用内外斜位和上下轴位,其中内外斜位能很好地显示乳腺外上象限的组织,此部位为乳腺恶性肿瘤的好发部位。可根据不同的检查目的选取不同摄影位置。

1. 乳腺内外斜位(MLO)

【摄影目的】筛检性和诊断性乳腺摄影,显示乳腺外上象限组织。

【体位设计】被检者面对摄影架站立,转动支架使摄影台与被检侧胸大肌外侧缘平行,即与水平面成 30°~60° 角;被检侧上臂抬高,手放在机架手柄上,放松手臂肌肉以放松胸大肌。被检侧紧贴摄影台,腋窝置于摄影台近身体侧上角,向上向外牵拉被检侧乳腺,将其置于摄影台上,并包括腋部乳腺组织、胸大肌及腋窝前部;调整压迫器加压(图 3-9-1A),压迫的同时用手拉伸展平乳腺、使乳腺呈侧斜位压扁状,同时避免皮肤出现皱褶,并保持乳腺的位置不变。

【中心线】倾斜中心线,自被检侧乳腺的内上方射入,外下方射出(图 3-9-1B)。

【影像显示】乳腺、部分胸大肌及腋窝组织(淋巴结)均可显示;乳腺无皱褶,无下垂,乳头呈切线位状态显示(图 3-9-1C)。

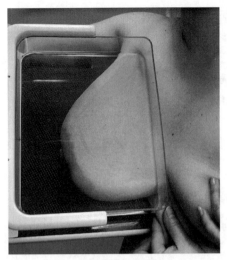

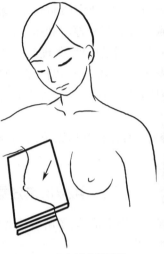
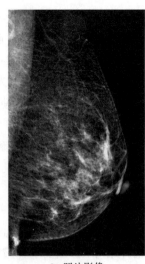

A. 压迫器加压示意　　　　　　　B. 中心线入射示意　　　　　C. 照片影像

图 3-9-1　乳腺内外斜位

2. 乳腺上下轴位（CC）

【摄影目的】筛检性和诊断性乳腺摄影,能够显示内侧乳腺组织。

【体位设计】机架垂直于地面,摄影台平行于水平面。被检者面对摄影架站立,面部转向对侧;检查侧胸壁紧靠摄影台,用手托起乳腺下部向前上拉伸将其置于摄影台上,调节压迫器自上而下压紧并固定乳腺(图 3-9-2A),展平外侧皮肤皱褶,同时使乳头呈切线位。

【中心线】自被检侧乳腺的上方射入、下方射出,垂直于摄影台(图 3-9-2B)。

【影像显示】内侧乳腺组织显示完整,包含腺体后的脂肪组织,能显示胸大肌边缘(图 3-9-2C)。

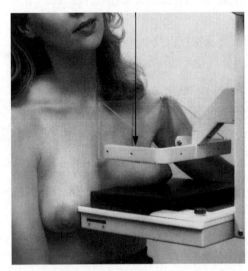
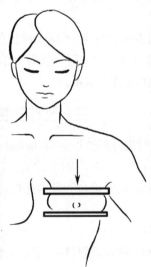
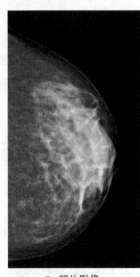

A. 压迫器加压示意　　　　　　　B. 中心线入射示意　　　　　C. 照片影像

图 3-9-2　乳腺上下轴位

3. 乳腺 90° 侧位　乳腺 90° 侧位包括内外侧位(medial-lateral,ML)和外内侧位(latero-medial,LM),X 线水平方向投照,作为补充位置。

【摄影目的】筛检性和诊断性乳腺摄影。

【体位设计】机架旋转 90° 角置于水平方向,摄影台垂直于水平面。被检者立于乳腺 X 线机前,摄影台置于被检侧乳腺外侧,将被检侧乳腺紧贴摄影台,调整压迫器加压(图 3-9-3A),在加压的同时用手将乳腺向前上牵拉,使腺体组织均匀呈侧位扁平,同时使乳头呈切线位。

【中心线】呈水平方向,经乳腺内侧射入外侧(ML),垂直于摄影台(图3-9-3B)。

【影像显示】乳腺及部分胸大肌显影(图3-9-3C)。

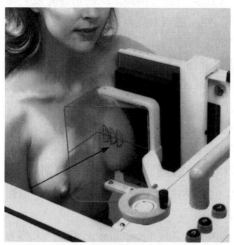
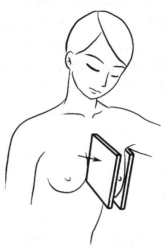
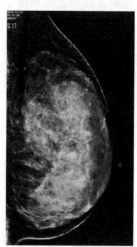

A. 压迫器加压示意　　　　　　B. 中心线入射示意　　　　　　C. 照片影像

图3-9-3　乳腺内外侧位

四、乳腺其他摄影技术

1. 放大摄影(magnification radiography)　提高空间分辨力,可精确地观察病灶密度或团块的边缘形态和内部结构,更好地显示钙化点的数目、分布和形态,有利于对良、恶性病变进行区分。通常在普通摄影后,对可疑病变区域进行放大摄影。被检侧乳腺和IR之间放置一个放大平台,调整之间距离为30cm。所用X线管焦点通常为0.1,放大倍数常为1.5、1.8。根据需要进行选择,保证最好的放大效果和优化锐利度。

2. 人工(植入物)乳腺摄影　常规采取头尾位和内外斜位,需手动设置曝光参数,压迫程度受植入物的可压迫性限制。除此之外,应加照修正的内外斜位和头尾位,即将植入体推向胸壁,使假体避开压迫范围,对前方的乳腺组织加压摄片。

3. 乳腺导管造影　通过乳腺导管将对比剂逆行注入乳腺导管系统,然后摄影显示乳腺导管及乳腺组织的技术称为乳腺导管造影,见造影检查章节叙述。

五、乳腺数字X线摄影

近年来乳腺X线摄影逐渐进入数字化时代。数字乳腺摄影动态范围宽,密度分辨力高,能对图像进行多种后处理,特别适合乳腺组织的检查,所需辐射量比屏 - 片乳腺摄影少,而且能更早发现病变。数字乳腺摄影有助于计算机辅助诊断(CAD),能准确检出微小钙化灶,提高判定乳腺癌的可靠性。数字乳腺摄影能支持远程会诊,将图像资料以数字形式传送,能满足远程会诊必需的数字影像资料,从而正在逐步替代屏 - 片乳腺摄影。

CR使用专用乳腺IP,DR使用CCD、非晶硅、非晶硒等FPD检测X线。此外还有以下乳腺数字X线摄影特殊技术:

1. 全数字化乳腺摄影(full-field digital mammography,FFDM)　FFDM是近年来发展的数字化X线摄影技术。使用平板探测器,应用自动参数选择(AOP)技术,根据乳腺厚度、密度,自动转换阳极靶面(钼靶或铑靶),自动选择X线曝光条件(kV和mAs),产生数字化图像,并可利用数字化三维立体定位系统进行病灶活检或作病灶导丝标记切检。全数字化乳腺摄影对病灶微小钙化的敏感度很高,能清晰显示乳腺皮肤、皮下组织、血管、腋淋巴结等结构,能较清晰显示肿块、钙化等病变征象,帮助病变定性。摄影位置与普通乳腺摄影相同。

2. 相位对比乳腺摄影（phase contrast mammography，PCM）　X线具有波动性，当其穿透物体时会发生强度（振幅）衰减和相位移动，前者形成X线的吸收对比，后者形成X线的相位对比。通常X线摄影即利用了X线吸收对比的差别成像。当X线穿过密度不同组织的边界时发生相位移动，导致了X线的轻微折射。PCM使用PCM乳腺机，使用适当的焦点尺寸、适当的放大率、适当的CR读取精度、适当的放大再还原程序以及适当的高精度打印（硬拷贝阅读）等，使折射线和正好通过边界的直射线在成像板上得以重合，该边界就能得到更多的X线剂量，从而使边界影像得到强化，提高了影像的锐利度。通常使用0.1的焦点、1.75倍的放大率。

3. 数字乳腺体层合成（digital breast tomosynthesis，DBT）　数字乳腺体层合成是一种3D成像技术。它通过多角度曝光，获得乳腺在不同角度下的图像，然后将其重建成一系列高分辨力的体层图像。重建出来的X线体层合成图像，消除了2D乳腺摄影成像中组织重叠和结构噪声的问题。检查时，按照标准方式压迫乳腺，保持乳腺固定，X线球管在设定的角度范围内（通常±15°角）进行旋转，每经过一定的角度（3°角）曝光一次，从而产生一系列的数字图像，根据不同角度下的摄影数据重建出一系列无组织重叠的体层图像。

4. 对比增强数字乳腺摄影技术（contrast enhancement digital mammography，CMM）　又称为对比减影乳腺摄影技术，注射对比剂前后进行数字摄影，通过数据相减得到减影图像。有时间减影模式和双能量减影模式两种。时间减影模式中，先拍摄蒙片图像，再注射对比剂，得到乳腺增强后的图像，两图像相减，去除正常背景图像，只留下含对比剂的影像。双能量模式中，注射对比剂后拍摄两幅图像，一幅高能量，一幅低能量，两图像相减，正常的背景结构被去除，剩下含对比剂的图像。

5. 立体定位活检（stereotactic needle biopsy）　数字乳腺机的计算机系统可在三维平面上计算出病灶的精确位置，并且自动定位活检针，以便于进行活检等临床操作。其原理是X线在垂直于压迫平面时拍摄一张定位像，再分别以+15°角和–15°角拍摄两幅图像，根据所造成的视差偏移，数字乳腺机工作站自动计算病灶深度，即穿刺深度，定位精度在0.1~0.2mm之间，并可把深度值直接转换成与具体操作相关的数据，自动将活检针准确定位病灶，活检针刺入病灶后，直接取出病灶组织标本，或者释放导丝以引导外科手术等。

六、乳腺摄影的质量控制

乳腺X线摄影技术的质量控制对乳腺病变的X线诊断至关重要。近年来由于高新技术的应用、设备的更新换代，尤其是全数字化摄影技术、自动曝光控制等技术的应用，乳腺X线摄影质量有了大幅度的提高。2007年，我国卫生部颁布了《乳腺X射线摄影质量控制检测规范》（GBZ 186-2007），对乳腺X射线摄影质量控制检测做了明确的规定。

（一）影响乳腺影像质量的相关因素

1. 压迫　适当加压会提高图像质量。乳腺压迫不足主要表现为乳腺结构重叠、组织曝光差异大，乳腺较厚部分穿透不充分，较薄部位曝光过度以及运动模糊等。

2. 曝光　屏-片系统乳腺X线照片的平均光学密度（D）的范围通常应在1.4~1.8之间，对于照片的相关诊断部分，光学密度的总体范围应位于1.0~3.0之间。曝光不足时光学密度低、照片对比度低，限制了细节，尤其是微小钙化和低对比病变的显示。曝光不足通常因压迫不当，自动曝光控制设定不正确或失效而致。曝光过度可导致较薄或脂肪型乳腺过度黑化。

3. 对比度　适中的对比度能显示乳腺中的微小差异。对比度低下的原因包括不适当的曝光、冲洗缺陷、压迫不当、使用低对比胶片、靶材料和（或）滤过不当、滤线栅使用错误和kV过高。

4. 清晰度　良好清晰度的乳腺图像能捕获微小细节结构，如针状结构的边缘。在乳腺摄影中，模糊度通过微小线性结构边缘、组织边缘和钙化的模糊表现出来。乳腺摄影中可能遇到的模糊种类包括运动模糊、屏-片密着不良、增感屏模糊、几何模糊和视差模糊。

5. 噪声　噪声(或称照片斑点)淹没或降低了识别钙化等微细结构的能力。乳腺照片噪声的主要产生原因是量子斑点。量子斑点是增感屏中同一区域吸收 X 线光子数量的统计涨落形成的,形成影像所用的 X 线光子越少,量子斑点产生越多。因此,曝光不足,延长冲洗时间和高速的影像接收器都可能增加噪声。

6. 伪影　伪影是指在影像中没有反映物体真正衰减差异的任何密度的改变。它可以是暗室技术、胶片操作、增感屏维护、可见光漏光、安全灯、滤线栅等引起。CR 系统可能产生伪影的因素远远大于屏 - 片系统。

7. 准直　模拟 X 线的可见光照射野应与 X 线照射野一致,并尽可能准直在胶片靠近胸壁的边缘。

(二)乳腺影像的综合评价标准

以内外斜位为例,介绍乳腺影像的综合评价标准。

诊断学要求标准:胸大肌显示充分,胸大肌的下缘能显示到后乳头线(即以近似垂直于胸壁肌肉的角度,从乳头向后画线直至胸壁肌肉或胶片边缘的线);乳腺无下垂,乳头呈切线位显示;乳腺腺体组织充分显示;腺体后部的脂肪组织清晰显示;乳腺下皱褶分散展开;不出现皮肤皱褶;左、右乳腺影像对称,呈菱形。

影像细节的显示要求:能显示 0.2mm 的细小钙化灶。

被检者辐射剂量标准:标准体型被检者的体表入射剂量(乳腺压迫厚度 5cm,有滤线栅):<3mGy。

需要说明的是,乳腺疾病的最终诊断应依赖于各种影像检查技术的综合应用。乳腺超声检查对人体无创伤,检查快捷,重复性强,有助于鉴别肿块的囊、实性,彩超可以显示病变血流特征;CT 检查具备高密度分辨力,有益于观察病变形态、结构、钙化等情况,还有助于发现淋巴结和远处转移;MRI 检查使用专用乳腺表面线圈,多方位、多参数成像显示病变,MRS 技术还可以检测病变区域胆碱水平的变化。CT 及 MRI 可以进行增强扫描,观察病变血供特征有助于定性。超声、CT、MRI 影像引导下的穿刺活检可以提供病理诊断。但作为乳腺检查的方法,首推钼靶 X 线检查。

(黄兰珠)

第十节　口 腔 摄 影

一、牙 齿 摄 影

(一)牙齿解剖

1. 乳牙与恒牙　人在一生中生长两副牙齿即乳牙与恒牙。乳齿在出生后 6 个月开始萌出,至 2 岁出齐,共 20 个,用罗马字数字标注,乳牙排列及名称如图 3-10-1 所示;乳齿在 12~13 岁逐渐被恒齿替换,恒齿共 32 个,分布在上、下颌骨的左、右两侧共 8 个,用阿拉伯数字标注,恒牙排列及名称如图 3-10-2 所示。

2. 牙齿形态与结构　牙齿由牙冠、牙颈、牙根三部分组成。牙冠为牙釉质覆盖的部分,大部分暴露在口腔,小部分覆盖于牙龈之下。牙根与牙冠以外的其他部分,埋藏于牙槽骨内,因年龄与病理的变化,牙槽骨发生萎缩,牙根可能部分露出牙槽骨之外。一般将牙根分作三部:上 1/3 部称颈,下 1/3 称根尖,中 1/3 称根中,通过牙体中心的一条假象轴称为牙体长轴(图 3-10-3)。

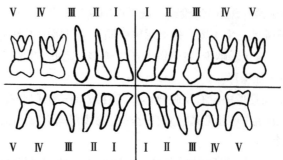

Ⅴ　Ⅳ　Ⅲ　Ⅲ　Ⅰ｜Ⅰ　Ⅱ　Ⅲ　Ⅳ　Ⅴ

Ⅴ　Ⅳ　Ⅲ　Ⅲ　Ⅰ｜Ⅰ　Ⅱ　Ⅲ　Ⅳ　Ⅴ

Ⅰ 切牙　Ⅱ 侧切牙　Ⅲ 尖牙　Ⅳ 第一磨牙　Ⅴ 第二磨牙

图 3-10-1　乳牙排列及名称示意图

8　7　6　5　4　3　2　1｜1　2　3　4　5　6　7　8

8　7　6　5　4　3　2　1｜1　2　3　4　5　6　7　8

1门齿（切牙）　2侧门齿（侧切牙）　3犬牙（单尖牙）
4、5前臼齿（双尖牙）　6、7、8臼齿（磨牙）

图 3-10-2　恒牙排列及名称示意图

牙齿有五个面（前牙有四个面一个切缘）。前牙牙冠与唇相接的一面为唇面，后牙牙冠与颊相邻接的一面为颊面，下颌牙靠近舌的一面为舌面，上颌牙靠近上腭的一面为腭面，牙彼此相邻的面称侧面，上、下牙齿相对的面为咬合面。

牙齿的组织结构，牙齿的本身称牙体。牙体组织包括牙釉质、牙本质、牙骨质和牙髓质，前三者是钙化的硬组织。釉质是人体中最硬组织，含无机盐96%，主要为磷酸钙，其次为碳酸钙、磷酸镁和氟化钙；牙本质构成牙体的主体，含无机盐70%；牙骨质在牙根部表面，结构与骨组织相似，含无机盐55%，将牙体组织与牙周组织连接在一起；牙髓质位于牙髓腔内，是富于细胞、血管和神经的疏松结缔组织。

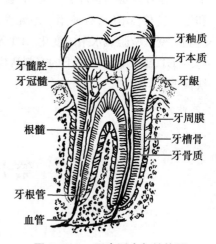

牙釉质
牙本质
牙髓腔
牙冠髓
牙龈
根髓
牙周膜
牙槽骨
牙骨质
牙根管
血管

图 3-10-3　牙齿形态与结构图

牙周组织包括牙周膜、牙槽骨和牙龈。牙周膜是介于牙根和牙槽骨之间的纤维结缔组织；牙槽骨是包围着牙根的颌骨突起部分，容纳牙根凹陷叫牙槽窝，牙根之间的牙板叫牙槽中隔，游离缘叫牙槽嵴，牙槽骨的骨质疏松，是支持牙体的重要组织；牙龈为口腔黏膜，包围着牙龈和牙槽嵴的部分，牙龈坚韧而有弹性，其前层具有较厚的角化上皮，属软组织。

（二）牙齿摄影的注意事项

1. 牙齿体表定位　上、下颌骨的牙槽骨内容纳牙根，根尖位于牙槽骨的底部。上颌牙的根尖大约位于听鼻线上，下颌牙的根尖大约位于下颌下缘上1cm与下颌下缘的平行线上。从纵线上看，上、下颌中切牙根尖位于头颅正中矢状面两侧，侧切牙根尖位于鼻翼中点线，尖牙根尖位于眼内眦线，第1前磨牙根尖位于鼻翼侧缘线，第2前磨牙与第1磨牙根尖位于眼眶中点线，第

2与第3磨牙根尖位于眼外眦线（图3-10-4）。

2. 口腔卫生　X线摄影是将具有清洁卫生包装的牙片置入被检者口腔内，X线由口腔外向口腔内投射。牙片放置所使用的器械应进行消毒处理，防止交叉感染。

3. 牙片标记　牙齿为对称生长，为区分左、右侧牙，在牙片及包装上均印压有圆点状标记，放置牙片时需将标记靠近正中矢状面，并注意曝光面与背面区分。

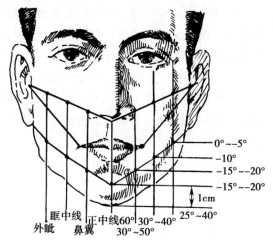

图3-10-4　牙根尖体表定位图

（1）口腔内摄片的特点：口腔内摄片是将牙片置于口腔内牙的舌侧或上下齿咬合面之间，X线从口腔外部摄入口腔内，经牙齿或上、下颌骨射入胶片的摄影方法。

（2）牙片的分类及包装：分为齿型片、咬合片和咬翼片三种。所用牙片的基本结构与一般X线片相同，适合于不同需求的规格包装。成人的齿型片为3cm×4cm，儿童的为2cm×3cm。现有专用牙片，牙片在使用时把正面靠近牙面，反面为舌腭面（图3-10-5）。

4. 口腔内摄片头部基础体位　由于齿列呈弓形，口腔内摄片的X线投射角度需在头颅一定位置时做标定。规定头颅基础体位如下：①头颅呈直立位，头颅矢状面与地面垂直，眼眶间连线与地面平行；②外耳孔至鼻翼连线为上颌咬合面平行线，摄取上颌牙时应使此线与地面平行；③外耳孔至口角连线为下颌咬合面平行线，摄取下颌牙时应使此线与地面平行。

5. 胶片的放置与固定　口腔内胶片的曝光面应贴近被摄牙的舌面或腭面，胶片与牙齿贴紧但避免胶片过度弯曲。尤其是前部颌弓弯度大，无法避免胶片弯曲，可增加中心线的倾角，以减少牙齿投影失真。在放入胶片前，同被检者讲解固定胶片法及注意事项，争取其配合。儿童摄片可叫陪同人员协助代为固定，尽快完成摄影。被检者如有恶心，可嘱其深呼吸以防发生呕吐，敏感者可用棉球浸1%~2%的丁卡因深擦局部，待硬腭及黏膜麻醉后摄片。

6. 牙摄影参考条件　管电压一般采用60~85kV，管电流一般为45~90mAs，焦片距为20~30cm。

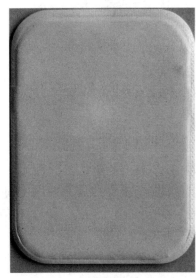

牙片正面

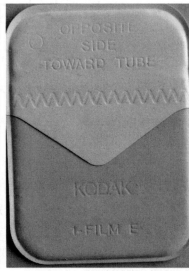

牙片反面

图3-10-5　牙片包装图

7. 摄影X线中心线 口腔内摄影胶片无法与牙齿长轴完全平行,原则上应使中心线与牙齿和胶片所构成角度的角平分线垂直(图3-10-6)。正常人各部分牙齿摄片时的倾斜角如下:①上颌切牙为向足侧倾斜40°~60°、尖牙为45°~50°、前磨牙为30°~40°、磨牙为25°~30°。②下颌切牙为–15°~–30°,尖牙为–15°~20°,前磨牙为–10°,磨牙为0°~–5°。③中心线与牙齿邻接面的关系应平行的穿过邻接处,若中心线与牙齿邻接面成角,可形成牙齿影像相互重叠。根据正常人的齿弓形态,测量出各部位牙齿的邻接面倾斜角。磨牙前方各牙的邻接面倾斜角以第1磨牙连接线与正中矢状面的交点为圆心。上颌切牙为0°,尖牙为60°~70°。下颌切牙为0°,尖牙为45°~50°,前磨牙为70°~80°。上下颌的磨牙以第3磨牙为圆心,其邻接面的倾斜角皆为80°~90°(图3-10-7)。

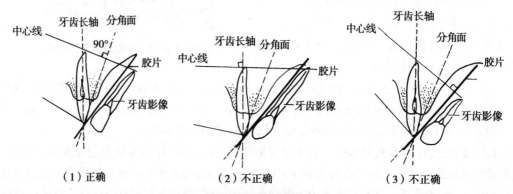

（1）正确 （2）不正确 （3）不正确

图3-10-6 中心线投射方向示意图

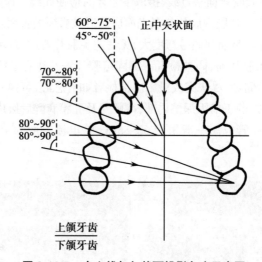

图3-10-7 中心线与矢状面投影角度示意图

（三）口腔内牙摄影体位

1. 上颌切牙位

【摄影目的】观察上颌切牙的形态、病变、牙根周及牙槽骨的情况。

【体位设计】被检者坐于摄影椅上,头颅矢状位与地面垂直,头略仰起,张口使上颌咬面与地面平行;牙片竖放于切牙的舌侧,下缘贴近牙冠,并超出切缘0.5cm,下缘与颌面平行,上缘贴于腭部,被检者用右手拇指轻压胶片使之固定(图3-10-8A)。

【中心线】向足端倾斜,与上颌咬合面呈40°~60°角,经牙根部与牙齿及胶片间的分角线垂直,对准鼻尖射入(图3-10-8A)。

【影像显示】上颌切牙及根周。如果侧切牙包括不全时可另行摄片(图3-10-8B)。

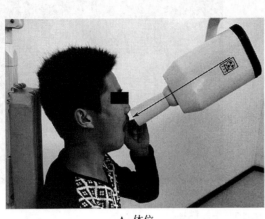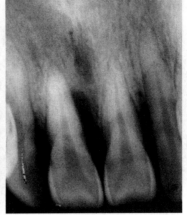

A. 体位　　　　　　　　　　　　　　　B. 照片影像

图 3-10-8　上颌切牙位

2. 上颌尖牙及前磨牙位

【摄影目的】观察尖牙与前磨牙的形态、病变、牙根周及牙槽骨的情况。

【体位设计】被检者坐于摄影椅上，基本体位同切牙摄影体位，牙片竖放置于尖牙的舌侧，被检者用拇指轻压牙片，尖牙与牙片呈 45° 角，牙片长轴边缘与上颌牙咬合面平行且超出牙冠 0.5cm（图 3-10-9A）。

【中心线】向足端倾斜，与咬合面呈 35°~50° 角、与矢状面呈 60°~75° 角，对准听鼻翼线与鼻连垂直线相交处射入（用于尖牙、第 1 前磨牙），对准眼眶下缘中点垂直线相交处射入（用于前磨牙）（图 3-10-9A）。

【影像显示】尖牙、前磨牙及根周（图 3-10-9B）。

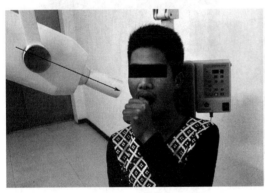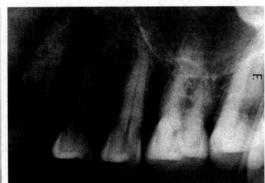

A. 体位　　　　　　　　　　　　　　　B. 照片影像

图 3-10-9　上颌尖牙及前磨牙位

3. 上颌磨牙位

【摄影目的】观察上颌磨牙的形态、病变、牙根周及牙槽骨的情况。

【体位设计】被检者坐于摄影椅上，头颅矢状位与地面垂直，头稍仰起，使上颌咬面与地面平行，牙片横放，置于患牙腭侧，牙片下端超出牙冠 0.5cm，被检者用对侧拇指压紧牙片，其余四指并拢伸直与拇指分开（图 3-10-10A）。

【中心线】向足及对侧倾斜，与颌面呈 25°~30° 角及正中矢状面呈 80°~90° 角，对准听鼻翼线与颧突垂直线相交处射入（图 3-10-10A）。

【影像显示】上颌磨牙及根周影像（图 3-10-10B）。

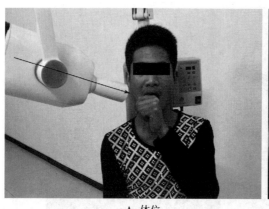
A. 体位

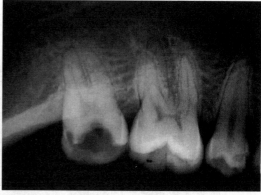
B. 照片影像

图 3-10-10　上颌磨牙位

4. 下颌切牙位

【摄影目的】观察下颌切牙的形态、病变、牙根周及牙槽骨的情况。

【体位设计】被检者坐于摄影椅上，头颅矢状面与地面垂直，外耳孔至口角连线与地面平行，牙片竖放于下颌切牙舌侧，牙冠贴近牙片，牙片上缘超出切缘 0.5cm，用示指轻压牙片予以固定，其余四指屈曲（图 3-10-11A）。

【中心线】向头端倾斜，与下颌面呈 15°~25° 角及与正中矢状面平行，对准颏正中下缘向上 1cm 处射入（图 3-10-11A）。

【影像显示】下颌切牙及根周（图 3-10-11B）。

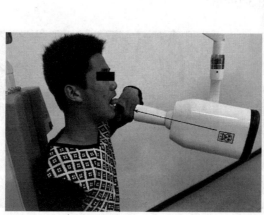
A. 体位

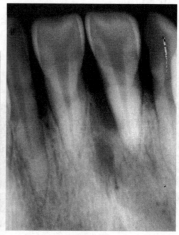
B. 照片影像

图 3-10-11　下颌切牙位

5. 下颌尖牙及前磨牙位

【摄影目的】观察下颌尖牙和前磨牙的形态、病变、牙根周及牙槽骨的情况。

【体位设计】被检者坐摄影椅上，头颅矢状面与地面垂直，外耳孔至口角连线与地面平行。牙片斜放，尖牙与牙片边呈 45° 角，前磨牙与牙片短边平行，牙片上缘超出牙冠 0.5cm。被检者对侧示指轻压牙片予以固定（图 3-10-12A）。

【中心线】与下颌牙咬合面呈 10°~20° 角及正中矢状面呈 45°~50° 角（尖牙）或 70°~80° 角（前磨牙），对准被摄牙牙根处射入（图 3-10-12A）。

【影像显示】下颌尖牙、前磨牙及根周。（图 3-10-12B）。

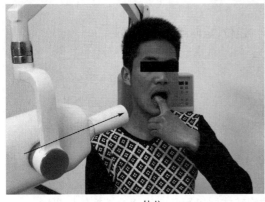
A. 体位

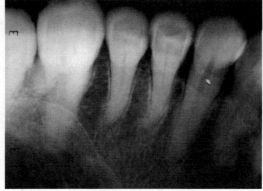
B. 照片影像

图 3-10-12　下颌尖牙及前磨牙位

6. 下颌磨牙位

【摄影目的】观察下颌磨牙的形态、病变、牙根周及牙槽骨的情况。

【体位设计】被检者坐于摄影椅上,头颅矢状面垂直于地面,听口线与地面平行。牙片横放在第一至第三磨牙的舌侧,上缘超出牙冠0.5cm,且与下牙咬合面平行,被检者对侧示指伸直轻压牙片(图3-10-13A)。

【中心线】与下颌咬合面呈0°~5°角、与正中矢状面呈80°~90°角,与牙长轴和牙片所成角平分线垂直,对准对侧第3磨牙处射入(图3-10-13A)。

【影像显示】下颌磨牙及根周(图3-10-13B)。

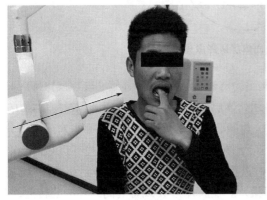
A. 体位

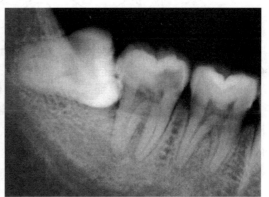
B. 照片影像

图 3-10-13　下颌磨牙位

二、口腔曲面全景体层摄影

普通X线摄影只能显示少数牙的影像且有重叠现象。而牙齿排列呈弧形,用普通X线摄影不能避免重叠影像,且无法实现全口牙一次显示。由此,芬兰人Peatero根据人类口腔颌面部的解剖特点,利用体层摄影及狭缝摄影原理,设计出一种一次曝光便可将全口牙影像显示在一张照片上的方法。这种方法就是口腔曲面体层摄影,也称口腔曲面全景体层摄影。

(一)口腔曲面全景体层摄影优缺点

1. 口腔曲面全景体层摄影的主要优点

(1)可一次曝光便将颌骨及全口牙体层摄影在胶片上,呈一张左右展开的平面像。

(2)同时还可将上颌骨、下颌骨、下颌关节、上颌窦、鼻腔等部位同时显示,故可达到全面了解全部牙列的咬合关系、牙的远近中倾斜角度、乳牙恒牙的交替情况,对多发病变以及对需双侧对照的病变进行诊断与鉴别诊断等目的。

（3）对较大的牙槽突骨折及下颌多发性骨折的定位、定向均有诊断价值。

（4）被检者接受射线少。

（5）被检者舒适，口中不需要放置胶片。

2. 口腔曲面全景体层摄影的缺点

（1）影像相对放大较大。

（2）摄影体位欠妥时，可有牙重叠影像。

（3）骨质结构的清晰度相对较差，不能全部取代平片检查。

（二）曲面体层摄影原理

曲面体层摄影装置主要有两种类型，即：单轴旋转体层摄影和三轴连续转换体层摄影。

1. 单轴旋转体层摄影原理　单轴旋转体层摄原理：两个大小相等的圆盘，分别以 o_1、o_2 为中心顺箭头方向（即相反方向）、以相同的速度 ω 旋转，其 X 线从右方以一窄束射出并通过 o_1、o_2。转盘 o_1 至 r 的 a_1 点放置被投照体，而转盘 o_2 至 r 的 o_2 点放置胶片，a_1 点与 a_2 点的转动速度 V 相等。因此，a_1 点的牙列情况能清楚显示在 a_2 点的胶片上，而 a_2 点以外的被投照体结构因与胶片转动的速度不同，影像便模糊不清（图 3-10-14）。

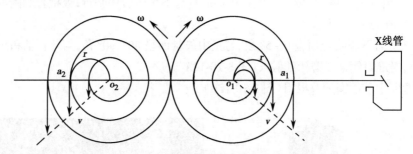

图 3-10-14　单轴旋转曲面体层摄影原理示意图

2. 三轴旋转体层摄影原理　为了使颌面结构更为清晰，设计有三轴连续旋转体层摄影。其原理为：在下颌骨区有三轴 o_1、o_2、o_3，各轴具各自牙列体层摄影范围。以 o_2 为圆周对应的前 1/3 圆周，可清楚地显示前牙及前磨牙区域；而以 o_1、o_3 为圆心对应的后 2 个圆周各自也对应一部分的圆弧，可显示对侧的外耳道口周围、颞下颌关节、下颌骨升支、磨牙和部分前磨牙区域。当电动机驱动整个旋转装置时，上述三轴在旋转的同时进行转换，即：由 o_1 旋转转换到 o_2，再由 o_2 旋转转换到 o_3，转换完毕即完成全部颌面部的体层摄片。在胶片与 X 线管的同一轴的公转上，胶片同时按本身的运动轨迹（机构）相应地与公转进行相反方向的自转（图 3-10-15）。

（三）摄影应用

目前临床应用主要有：全口牙位曲面体层、下颌骨位曲面体层、上颌骨位曲面体层、颞下颌关节曲面体层等。

1. 全口牙位曲面体层摄影　全口牙位曲面体层摄影为牙疾病常用检查方法。摄影时，被检者立位或坐位，颈椎垂直或向前倾斜，下颌颏部置于颏托正中，头矢状面与地面垂直，听眶线与听鼻线的角平分线与地面平行。用额托或头夹将头固定（图 3-10-16A）。用 127mm×178mm（5 英寸 ×7 英寸）胶片装入暗盒后固定于

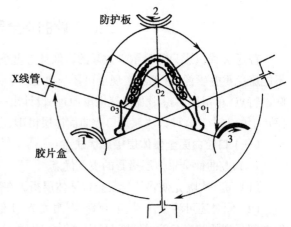

图 3-10-15　三轴旋转曲面体层摄影原理示意图

片架上。数字口腔曲面体层摄影则不需要安装胶片。全口牙位曲面体层摄影影像恒压和乳牙显示如图 3-10-16B 所示。

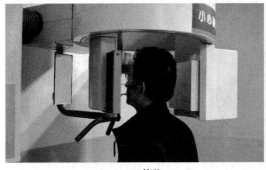

A. 体位

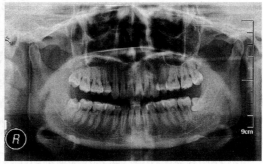

B. 照片影像

图 3-10-16 全口牙曲面体层摄影

2. 下颌骨位曲面体层摄影 被检者下颌颏部署于颏托正中,头矢状面与地面垂直,听鼻线与地面平行。胶片尺寸、准备及 X 线管倾斜角度同全口牙位曲面体层摄影。层面选择:颏托标尺向前移 10mm 处。

3. 上颌骨位曲面体层摄影 被检者颏部置于颏托上,头矢状面与地面垂直,听眶线与地面平行,胶片尺寸、准备及 X 线管倾斜角度同全口牙位曲面体层摄影。层面选择:颏托标尺向前移 10~15mm 处。

4. 颞下颌关节曲面体层摄影 被检者颏部置于颏托上,头矢状面对准颏托中心,听鼻线垂直于头部基准线。层面选择:如为观察两侧颞下颌关节,将颏托向前移动 10mm;如重点观察关节结构,则将颏托向健侧移动 10mm。

三、口腔摄影的质量控制

1. 口腔内牙片摄影为牙的正位像 口内牙片摄影无伪影(评估摄影前准备和影像后处理技术);临床医师申请所检查牙齿应显示牙片内,所摄的牙片影像无失真,形态与所摄牙相同(评估摄影体位);牙片影像对比度好,分辨力高,牙根尖和相邻牙槽骨、牙冠显示清楚;能清楚显示牙槽骨的骨小梁,能显示牙根骨折和牙的骨质破坏征象,能够显示牙根管和牙髓腔(评估摄影条件和影像后处理)。

2. 口腔曲面体层摄影 口腔曲面体层摄影分全口牙位曲面体层摄影、下颌骨位曲面体层摄影、上颌骨位曲面体层摄影、颞下颌关节曲面体层摄影,目前临床上最常用的口腔曲面体层摄影为全口牙位曲面体层摄影。全口牙位曲面体层摄影把全口牙在一张片上显现出来,所摄的牙片影像无失真,形态与所摄牙相同(评估摄影体位安置);全口牙位曲面体层摄影片影像对比度好,分辨力高,能够清楚的显示牙根尖和相邻牙槽骨、牙冠显示清楚、部分上颌窦和上颌窦、下颌支和下颌髁突、全部下颌骨;能清楚显示牙槽骨的骨小梁,能显示牙根骨折和骨质破坏征象,能够显示牙根管和牙髓腔(评估摄影条件和影像后处理技术)。

(隗志峰)

第十一节 床旁摄影

床旁 X 线摄影是针对急诊危重被检者、移动不便被检者,将移动式(或携带式)X 线机移动至床边进行摄影的检查方式。目前,床旁摄影正逐步过渡到数字摄影模式,IP、移动 DR 探测器

逐步取代了屏 - 片系统。具有快速成像、实时观察、可进行后处理等优点,给临床诊治提供了更有效的信息,近年数字床旁摄影技术得到迅速发展。

一、摄影注意事项

1. 床旁摄影时,被检者病情危重,或者处于牵引状态、各型夹板和石膏固位状态,不能很好配合检查,摄影前,要认真阅读申请单,了解摄影目的,体位不便搬动时,可通过调整 X 线管或(和)IR,使三者关系符合摄影要求。病房通道狭窄,重症病房及手术室有心电监护仪、呼吸机、牵引架等医疗器械,摄影距离难以达到标准距离,摄影时要根据诊断要求,合理进行体位设计。

2. 在病房或手术室内进行 X 线检查,对被检者进行 X 线防护比较困难,要确保摄影一次性成功,减少病人辐射剂量,劝离同室的其他人员,对不能离开者需采取有效防护措施。

3. 使用数字影像设备进行摄影要及时进行影像后处理,使兴趣区或特定区域解剖结构显示良好,并及时将影像上传到诊断工作站或打印出照片,并及时与医师沟通,完成床旁摄影工作。

4. 移动 X 线机输出功率较小,床旁摄影一般不使用滤线栅,或使用低栅比(6∶1/8∶1)的固定滤线栅,有效提高床旁摄影影像质量,床旁摄影不是常规 X 线检查,为了保证影像学的诊断质量,在病情许可的情况下,尽可能到放射科检查或病情改善后再到放射科随诊复查。

5. 移动式 X 线机应有合适的外电源插座,电瓶充电式 X 线机,要有充足的电能存储量,保证机器顺利到达病房,X 线机接通电源后,务必将地线连接好。

6. 正确使用和维护保养 IR:①已照与未照的 IR 有明显区分标记或放置在不同区域,避免在摄影过程中混淆;②严格规范 IR 的放置方向,确保原始图像与被检部位上、下、左、右方位一致;③对被检部位有感染、出血等进行摄影时,需将 IR 放入一次性塑料袋内进行摄影,术中床旁摄影时,也要将 IR 用一次性无菌巾包好后再进行摄影,防止 IR 受到污染及防止被检者伤口被感染;④采用清洁剂或消毒水润湿的毛巾,定期清洁 IP 表面的灰尘和污点,IP 盒内集成有探测芯片,不能直接将液体倾倒在其表面;⑤注意对移动 DR 摄影装置平板探测器的保护。

二、床旁摄影防护原则

床旁摄影是在病房或手术室实施的特殊的 X 线摄影检查,较常规 X 线检查,它是一项辐射效应更加明显的放射实践活动,床旁摄影实施辐射防护比较困难,表现在:①操作人员在近距离和没有屏蔽的房间进行放射学检查;②被检者病情重,检查时对被检者的防护有限;③被检者的同室其他病人,往往不能撤离,有被放射线照射的危险;④通常采用小型移动式床旁机进行的摄影,辐射量较大。因此,床旁摄影的防护必须遵循以下原则。

1. 床旁摄影正当化原则　床旁摄影是针对急诊和特殊被检者的一种 X 线摄影检查,床旁摄影中放射实践的正当化判断很重要,不能把床旁摄影视为上门检查的优质特殊服务之一,忽略了辐射的危害,应该严格把握申请限度,杜绝滥用床旁 X 线摄影,床旁摄影针对的是危急症被检者与不能移动被检者,必须利用 X 线影像进行病情诊断。

2. 床旁摄影防护原则　床旁摄影时,按照辐射防护三原则(距离防护、时间防护、屏蔽防护),采取有效措施,尽量减少床旁摄影的辐射剂量,采取措施有:①使用高频移动 X 线机进行床旁摄影,采用高管电压、低管电流曝光;②必要防护措施保护操作者和被检者同室的其他病人,使用符合要求的个人防护用品,采取屏蔽防护或体位防护;③劝离病房中无关人员,如果病房有其他不能移动的患者,可以在床旁使用移动铅屏风遮挡;④留在房间的人员尽量远离被检者,距离 X 线管 2m 内尽量不要留人。

三、移动 CR 床旁检查流程

1. 阅读床旁摄影申请单,了解摄影目的,选择适当大小的 IP,在无菌环境(手术室、传染/隔离病房)或感染环境进行检查,按手术室管理换装,将 IP 套上无菌套或用一次性床单包裹。

2. 检查现场核对申请单信息,正确输入被检者信息(姓名、性别、年龄、ID 号、检查部位、摄影体位以及 IP 放置方向等),确保原始 CR 图像与被检者被检部位完全一致,为后期信息检索提供更多原始检查数据,摄影前,要根据环境条件采取适当防护措施。

3. 摆放摄影体位,选择摄影条件,调整并固定摄影装置,进行必要的呼吸训练后进行曝光。

4. 摄影完毕后,将 IP 上的条形码号码填写在被检者申请单上,返回影像科立即进行 IP 扫描,在本机或图像打印工作站做图像处理和打印照片,一体化移动 CR 应在检查现场立即扫描,判定摄影质量,并将图像传送至存储服务器和打印工作站。

四、移动 DR 床旁检查流程

1. 阅读床旁摄影申请单或院内网络紧急预约单,了解摄影目的,在无菌环境或感染环境进行摄影时,将 DR 探测器套上无菌手套或用一次性床单包裹。

2. 检查现场核对申请信息,进行信息登录(被检者姓名、性别、年龄、ID 号、检查部位、摄影体位及探测器放置方向等),根据环境条件采取适当防护措施,劝离病房中其他人员,或对无法撤离的人员采取屏蔽防护。

3. 设计摄影位置,选择摄影条件进行曝光,预览所摄影像,确认是否满足诊断要求,及时保存图像,适当图像后处理后,在本机进行打印或将图像传输到服务器。

4. DR 检查时,通常可显示出本次检查的辐射剂量,在图像 DICOM 属性内没有该项目的情况下,需要在备注栏加注辐射剂量记录。

5. 若被检者信息不全,在检查后必须及时通过 PACS(或手工录入 RIS)对被检者检查信息进行补充 / 匹配,若采用特殊检查方法,需要在 RIS 技师工作站信息提示栏,录入本次检查方法备注。

五、床旁摄影技术

1. 床旁摄影体位　床旁摄影主要针对危重被检者、严重外伤被检者、术后被检者及各种原因不能移动的被检者等,许多被检者不能按照规范的体位进行摆放,只有通过调整中心线和(或)IR 位置,来保证中心线、被检部位与 IR 三者关系不变,摄取满足诊断要求的影像。

2. 摄影条件选择　数字摄影与传统屏 - 片摄影系统相比,曝光宽容度大,但并不意味着数字摄影的摄影条件可随意选择,根据使用机型制定规范的曝光条件表,并确定是否使用滤线栅,床旁 X 线摄影一般不用滤线栅,有些较厚部位摄影时,可采用低栅比的固定滤线栅,适当增加曝光条件,选择合适的摄影距离。

3. 影像处理及后处理　操作者根据临床需求,对兴趣区影像进行后处理:①根据不同的摄影部位和诊断要求进行窗宽、窗位调整,图像旋转或剪裁,按需要进行各种测量与标记;②需要时进行图像重建,例如胸部摄影,肺窗观察肺部病变,骨窗观察肋骨骨折或其他病变;四肢摄影,骨窗观察骨折或其他病变,而软组织窗用于观察软组织,如异物或软组织损伤等;③各种原因造成不能满足诊断要求的床旁图像,应及时重照。

4. 图像存储与照片打印　床旁摄影图像一般先存储在本机,向医院中央存储信息中心发送前,需要再次核对被检者信息,发现有误立即编辑修改,床旁摄影刻录光盘备份,要求按照急诊标记卷标、被检者检查索引、检查日期等,按顺序存放在档案橱中,由专人管理,床旁摄影应有急诊识别标志,以便及时打印,术中照片应及时送达手术室,以便外科医生决定手术方案。

六、床旁胸部摄影

1. 摄影目的　观察危重或无法搬动患者的胸部情况(感染、积液、术后等)。

2. 摄影前准备　①联系医嘱医师,了解病情和检查目的,协助病房护士去除可能影响检查的床旁物件(床头挡板、氧气瓶、心电监护仪、输液架等);②观察患者情况,与患者或家属沟通检查过程,使患者尽量能配合完成检查,最好能采用坐位或半坐位进行摄影,给予适当防护措施;③常规采用吸气后屏气曝光,呼吸状态不良或障碍的病人,可采用平静吸气后屏气,若无法进行屏气时可采用短时间曝光,危重患者不要拔出氧气管,这种情况要在申请单上注明病人情况。

3. 体位设计(以 CR 设备为例)　通常采用前后位(包括仰卧前后位、坐位前后位或半坐前后位),患者双臂放于身体两侧,IP 置于患者背部,当患者处于坐位或半坐位时,背部预先用枕头或其他软垫支撑体位,双臂内旋置于髋后;IP 长轴平行于躯干长轴,IP 上缘超出两肩部 5cm,两侧包括侧胸壁皮肤,人体冠状面平行于 IP;常规吸气后屏气曝光,有困难者可采用平静呼吸屏气曝光,若遇呼吸障碍等特殊情况者对呼吸状态可不作要求。

4. 中心线　因为患者的体位不固定,注意调整 X 线管倾角,保证中心线垂直于 IP,对准胸骨角下缘第 5、6 胸椎平面射入。

5. 摄影距离　标准距离 100~120cm,环境条件受限时,适当调整摄影距离。

6. 管电压　75~85kV(使用固定滤线栅),65~70kV(不使用滤线栅),或依据摄影距离设定。

7. 摄影后处理　移动 DR,应立即与临床医师共同预览/调整影像,以影像达到诊断需求为目的;移动屏-片系统或 CR 系统需要及时处理;一般单幅打印不能小于 8 英寸 × 10 英寸,按 1∶1 打印。

8. 影像质量基本评定　①肺野内无异物影像,某些不能去除的、可识别的医疗诊治物品,在不影响诊断的情况下允许保留(评估摄影前准备);②脊柱与双锁骨内侧端等距离,双侧锁骨位于在同一平面,锁骨投影没有上抬遮盖肺尖部,两侧肩胛骨投影在肺野外带(评估体位旋转状态);③肺纹理可见,膈面(包括肋膈角)边缘清晰(评估屏气状态);④透过心脏影隐约看到肋骨和胸椎,在没有使用滤线栅的情况下,影像灰雾偏大但没有影响到肺内结构和液气平面显示(评估曝光条件);⑤两侧肺野密度基本相等(评估中心线对准和 X 线管有没有发生偏转)。

9. 注意事项　①重症患者从卧位调整到坐位或半坐位时,注意观察患者移动时反应,保持氧气通道和心电监护连线畅通,危重患者在检查过程应有病房医师/护士在场;②在使用固定滤线栅时,摄影距离应控制在栅焦距的 ±25% 范围;③当医嘱要求重点显示肺内液平面情况时,患者应处于坐位或半坐位,中心线从水平方向射入并适当加大曝光条件;④对不能配合呼吸状态的患者,采用抓时机曝光和短时间曝光;⑤病房内其他人员应及时撤离,对不能搬动的患者给予适当防护措施;⑥由于摄影体位可能根据病情或医嘱医师现场要求改变,应在检查申请单上进行备注;⑦床旁胸部摄影常规采用正位,必要时加摄侧位。

七、床旁胸部特殊摄影

胸部病变具有疾病多样化和病理变化复杂的特点,X 线摄影方法可根据病情和诊治需要进行选择。

1. 透视及点片　当需要观察膈肌活动度、横膈疝、小儿透明膈症、异物定位等,可根据病情和 X 线设备情况,采用透视及点片。

2. 双能量减影　双能量摄影后进行影像减影处理,能较好地分别显示肺野和胸廓骨结构。

3. 融合体层摄影　融合体层摄影对肺野冠状面分层显示和叶段支气管显示较好,特别适合病灶空间定位和细节显示。

(姚建新)

第十二节　急 诊 摄 影

急诊X线摄影检查分为常规急诊摄影和紧急急诊摄影。常规急诊摄影是指急诊被检者和检查申请单同时送达影像科,技师在较短时间内,正确完成X线摄影的各项程序;紧急急诊摄影是指在十分紧急的情况下,技师可以打破常规程序,不拘泥于申请、划价、登记等常规程序,直接对急诊被检者实施检查,被检者信息由后期人工补录并完善相关手续。

一、常规急诊摄影注意事项

1. 根据申请单,影像科前台登记人员录入被检者相关信息(或在操作台登录界面补录),按照检查类别和部位分配检查机房,摄影技师阅读申请单,仔细核对被检者信息和检查信息,询问被检者或者家属相关病史,初步了解病情,明确本次检查目的,发现问题及时沟通,对于信息不符或不全者,须更正后再进行X线检查,避免发生医疗差错和医疗纠纷。

2. 急诊被检者处于危重状态,生命指征不稳定,不宜进行反复的影像学检查,根据病情,根据急诊诊断要求,一次性完成关键性检查项目,在生命指征稳定之后,可继续完善相关检查。

3. 摄影前去除可能产生伪影的衣物、饰物以及膏药等体外物品,保留薄的棉织品衣物或换上检查室供被检者检查时穿的衣服,在紧急情况下,只要被检者的体外物品没有遮挡主要检查部位或在诊断时很容易识别,不必强行去除,摄影时一般不需去除体外临时固定物,必要时则由临床医师负责处理。

4. 摄影体位选择原则是结合急诊诊断需要,最大限度地显示病变信息,一般采用常规摄影体位,当病情严重不能满足标准体位要求时,应设计安全、易操作的摄影体位,最大限度减轻被检者痛苦,避免被检者的二次损伤。急诊摄影在病变范围不能确定的情况下,要适当扩大检查范围能有效减少漏诊。

5. 急诊摄影时,对无意识、不合作或者不能较长时间屏气者,应选择缩短曝光时间,寻找最佳曝光时机进行曝光。曝光条件的确定要按照病情以及检查部位的密度、厚度等确定,对急诊观察室或急诊病房的被检者,可能会在较短时间进行多次X线检查,应尽可能参考前次摄影条件,以利于前、后影像对比。

6. 直接数字X线摄影,要及时预览图像和图像处理,达到诊断要求后及时发送诊断工作站,若照片质量欠佳,应马上采取补救措施,确认检查达到要求后,协助被检者安全离开。急诊X线摄影结束后,若摄影前检查数据未进行登记的,应及时完成相关手续。

7. 搬运被检者需要遵循安全搬运的原则,掌握必要的搬运方法,固定和保护被检者受伤的关键部位,向被检者或家属说明摄影体位和注意事项,得到必要的配合,随时注意观察被检者的状态和反应,必要时与急诊医生共同完成被检者搬运。

8. 急诊被检者包含突发事件或各类事故的受害者,他们的诊治资料往往具有法律诉讼的相关性,隐含着被检者与第三者的法律纠纷,或医患之间的纠纷,应注意本次检查程序的严谨性。不同的检查时间可能出现不同的影像学征象及诊断结果,在急诊被检者登录时(包括外院转诊的被检者),需要记录就诊时间,以求影像学诊断的客观性与延续性,没有留院观察的门诊急诊被检者,应留下通讯联系方式,以利于进一步随访。

二、紧急急诊摄影注意事项

1. 仔细阅读申请单,所有操作要求迅速、灵活,合理安排时间,统筹兼顾,争取用最短时间获取符合诊断要求的优质影像,一旦确认影像达到诊断要求,应立即发送诊断工作站,完成影像诊断报告和打印照片等下一步影像学流程争取时间,一切以被检者的生命为重。

2. 摄影前,对被检者或者被检者家属做好解释工作,说明检查目的以及注意事项,消除被检者的紧张情绪,配合检查。特别是涉及检查过程中可能发生的危险因素一定要给予说明,危重被检者应在临床处理后或在临床医师陪同下进行检查,利用各种摄影辅助设备,对被检者体位加以支撑与固定,避免在检查过程中发生移动。有一定危险性的检查时,应有医师在场指导和协助摆位,若发现危及被检者生命安全的任何征象,必须按"紧急事件管理预案"处理,以获取宝贵时间对被检者治疗。

3. 摄影时,选择最适合的检查方法,体位设计采用"标准化摄影体位"和"急诊就势摄影体位"相结合原则,急诊就势摄影体位要点包括:①保持被检者的位置不做大范围变动,尽量利用X线机架和IR的调整来适应被检者体位,获取接近标准体位的摄影;②以能够发现病变和满足定性、定位的基本诊断为目标;③以正确显示兴趣区,达到会诊目的为原则;④有些部位的病变常规摄影体位不能发现,需要根据外伤部位和伤情进行非常规X线摄影,由医师和技师共同设计检查位置或由有经验的技师根据病情临时设计;⑤利用X线设备的透视功能,旋转体位或移动被检者,发现病变后进行点片摄影。

4. X线摄影范围应适当增大,即结合疾病表现,对可疑或最可能受累的部位进行排查,可按照局部肿胀、压痛、畸形、功能障碍等体征来确定照射野,保证机器安全的前提下,尽量采用短时间曝光,减小被检体的运动模糊。曝光时,应尽量避免被检者家属留在机房,当儿童和高危被检者病情的需要,医务人员和陪同家属应采取防护措施。

5. 运用影像科信息系统(RIS)模式,在被检者信息登录界面,直接手工录入被检者基本信息,当紧急情况下急诊被检者基本信息不清楚、信息不全或被检者神志不清时,依据急诊检查预案约定的登录方案(例如急诊时序编号、被检者临时编号等)登录。摄影结束后,技师务必完成一系列过程性资料,保留检查依据,及时在RIS登录系统补登记或修正,做到两个匹配,即被检者基本信息与临时编号正确匹配,被检者基本信息与各类检查信息匹配。摄影完成后,及时进行图像处理和打印,并传送给医师进行影像诊断。

6. 通过医院信息系统(HIS)获取被检者基本信息,或根据医师医嘱(电子申请单或医师医嘱条纹码信息),由影像科前台RIS登录系统确认,被检者信息列表(worklist)应有明确的急诊检查提示标记,按照急诊优先的原则传送到相关检查设备,优先检查,及时预览图像,确定达到诊断要求后,由技师工作站发送医院存储系统,医师及时完成诊断将报告。

7. 紧急急诊摄影,遵从安全、简便、省时、高效的摄影理念:①设计摄影体位时,必须要考虑到摄影安全性,了解急诊病史和观察被检者状态;②在检查过程中搬动被检者时要小心谨慎,防止意外伤害或院内二次受伤,必要时,临床医师现场协助和指导;③术中或术后的检查,一定要了解需求和检查过程中可能的危险因素,在医师的指导下进行摄影;④紧急急诊摄影一旦出错,通常情况下补救的机会不多,因此,无论情况如何紧急,都要保持头脑冷静,杜绝忙中出错,力求一次检查成功;⑤适当化的检查,当完成的影像已经足够解决被检者的诊断,就没有必要进行其他体位的摄影,既保证检查快速,又避免被检者的过量辐射;⑥当医嘱要求的检查方法不能实施,应告知被检者或陪伴人员理由并在会诊单(或RIS检查留言栏)注明。若改动摄影技术或实施其他检查方法,应及时与相关医师沟通后实施;⑦设备故障或其他原因延误检查,急诊重症被检者需要妥善安排,及时转回急诊科或改变检查机房。

三、急诊摄影常用体位

(一)四肢急诊摄影

1. 检查要求　四肢损伤,多发生骨折和(或)脱位,被检者病史明确,受伤部位出现疼痛、肿胀、畸形及活动障碍等,急诊X线检查,简便、迅速、可靠,骨与关节感染也常进行急诊X线检查,判断感染部位、病原(化脓性、结核性等)及有无并发症等。

2. 摄影体位　四肢急诊X线摄影,常规采用正、侧位,个别部位加摄其他摄影体位,对关节部位的检查可根据骨结构特点,采用特殊或专用摄影体位,具体摄影体位设计,详见相关章节。

3. 摄影范围　长骨摄影必须包括病变邻近的关节,以关节为中心的病变应包括关节两端部分长骨,并包含摄影部位的软组织。

4. 注意事项

(1) 骨折后的肢体外固定装置,摄影时不能自行拆除,必须拆除时,应有临床医师同意并现场处置,下肢骨的骨折或关节损伤的被检者活动困难,往往不能自行行走,需要借助推床、轮椅、拐杖等辅助设备,上、下检查床时应给予扶助,避免二次受伤。

(2) 已经骨折或伤情较重摄影时,不能强迫搬动被检者受伤部位以符合标准摄影体位,采用就势摄影方法,以显示骨折部位和损伤范围,任何可疑部位都需要至少两个以上的摄影体位,常规摄取正、侧位,侧位摄影时,采用水平侧位摄影可减少被检者搬动。

(3) 关节部位的检查,应显示关节面和关节间隙,以发现关节面破裂和较小的撕脱骨折骨片,软组织的显示对骨与骨关节损伤的诊断很重要,注意曝光条件不能过度,充分利用后处理技术显示软组织。

(4) 高处坠落、交通伤或所受到的暴力较大,致使下肢(股骨干、胫腓骨)骨折,应注意传导性骨折的可能性,必要时,加摄骨盆正位。外伤后被检者临床症状明显,但照片上没有显示出骨折征象,需要排除隐形骨折或骨挫裂伤,应采用MR等其他检查,或在两星期后复查X线,一般可以明确诊断。当急诊被检者不能配合检查或影像不能达到诊断需求,应及时联系医师到现场确定,或采用其他影像学检查(CT、MR或超声)。

5. 适应证

(1) 肩部创伤:常规采用肩关节前后位,被检者取仰卧位、站立位、坐位均可,必要时加肩关节前后斜位。由于肩关节结构复杂,暴力可导致多处骨折,在前后位摄影基础上,可选用各种专用摄影体位,如:①肩胛骨骨折:采用肩胛骨前后正位或肩胛骨侧位;②锁骨骨折:采用锁骨后前正位或中心线向头侧倾斜前后方向半轴位;③肱骨干中下段骨折:采用肱骨正、侧位;④肱骨外科颈骨折:采用肱骨前后正位和肱骨上段侧位(穿胸侧位);⑤多处复合型损伤,特别是累及胸腔应采用CT检查。

(2) 肘关节创伤:肘关节主要为屈伸运动,常见跌倒时伸肘,手掌撑地,发生尺骨骨折及关节脱位,常规摄肘关节正、侧位,显示骨折和脱位类型,由于侧位影像上尺骨冠突与桡骨头重叠而显示不良,可加摄肘关节斜位。

(3) 前臂创伤:最常见桡骨远端骨折,临床多见有:Colles骨折(桡骨远端干骺端向桡骨背侧移位)、Smith骨折(桡骨远端干骺端折向掌侧移位)、Barton骨折(桡骨远端背侧缘骨折脱位,累及关节面)等,骨折还可能引起远端尺桡关节分离和关节面破裂,常用摄影体位是前臂前后位和侧位(包括腕关节)。

(4) 腕及手部创伤:常见于手掌着地摔伤,间接外力引起腕及手部创伤,临床症状和诊断一般比较明确,常采用后前位和侧位,需要提示的是,腕关节也称为桡腕关节,舟骨、月骨与桡骨相连,在后前位摄影时,舟骨长轴方向朝前下方倾斜,舟骨中部的骨折(特别是线性骨折)不易显示,应采用舟骨尺偏位或内斜位,腕部标准侧位可用于对月骨脱位(常见月骨向掌侧脱位或月骨周围脱位)的判断和测量,当腕部创伤较重,疑有腕部关节软骨损伤(常见三角软骨受损)或韧带损伤,关节囊破裂等,应采用MR检查。手部创伤通常采用手部后前位和斜位,如果需要双侧对照,应分别摄左、右手正、斜位,单个手指受伤,注意中心线对准指间关节,常规采用正侧位。

(5) 髋关节及股骨创伤:髋关节及股骨创伤机制大致分两类,即髋关节旋转损伤导致关节囊内的骨折或髋关节外侧的直接撞击损伤导致囊外的骨折,交通事故伤、地震伤等常见有髋关节骨折、股骨颈骨折、粗隆间和粗隆下骨折等,中、老年人由于骨质疏松,在滑倒时身体发生扭转

117

倒地,间接暴力传导导致骨折,X线检查常规采用骨盆前后位,病变明确时,采用单侧髋关节前后位和斜位,必要时采用股骨颈仰卧水平侧位,了解股骨颈骨折和前后方向错位情况,股骨干中段骨折较少见,一般采用股骨前后正位和侧位(包括膝关节)。

(6)膝关节及小腿骨创伤:膝关节因负重和较大活动度,最易遭受损伤,常规采用膝关节前后位和侧位,髌骨骨折一般采用髌骨侧位和髌骨轴位。胫、腓骨骨折常规采用小腿前后位及侧位,注意胫、腓骨骨折的多节段损伤特点,检查时尽量包括上下关节,受伤时间较长,肌肉肿胀,疑有"骨筋膜室综合征",注意包括被检部位软组织,采用滤线栅技术,并选择适当的摄影条件,疑有交叉韧带、侧副韧带、半月板等损伤,采用MR检查。

(7)踝关节及足部创伤:踝关节常规采用前后位及侧位,疑有撕裂伤或腓骨骨折,加摄内斜位,急诊X线检查不能采用功能位(内、外翻应力位),必要时采用MR检查。足部创伤分为足弓部和跟骨创伤,足弓部创伤常规采前后位和内斜位,跟骨常规采用跟骨侧位和轴位。

(二)胸部急诊摄影

1. **检查要求**　常用于肺部感染和胸部外伤检查,也用于原因不明的胸痛待诊的检查。肺部感染包括各种肺炎、咯血、自发性气胸等,急性胸部创伤主要是暴力作用引起的胸部损伤,发生部位和损伤程度差异较大,可分为开放性损伤和闭合性损伤两大类,常见有胸廓骨折或损伤。按照胸部解剖及X线影像表现,胸部创伤分为肺挫裂伤、胸骨骨折、肋骨骨折、胸壁与胸膜损伤、纵隔损伤、横膈损伤及胸部异物等。在胸部外伤的同时,常有腹腔脏器受损,即同时发生胸腹部联合损伤。胸部损伤的临床表现大体归类为内科性质的临床表现或外科性质的临床表现,内科性质临床表现为肺部感染和肺循环的变化(肺淤血、肺充血、肺水肿等),较典型的表现为咳嗽、胸痛、呼吸困难、咯血等;外科性质的临床表现为直接暴力损伤,被检者主诉有明确的受伤部位,查体局部压痛明显,活动困难,严重者出现皮肤瘀斑、胸廓畸形、反常呼吸运动(连枷胸)、皮下气肿等。

2. **摄影体位**　常规采用站立后前位和侧位,疑有肺尖部病变应加摄胸部前凸位,床旁摄影、术中摄影或病情不允许站立时,正位摄影采用仰卧前后正位或半坐前后位,侧位摄影采用仰卧水平侧位。

3. **呼吸状态**　常规采用深吸气后屏气曝光,对小儿或哮喘等不能有效配合的被检者,抓住曝光时机和短曝光时间,能有效防止呼吸伪影和被检者移动伪影。

4. **注意事项**　疑有呼吸道传染性疾病的被检者,检查后立即对被检者接触区域进行消毒,防止院内交叉感染,摄影后及时评估影像是否达到临床诊断的要求,评估影像时,主要考虑穿透性、吸气程度和人体旋转情况等。

5. **适应证**

(1)感染或筛查:胸部急诊摄影主要任务之一是诊断肺部感染,查找咳嗽、胸痛、呼吸困难、咯血的原因等,急诊X线照片用于证实诊断、评估预后、检出隐含病变,常规采用后前位和侧位。

(2)骨折:胸部外伤常发生肋骨骨折,一般为多根肋骨多处骨折,第1~4肋骨骨折,常提示所受暴力较大,伤势较重;第3~7肋骨腋段及背段是骨折好发部位,第8~10肋骨前端因为与肋弓相连,第11~12肋骨的前端游离,弹性较大不易骨折;如果外力较大发生骨折,常可能累及膈面和膈下,引起腹内实质脏器损伤。肋骨骨折根据病情可分别进行膈上肋骨和膈下肋骨摄影,膈上肋骨骨折常规摄照正、斜位,疑有腋段肋骨的损伤,摄影前应仔细检查受伤压痛点,再确定人体倾斜角度和摄影方位(前后斜位或后前斜位)。胸骨骨折多见于交通事故等,驾驶员被方向盘撞击胸部或地震时重物压迫胸部所致,胸骨骨折往往伴有多处复杂骨折并合并胸骨后损伤、出血,钝性纵隔损伤,疑胸骨骨折采用胸骨左前斜位和侧位,明确的胸骨骨折进行胸骨X线摄影较为困难,采用胸骨DTS或直接CT检查。

(3)肺爆震伤:爆炸产生的高压气浪或水波浪冲击胸壁、撞击肺组织所致,可致肺细胞和血

118

管损伤,创伤初期 X 线表现不明显,应及时采用 CT 检查。

（4）气胸和液气胸:自发性气胸或外伤穿透胸膜所致气胸、液气胸,常规采用胸部站立后前位和侧位。疑有少量气胸可分别进行吸气像和呼气像对比,或将可疑气胸侧向上的侧卧后前位,中心线呈水平方向摄影,CT 检查对少量气胸的敏感性高。疑少量胸腔积液,为显示液平面可采用站立正位或将可疑积液胸侧向下的侧卧后前位,中心线呈水平方向摄影。

（5）胸部异物:胸部火器伤、刺伤常有异物存留,胸部后前位及侧位确定金属异物存在和大体位置,当定位困难时,可采用透视下旋转体位观察,并在适当的体位下点片。凡在检查时发现贯通伤口,应在伤口处固定可识别的定位标志。

（6）食管异物:食管异物多停留食管的三个狭窄处,以食管入口之第一狭窄处多见。低密度异物无论采用透视或摄影均难显示,采用口服医用硫酸钡剂,在 X 线透视检查可显示出充盈缺损或钡剂被阻碍的征象,从而间接判断异物的位置,细小异物需要反复吞服钡剂,在透视下观察有无涂布钡剂异物,也可服用少量钡棉(浸含钡剂的医用棉),如鱼刺有可能使鱼刺插入食管更深,此法应慎用。不透 X 线的异物,透视和摄影即可发现,从而确定异物的大小、形状和位置。因食管正位与胸骨、脊柱及纵隔、心脏的重叠,不易显示异物,故常用食管左前斜位或食管右前斜位。

（三）腹部急诊摄影

1. 检查要求　腹部急诊摄影是膈肌以下直至盆腔在内的所有内脏器官、骨骼和腹部软组织结构的 X 线照片检查。由于腹痛常不具备典型疾病指向性,疾病不同发展阶段的临床表现很不一致,急诊医学通常需要影像学检查(X 线摄影、CT、超声检查)进行分诊,腹部急诊 X 线摄影,常用于泌尿系统结石和急腹症检查。近年来,急腹症更多采用 CT 来检查,CT 很高的密度分辨力以及多平面重建技术,极大地提高了诊断的可靠性、准确性。

2. 摄影体位　摄影体位有五种:腹部仰卧前后正位、腹部站立前后正位、腹部站立侧位、右侧朝上腹部侧卧后前位(右上水平位)、左侧朝上腹部侧卧后前位(左上水平位),根据病变情况组合使用。泌尿系统结石摄影,采用腹部仰卧前后位摄影,急腹症摄影采用腹部站立前后位。体位必须标准,人体不应有任何方向的旋转,特别是水平位检查,脊柱应伸直垫平,改变体位或转动后,一般稍停留一会(至少需要 5 分钟)再进行摄影,目的是内脏器官位置稳定和肠内气体、液体流动到位,以便观察液气平面和腹腔游离气体。上腹部胃肠道穿孔,采用站立前后正位和侧位,必要时加摄右上水平位;肝脓肿、膈下脓肿、急性胃扩张、外伤性肝破裂等,采用仰卧前后正位和右上水平位;急性胰腺炎、脾破裂、肾挫伤等,采用仰卧前后正位和左上水平位;腹腔异物的定位,采用仰卧前后正位和侧位;腹部刀伤或火器伤,在创口处置金属标记后,摄正位和创口向上水平位;阑尾炎、盆腔内脓肿、腹股沟疝、脐疝等中下腹部病变,采用中下腹正位和右上水平位;初生婴儿先天性直肠肛管闭锁或畸形,在肛门皮肤贴标记,采用倒立正、侧位,检查时间以出生后 18~24 小时为宜。

3. 呼吸状态　常规采用呼气后屏气曝光,重症情况下,为了避免呼吸运动和肠道蠕动造成的移动,采用短时间曝光。采用呼气后屏气摄影,有利于减低腹压,使腹腔脏器得到伸展和良好显示。

4. 摄影范围　上腹部急腹症病变定位困难,摄影时,通常包全双膈面,大多数成年人双膈顶至耻骨联合的距离均大于最大影像接收器尺寸,因此,腹部检查需要考虑分段包全的摄影方法,如照射野 37cm × 43cm,摄影范围取双膈面至骨盆大部分,或摄影范围取肾上极至耻骨联合部,包全范围应参考临床提示病变所在,可能累及范围和发展途径等。由于腹脂线和盆脂线在腹部疾患诊断的重要性,任何一种体位都必须包全双侧的侧腹壁软组织,盆脂线应显示良好。外伤性膈疝、先天性膈缺损等横膈病变,必须包括部分胸腔;肠梗阻、肠套叠、肠扭转、肠粘连以及全腹膜炎症,需要观察全腹部情况,摄影时应包括腹腔和盆腔;右上水平位应包全膈肌等,中下腹部病变,常规包全骨盆;阑尾炎、盆腔内脓肿、腹股沟疝、脐疝等,采用中下腹正位和右上水平位,提高检查一次成功率。

5. 注意事项　急腹症检查前,不需要进行肠道准备,如有可能,检查前排便,减少腹部肠腔内容物(食物、粪便、气体、药物)对影像的干扰,禁止灌肠(各种病因造成肠穿孔)、胃肠减压、服止痛药等临床处理,急腹症可能有胃肠穿孔,禁止服用钡剂。急腹症需要及时了解当前状态,必要时结合透视进行诊断。对育龄期和(或)怀孕妇女的下腹部X线检查,特别是在妊娠8~15周时,非急需不得实施。辐射防护相关提示应贴墙上并在检查前告知放射线的危害,获得被检者同意后方可实施。注意阳极效应的合理运用,必须使用滤线器摄影技术(新生儿除外)。

(四)脊柱急诊摄影

1. 检查要求　高处坠落、地震伤、车祸伤等暴力导致脊柱爆破型损伤,前、中、后柱同时损伤并合并旋转、脊柱不稳定,骨髓受累或软组织损伤、血肿等,大多数脊柱损伤系传导暴力所致,导致一处或多处骨折或脱位,常并发脊髓损伤,多节段复合性损伤在急诊外伤中占有较大的比例,被检者表现为脊柱损伤部位自发性疼痛,活动加剧,体检可见脊柱局部畸形、血肿和压痛体征。X线检查主要是了解脊柱骨折、脱位、破坏等情况。

2. 摄影位置　常规摄取仰卧前后位,必要时摄仰卧水平侧位,急诊脊柱X线摄影忌摄功能位(即脊柱过伸、过屈侧位)。出现受伤平面以下感觉、运动、反射及括约肌功能不同程度的损伤,严重的脊髓损伤可立即产生损伤平面以下弛缓性瘫痪,这是失去高级中枢控制的一种病理现象,应及时采用CT或MR检查。

3. 摄影范围　由于急诊医学不易准确判定损伤平面,应适当加大检查范围(全脊柱摄影对多节段的脊柱损伤有重要的临床意义),并保证在照片上有可靠的脊柱节段定位标志点。

4. 注意事项

(1)脊柱损伤被检者上下床时,采用移动担架床或木板等硬质工具搬运,摄影时尽量不要翻动,如果必须搬动,可用多人平托法,同时平抬整个躯干,防止身体发生扭转或旋转,加重被检者的损伤,最好在医师指导下搬动被检者。

(2)已经发生脊柱畸形的,原则上避免进行人为校正,如果发现脊柱后凸严重,正位摄影时病变上下端加垫棉垫或泡沫进行患处保护,脊柱功能性检查不能作为急诊摄影常规体位,必需的特殊位置检查,应有临床医师在场指导和监护。

(3)疑有胸段骨结核应考虑到脊柱旁冷脓肿的可能性,注意椎旁软组织的显示,胸腰段处于两个生理弯曲交汇处,活动度大,应力集中,易发生骨折,在胸腰段交接处的密度差异较大,注意采用较高千伏和适当后处理技术。

(4)腰椎疼痛、失稳,疑有腰椎峡部裂或腰椎滑脱、失稳,采用正、侧位加斜位,急症X线检查不使用腰椎功能位(极度屈曲与过伸的侧位,判断腰椎滑脱情况,正位侧屈动力片,观察椎间关节有无松动及其程度),腰椎正位一般不能良好显示腰骶关节部,必须采用X线向头侧倾斜摄影,重点显示出腰骶关节间隙。

5. 适应证

(1)颈椎创伤:颈椎骨折,可分为屈曲型损伤和垂直压缩所致损伤,屈曲型损伤包括前方半脱位、过伸性脱位、双侧脊椎间关节脱位、单纯性楔形压缩性骨折,垂直压缩所致损伤包括第一颈椎双侧性前、后弓骨折(Jefferson骨折、侧块骨折)、爆裂骨折等。X线摄影检查主要诊断骨折与脱位,常规检查分两个重点区域:①齿状突骨折、寰椎骨折和脱位,采用张口正位,常规与颈椎侧位组合进行摄影;②颈椎3~7骨折及脱位,通常选择颈椎正、侧位(侧位最好采取仰卧水平位),已经有颈段脊髓受压、挫伤与出血,出现四肢神经功能障碍时直接进行CT或MR检查。

(2)胸椎、腰椎创伤:不同的受力和损伤有多种骨折类型,例如单纯性楔形压缩性骨折、稳定性爆裂骨折、不稳定性爆裂骨折、椎体水平撕裂性损伤（Chance 骨折）、屈曲 - 牵拉型骨折、脱位、侧向不稳、后凸畸形等，根据病变区域，常规进行分段前后位和侧位摄影（胸椎 / 胸腰椎 / 腰椎 / 腰骶椎），疑有多节段损伤，采用全脊柱 X 线摄影。临床已提示有神经症状和（或）机械不稳（PLC 损伤等）的胸椎 / 腰椎骨折，需要考虑手术或急诊处理时选择 CT 检查。凡有胸腰段爆裂骨折或三柱复合损伤造成神经功能障碍，包括脊髓、马尾、圆锥和神经根的损伤，应考虑 MR 检查。

（3）骶尾椎创伤：滑倒后坐摔伤，造成骶骨和尾骨骨折，常规采用骶、尾骨前后位和侧位联合摄影，在病变明确或常规摄影可疑骨折的情况下，采用 X 线球管倾斜角度的方法，分别摄照骶椎、尾椎的前后位。

（五）骨盆急诊摄影

1. 检查要求　骨盆由髋骨与骶尾骨构成坚固的骨环，骶髂关节与耻骨联合为微动关节，共同起传递重量和支持脊柱的作用，骨盆及周围有丰富的肌肉和韧带，保护盆腔内脏器。由于骨盆区结构复杂，盆壁的血管及静脉丛丰富，骨折合并腹腔脏器损伤常有盆腔大量出血，死亡率很高。骨盆骨折大多有暴力外伤史，主要由于压砸、轧碾、撞击或高处坠落等所致骨盆诸骨骨折，亦可因肌肉剧烈收缩造成挫裂或撕脱骨折等闭合性损伤，枪弹、弹片火器伤等开放性盆骨损伤。临床检查体征表现为：疼痛，骨盆分离试验与挤压试验阳性，髂峰不对称、畸形，肢体长度不对称，皮肤瘀斑和损伤（包括开放伤口和闭合性皮肤撕脱伤）等。

2. 摄影位置　骨盆骨折常规采用仰卧前后位，根据被检者病情和临床需要加摄特殊体位。疑多处骨盆骨折，骨盆环不稳定，要判断骨盆环移位，耻骨体、上下支和坐骨骨折，采用骨盆三位（前后位，入口位，出口位）；疑髂骨、髋臼骨折时，观察髂骨、髂耻柱、髂坐柱、闭孔，采用髂骨斜位、闭孔斜位组合检查。

3. 摄影范围　骨盆骨折往往累及股骨头颈部，骨盆正位应包括股骨头颈部。

4. 骨盆摄影适应证　急症 X 线摄影可显示骨盆骨折类型及位移情况，判定骨折部位、类型和骨盆环稳定性。

5. 注意事项　髂骨斜位及闭孔斜位对被检者扳动较大可能产生二次伤害的摄影体位，应谨慎使用。骨盆外伤采用急症 CT 检查越来越普及，比如疑有多处骨折或者骨盆环不稳定骨折以及需要手术处理时，采用 CT 检查避免多次、多方位扳动被检者，减少二次损伤的风险。多平面成像和三维重建能够多方位显示骨盆结构，特别是显示骶骨、骶髂关节等骨盆后环部分较好，能够发现小骨块嵌夹，骨折线的方向以及骨盆旋转畸形、移位等。疑有骨盆内出血，腹膜后血肿，腹（盆）腔内脏损伤（膀胱或后尿道损伤直肠损伤等），神经损伤（主要为马尾、腰骶神经与坐骨神经损伤等），应及时选择 MR 检查。

（六）头颅急诊摄影

1. 检查要求　头部急诊 X 线摄影主要是诊断脑颅骨、面颅骨、颌骨等部位骨折，或颌面部、五官区严重感染，需要急诊处治。颅骨结构复杂，常规头颅 X 线摄影需要各种体位组合摄影。头部损伤或感染常伴有颅内受累（出血、脑挫裂伤、颅内血肿等），急诊头颅 X 线摄影，无法进行各种特殊位置的摄影，近年来，通常采用急诊 CT 检查取代 X 线检查，在无 CT 装置情况下进行急诊头颅 X 线摄影，目的是了解颅骨损伤情况。

2. 摄影体位　头颅急诊摄影位置为仰卧前后位，必要时加摄仰卧水平侧位和汤氏位。颅骨凹陷性骨折用切线位，疑鼻骨骨折，取鼻骨侧位，怀疑颅底骨折，禁用颅底轴位摄影。颅骨骨折大体可分为颅穹隆部骨折、颅底骨折、颅面骨折，骨折类型以线性骨折和凹陷骨折多见。颅骨检查应根据骨折类型和损伤部位进行多方位检查。头部外伤的受力作用可能来自不同方向，伤及部位和严重程度的差异很大。在检查前了解受伤情况和主要受外力部位，观察受伤部位体表特征（头皮损伤、出血、压痛、头皮血肿等）有助于摄影体位选择。

121

3. 摄影范围　包括全部颅骨,如摄取局部片,仅包括被检部位即可。

4. 注意事项

（1）去除可能形成伪影的头部异物,例如发卡、眼镜、耳环、项链、义齿以及头部成团物、发束发辫等,如果去除有困难,在备注中注明并通知诊断医师,被检者颅骨损伤,尽量减少对其搬动,病情危重情况下,需要在临床医师的监护下进行 X 线检查。

（2）头颅外伤的被检者一般不能采用麻醉技术以免掩盖病情,必须使用镇静剂,由临床医生给予处置,并在检查期间由医师现场监护,保持呼吸畅通,鼻、耳流血不能堵塞止血,已有软组织挫伤、裂伤或出血的情况,注意创伤面的保护和清洁,体表有感染或出血,应在摄影后对被检者接触区域消毒,避免院内交叉感染。

（3）头部出现皮肤肿胀,对出血或已经头部包扎者摆体位和定位都较困难,应根据病情设计摄影体位,按照被检者可接受程度摆体位,头部位置摆正及制动极为重要,对躁动或不合作的被检者可用制动带固定,曝光时,通过观察窗观察被检者,有效避免移动伪影。

（4）头颅为对称性器官,摄影时尽可能保持对称性,标明影像左、右或上、下标志,以指示病变所在位置,头颅摄影管电压较高,必须使用滤线栅消除散射线对影像影响。

5. 适应证

（1）颅骨骨折:颅穹隆部骨折(线样骨折、粉碎骨折和凹陷骨折等);颅面部骨折。

（2）异物:颅面部异物,眼异物。

（3）耳部病变:耳部受重力撞击可致颞乳突部骨折。急性中耳乳突炎、急性化脓性中耳炎、表皮样瘤型乳突炎等,被检者临床症状严重,常规采用许氏位或梅氏位,并常规摄双侧对照。损伤或破坏范围较大采用 CT 检查。

（4）鼻窦病变:急性鼻窦炎、牙源性感染、鼻窦囊肿等常引起面部肿胀、麻木、疼痛、头痛等,常规采用鼻窦三位(柯氏位、瓦氏位、侧位)。疑有窦腔积液可采用坐位摄影,疑有骨质破坏采用 CT 检查。

（5）咽喉部病变:各种外力可导致咽喉结构性损伤(急诊期),被检者有高热、咽痛、吞咽和呼吸困难等症状,颈部侧位可显示咽、喉软组织水肿、咽后壁脓肿。在摄影时应嘱咐被检者深吸气后屏气状态下,强行做呼气动作,以便增加鼻咽腔内压力和含气量,使气体和咽喉软组织形成鲜明对比。

（姚建新）

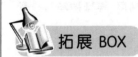

数字断层融合技术

数字断层融合技术原理是 X 线管与平板探测器围绕支点做同步相向运动,X 线管在一定角度内间隔进行低剂量脉冲式曝光,探测器获取多个不同投影方向的数据,计算机进行图像重建和处理,其优点是数字图像重建。

数字断层融合技术是一种新的数字化成像方法,其优点有:①设备简单,易与常规 X 线设备匹配使用;②相对 CT 全方位(360° 或 180°)投影而言,DR 可进行特殊体位的投影获得离散数据,实现如站立位体层等特殊体位图像;③采用低剂量脉冲式曝光,剂量低于传统体层摄影及CT 检查;④获得纵断体层成像,与 CT 横断图像相比,可直观显示器官的空间位置关系;⑤通过改变重建参数,可进行任意层厚和层间距的回顾性地重建,满足临床诊断需要;采用连续层面重建方式,一次摄影可获得任意高度的层面图像,显示兴趣区三维信息;⑥图像空间分辨力高,适合肺、骨骼等组织检查。其缺点是由于受采样率的限制,密度分辨力比 CT 低,图像质量达不到

CT 的标准。

数字断层融合技术在临床应用上有独特之处。胸部检查可获得正面、侧面及斜位多个方向图像,可避开重叠组织,显著提高肺小结节的检出率,特别是肺尖、横膈附近以及心影后等难以观察到的区域;骨关节检查易于显示关节炎引起的关节间隙变化、骨质增生或破坏等;关节评价方面优势明显,易于显示普通摄影不易显示的部位,如寰枢椎、茎突、骶尾椎等;该技术不易受金属物影响,非常适合金属植入物术后的检查;该技术亦应用于血管造影、肾盂造影、肠道气钡双对比造影等检查。

本章小结

无论是屏 - 片 X 线摄影,还是 CR、DR 等数字 X 线设备,在正确的几何投影基础上,采用合适的摄影条件是获得优质图像的关键、是实施数字后处理技术的基础条件。X 线摄影中在相对固定的感光因素(电源、滤线器、增感屏、胶片等)的基础上,要根据受检体的身体状况、生理状况、病理情况、设备类型、图像显示方式(照片冲洗、数字图像处理)等,灵活确定恰当的管电压、管电流、曝光时间及摄影距离等摄影条件,来获得符合诊断要求的图像。

X 线摄影应按摄影原则和设备的操作规程进行,才能充分发挥设备效能,获得满意图像。摄影原则包括 X 线机使用原则、大小焦点选择原则、滤线设备应用原则、摄影距离选择原则、X 线中心线和斜射线应用原则、图像标记原则、呼吸方式运用原则、曝光条件选择原则、被检部位固定原则及放射防护原则。操作步骤包括屏 - 片系统、CR 系统及 DR 系统的基本操作过程。

各部位的 X 线摄影是本章的主要内容,分别介绍了四肢、头颅、脊柱、胸部、腹部、乳腺及口腔的摄影,其重点是各位置的摄影注意事项、摄影目的、体位设计、中心线及照片显示等内容。

床旁 X 线摄影和急诊摄影属于非常规的特殊情况下的 X 线摄影。床旁 X 线摄影逐步过渡到数字摄影模式,其快速成像、实时观察、图像后处理等优点,使数字床边摄影技术得到迅速发展。在床旁 X 线摄影中摄影技师必须具备丰富的实践经验,正确运用防护原则,熟练 X 线机操作规程。急诊 X 线摄影检查程序分为常规急诊流程和紧急急诊流程,目前急诊 X 线摄影有:急诊四肢摄影、急诊胸部摄影、急诊腹部摄影、急诊骨盆摄影等。

思考题

1. 何谓感光效应? 影响 X 线摄影条件的相对固定的感光因素和工作中灵活可调的感光因素有哪些?

2. X 线摄影的原则有哪些?

3. 分别简述屏 - 片系统、CR 系统及 DR 系统的基本操作步骤。

4. 四肢摄影为什么要摄取正侧位? 为何摄影范围必须包括一端关节?

5. 简述四肢各个关节摄影的体位设计及中心线。

6. 简述头颅摄影的注意事项。

7. 简述头颅后前位、侧位及切线位的摄影要点。

8. 简述颈椎、腰椎、骶尾骨摄影常用体位的摄影要点。

9. 简述胸部正位、侧位及双斜位的摄影方法。

10. 简述肋骨摄影的摄影要点。

11. 简述腹部摄影的注意事项。

12. 简述腹部常用摄影位置的体位设计要点。

13. 简述床旁 X 线摄影的注意事项。
14. 口腔曲面摄影与牙片 X 线摄影有何异同？
15. 简述常规乳腺摄影的操作方法,说出各摄影位置显示的内容与盲区。
16. 简述急诊摄影的注意事项。

第四章　X线造影检查技术

 学习目标

1. 掌握：对比剂的分类和引入人体的方法；碘对比剂不良反应的表现和处理方法；静脉肾盂造影的术前准备、检查技术与摄影方法；子宫输卵管造影检查的摄影方法。

2. 熟悉：数字减影血管造影技术的减影程序与临床应用。

3. 了解：消化系统、泌尿与生殖系统造影检查的适应证和禁忌证。

人体中某些器官的组织密度与相邻器官或病变的密度相同或相似，缺乏天然对比，需用人工的方法将某些物质引入体内。这种以医学成像为目的将某种特定物质引入人体内，以改变机体局部组织的影像对比度，显示其形态和功能的检查方法称为X线造影检查，被引入的物质称为"对比剂（contrast medium）"。

第一节　对比剂及其应用

广义地讲，对比剂包括X线对比剂、磁共振对比剂、超声对比剂、ECT及PET对比剂等各种检查方法需要引入的物质，由于物质成分和作用不同，无法统一，这里我们仅针对X线对比剂进行讨论。

天然对比：人体的组织结构存在着一定的比重和密度的差异，X线通过人体后在胶片上形成明暗黑白不同图像。

人工对比：人体很多器官和组织与周围的结构缺乏明显的密度差异，为了改变其对比度人为引入对比剂改变它们之间的密度差称人工对比。

X线对比剂种类繁多，理化性能各异。理想的对比剂应具备以下条件：①与人体组织的密度对比相差较大，显影效果良好；②无味、无毒性及刺激性和不良反应小，具有水溶性；③黏稠度低，无生物活性，易于排泄；④理化性能稳定，久贮不变质；⑤价廉且使用方便。

一、对比剂分类

（一）根据对比剂的显示效果分类

1. 阴性对比剂　阴性对比剂是指X线衰减系数小于人体组织结构的物质，一般具有密度低、原子序数低、吸收X线量少，比重小的特点。X线照片上显示为影像密度高或黑的影像。如空气、氧气、二氧化碳等。

2. 阳性对比剂　阳性对比剂是指X线衰减系数大于人体组织结构的物质，一般具有密度高、原子序数高、吸收X线量多、比重大的特点。X线影像上显示为影像密度低或白色的影像。常用的有钡剂和碘剂。

（二）根据对比剂的分子结构分类

1. 离子型对比剂　指对比剂在溶液中以离子型存在的。常用的有复方泛影葡胺、碘克酸等。

2. 非离子型对比剂　指对比剂在溶液中以无离子型存在的。常用的有碘海醇（欧乃派可）、碘普罗胺（优维显）、碘曲仑（伊索显）等。

（三）根据使用途径分类

1. 血管内注射对比剂　为水溶性含碘制剂，利用碘的高X线吸收的特点，提高组织的对比度。主要是静脉注射用，也可以直接用于动脉注射。

2. 椎管内注射对比剂　穿刺后注入蛛网膜下腔。可做椎管及脑池造影。

3. 胃肠道使用对比剂　主要是钡剂和碘水，可口服，亦可灌肠。

4. 腔内注射对比剂　如膀胱造影、胸膜腔造影等。

5. 胆系对比剂　碘制剂经过胆系排泄的对比剂，可使胆管内呈高密度。是一种间接显影对比剂，经静脉注射排泄到胆管系统（胆管与胆囊），也可以是经口服，排泄到胆管系统（胆管与胆囊）使其成为高密度易于识别。

（四）根据渗透压分类

人体的血浆渗透压为313mmol/L。

1. 高渗对比剂　主要是指离子单体对比剂，例如泛影葡胺。这种对比剂副作用的发生率较高。

2. 次高渗对比剂（原低渗对比剂）　是相对高渗对比剂而言，实际上，次高渗透压并没有达到实际意义上的低于人体渗透压，只是相对高渗对比剂而言，与人身体的渗透压相比还是要高得多。即使是低渗对比剂，随着浓度的增加，渗透压也随着增高。

3. 等渗对比剂　主要是非离子对比剂，渗透压在300mmol/L左右。与正常人体的渗透压基本相同，不良反应发生率较低，见表4-1-1。

表 4-1-1　常用对比剂的分类和理化性质

分类	结构	通用名	分子量 （MW）	碘含量 （mgI/ml）	渗透压 （mOsm/kg H$_2$O）
第一代（高渗对比剂）	离子型单体	泛影葡胺（diatriazoate）	809	306	1530
第二代（次高渗对比剂）	非离子型单体	碘海醇（iohexol）	821	300	680
				350	830
		碘帕醇（iopamidol）	777	300	680
				370	800
		碘普罗胺（iopromide）	791	300	590
				370	770
		碘佛醇（ioversol）	807	320	710
				350	790
		碘美普尔（iomeprol）	777	400	726
	离子型二聚体	碘克酸（ioxaglicacid）	1270	320	600
第三代（等渗对比剂）	非离子型二聚体	碘克沙醇（iodixanol）	1550	320	290

二、常用 X 线造影对比剂

（一）常用阴性对比剂

1. 空气和氧气　空气最为常用，取之方便、费用最低。因其溶解度较小、吸收较慢，故在器官及组织内停留时间较长。因有产生气体栓塞的危险，故不能注入正在出血的器官。抽取空气时应用无菌纱布或火焰过滤，以免引起感染。

2. 二氧化碳　二氧化碳的溶解度较大，即使进入血管也不会产生气体栓塞，但极易在器官和组织内被吸收，应在较短时间内完成造影检查工作。

（二）常用阳性对比剂

1. 医用硫酸钡

（1）性状：医用硫酸钡为白色粉末，无臭，不溶于水、有机溶剂及酸碱性溶液，不被胃肠道吸收，性质稳定，耐热，不怕光，能久贮不变，分子含钡量 54%。医用硫酸钡有粉剂和混悬剂两种，系临床常用的对比剂。目前市场销售及临床应用的硫酸钡粉剂或混悬剂，绝大多数已由厂家配好，只需加入固定的水量搅拌即可使用。根据各种用途配成不同的浓度，其钡水重量比为：稠钡剂为（3~4）：1，稀钡剂 1：1，灌肠用为 1：4。混悬剂含 50% 硫酸钡，临床多使用制成品。

（2）临床应用：医用硫酸钡粉剂主要用于胃肠道的单对比和气钡双对比造影检查。用量根据检查部位而定。食管造影检查浓度一般为 200% 左右，口服用量 10~30ml。胃、十二指肠造影检查浓度一般为 160%~200%，一般口服用量为每人每次 50~250ml。小肠和结肠造影浓度在 60%~120%，钡剂灌肠用量为 800~1000ml。

2. 复方泛影葡胺

（1）性状：为无色透明或微黄色水溶液，黏稠度低，含碘量高，耐受性好。浓度有 60%、76% 两种，每安瓿 20ml，另有 30% 每安瓿含量 1ml，用于碘过敏试验。

（2）临床应用：主要用于静脉肾盂造影、周围血管造影，亦可用于 CT 增强及瘘管和器官腔内造影检查。该对比剂毒性低，不良反应少，应用广泛。成人用量为静脉肾盂造影 60% 或 76% 20~40ml，周围血管造影为 60% 或 76% 15~40ml，胃肠造影用 76% 30~90ml，若有低温结晶析出，可置于温水中溶解。

3. 碘海醇（碘苯六醇、欧乃派可）

（1）性状：为非离子型对比剂，即在溶液中不分解成离子。为无色至淡黄色澄清液体，具有多种浓度，分装有 10ml、20ml、50ml、100ml、200ml 等多种规格。

（2）临床应用：为新型非离子型对比剂，其渗透压与血液相近，黏度适中，易于注射。可用于心血管造影，动、静脉造影，尿路造影和 CT 增强检查等。心血管造影用碘浓度 350mg/ml，30~60ml；尿路造影成人用浓度 300mg/ml，40~80ml；儿童根据体重，最高按 8ml/kg 计算。

4. 碘普罗胺（优维显）

（1）性状：为非离子型对比剂，水溶液为无色透明或微黄色，黏度低。分子含碘量 48.1%。浓度有 300mg/ml、370mg/ml，分装有 20ml、30ml、50ml、100ml 等规格。

（2）临床应用：适用于 CT 增强检查、数字减影血管造影、动脉造影、静脉肾盂造影及子宫输卵管造影等。但不能用于蛛网膜下腔造影及脑池造影。

5. 碘曲伦（伊索显）

（1）性状：非离子型对比剂，分子含碘量 46.82%。浓度有 240mg/ml、300mg/ml。有 10ml、20ml 装。

（2）临床应用：其渗透压与脑脊液和血液几乎相等，是目前临床上理想的椎管造影对比剂。因其与体液混合缓慢，显影时间长，黏滞度较大，故不适合于血管内注射（表 4-1-2）。

表 4-1-2　常用对比剂列表

常用对比剂	成分别名	结构、性状	制剂
医用硫酸钡	硫酸钡	白色粉末；无味，性质稳定，耐热，不溶于水和酸碱溶液；在胃肠道内不被吸收	有适合于不同检查需要的多种制剂。另外，双重对比造影用硫酸钡常配带产气粉
复方泛影葡胺	优路芬	离子型单体，无色透明或微黄，分子含碘量高	浓度60%、76%，20~100ml/安瓿，浓度30%，1ml/安瓿
碘海醇	碘苯六醇、欧乃派克、奥米培克	非离子单体，无色透明溶液，黏稠度低，亲水性高，其渗透压与血液相近，不良反应少，使用安全可靠	注射剂，140~350mg/ml，50~100ml/瓶
碘普罗胺	优维显	非离子单体，无色透明或微黄色溶液，黏稠度低，毒性少	注射剂，含碘量，300~400mg/ml，20~200ml/瓶
碘必乐	碘帕醇	非离子单体，无色透明溶液，黏稠度低，毒性少	注射剂，含碘量300~400mg/ml，20~200ml/瓶
安射力	碘佛醇	非离子单体，无色透明溶液，黏稠度低，毒性少	注射剂，含碘量300~400mg/ml，20~200ml/瓶
碘曲仑	伊索显	第一个非离子型二聚体，6碘/分子，无色透明溶液，黏稠度较高，毒性少，其渗透压与脑脊液和血液几乎相同	注射剂，含碘量240~300mg/ml，10~20ml/瓶
碘化油	碘油	系碘与植物油结合的有机碘化合物。无色或淡黄色，不溶于水，能与水分散乳化	油剂：浓度40%，10ml/安瓿

三、对比剂的引入途径

对比剂的引入途径有直接引入和间接引入两大类。

1. **直接引入法**　是通过人体自然孔道、病理瘘管或体表穿刺等途径，直接将对比剂引入造影部位。一般有三种途径：①口服法，如消化道钡餐造影；②灌注法，如钡剂灌肠和子宫输卵管造影等；③穿刺注入法，经注射针头或导管将对比剂注入体内，如血管造影、关节造影等。

2. **间接引入法**　是将对比剂通过口服或静脉注入体内，经过吸收，利用某些器官的排泄功能，使对比剂有选择地聚集到需要检查的部位而产生对比。一般有两种途径：①生理排泄法，如静脉肾盂造影；②生理吸收法，如间接淋巴管造影等。

第二节　碘对比剂不良反应

一、概　述

几乎所有的药物在发挥其功效的同时都会引发一定程度的不良反应，即便在正常用法、用量情况下，也有可能出现有害的或与用药目的无关的反应，严重者甚至可危及生命。按照WHO国际药物监测合作中心的规定，将正常剂量的药物用于预防、诊断、治疗疾病或调节生理功能时出现的有害的和与用药目的无关的反应称为药物不良反应（adverse drug reactions，ADR）。

碘对比剂不良反应包括碘过敏反应和毒性反应，前者和对比剂剂量、注射速度无关，而后者与之关系密切。国家药典、中华放射学会、放射医师协会对碘过敏试验的行业"规范与指南"认为一般无须做碘过敏试验（有多中心研究结果显示,小剂量碘过敏试验无助于预测离子型和非离子型碘对比剂是否发生不良反应）,除非产品说明书注明特别要求。

碘过敏试验的方法有静脉注射法、口含试验（舌下试验）、眼结膜法、皮内试验方法等,其中以静脉注射法相对可靠。应当注意,在做碘过敏试验时偶尔也有过敏反应现象,重者甚至会出现休克、死亡。其结果只有参考价值,阴性结果也存在着发生严重反应的可能性,阳性结果并不是一定发生过敏反应,有时会出现碘过敏的迟发反应。因此应随时观察患者的变化,千万别掉以轻心。

二、碘对比剂不良反应的预防

对比剂的不良反应是免疫学、心血管系统和神经系统紊乱等的综合反应。对比剂不良反应的发生率与很多因素有关,发生机制相当复杂。水溶性碘对比剂为临床上用量最大,不同程度的不良反应较为常见。医用硫酸钡一般无不良反应。因此这里仅介绍碘制剂不良反应的预防和治疗。

（一）签署碘对比剂使用的知情同意书

在使用碘对比剂前应与受检者或监护人签署知情同意书,之前需要了解受检者有无碘过敏史、甲状腺功能亢进、肾功能不全者以及心、肝、肺功能的异常,以便及早发现高危受检者;甲状腺功能亢进受检者是否可以注射碘对比剂,需要咨询内分泌医师;肾功能不全受检者,使用对比剂需要谨慎和采取必要措施。

知情同意书的内容包括:使用碘对比剂可能出现不适和不同程度的过敏反应;注射部位可能出现对比剂渗漏,造成皮下组织肿胀、疼痛、麻木甚至溃烂和坏死等;使用高压注射器时,存在造成注射针头脱落、注射血管破裂的潜在危险;询问有无特别的过敏史,是否存在甲状腺功能亢进及肾功能状态;受检者或监护人详细阅读告知的内容,同意接受注射碘对比剂检查;签署的情况包括:受检者或监护人,监护人与受检者关系,谈话医务人员,签署时间。

中华医学会推荐"碘对比剂使用患者知情同意书"内容:

1. 既往无使用碘剂发生不良反应的病史。

2. 无甲状腺功能亢进、严重肾功能不全、哮喘病史。

3. 使用碘对比剂,可能出现不同程度的不良反应。

（1）轻度不良反应:咳嗽、喷嚏、一过性胸闷、结膜炎、鼻炎、恶心、全身发热、荨麻疹、瘙痒、血管神经性水肿等。

（2）中度不良反应:严重呕吐、明显的荨麻疹、面部水肿、咳嗽、呼吸困难、血管迷走神经反应等。

（3）重度不良反应:喉头水肿、惊厥、震颤、抽搐、意识丧失、休克等,甚至死亡或其他不可预测的不良反应。

（4）迟发性不良反应:注射碘对比剂1小时至1周内也可能出现各种迟发性不良反应,如恶心、呕吐、头痛、骨骼肌肉疼痛、发热等。

4. 注射部位可能出现碘对比剂漏出,造成皮下组织肿胀、疼痛、麻木感,甚至溃烂、坏死等。

5. 使用高压注射器时,存在注射针头脱落、局部血管破裂的潜在危险。

6. 如果出现上述任何不良反应的症状,请及时与相关医师联系,联系电话:_____

7. 我已详细阅读以上告知内容,对医护人员的解释清楚和理解,经慎重考虑,同意做此项检查。签署人患者或其监护人;如果是监护人:监护人与患者关系。谈话医护人员。签署时间:_____。

（备注:不符合上述内容包括条件,又需要使用碘对比剂者,建议签署"碘对比剂使用患者知情同意书"时,在上述内容基础上增加针对该患者具体情况的相关条款。）

（二）造影检查前的预防措施

造影检查前通常要采取以下各项措施预防碘过敏意外的发生：

1. 正确掌握各种碘对比剂的适应证　应熟悉受检者病史及全身情况。凡造影前均应筛查具有高危因素的受检者，严格掌握适应证，并做好预防和救治准备工作。

2. 说明检查程序　让受检者和家属了解整个造影检查程序，做好解释工作，消除受检者紧张情绪，并准备好各种抢救药品和设备。

3. 注意补充水分　造影前应注意补液，评价其水电解质平衡状况，并酌情纠正某些高危因素对脏器功能的影响，确保体内有足够的水分。

4. 对比剂温度　碘对比剂存放条件必须符合产品说明书要求，使用前建议加温至37℃。

5. 患者水化　建议在使用碘对比剂前6~12小时至使用后24小时内，对患者给予水化。水化的方法：动脉内用药者推荐对比剂注射前6~12小时静脉内补充生理盐水，或5%葡萄糖加154mmol/L碳酸氢钠溶液，滴注液流率≥100ml/h；注射对比剂后连续静脉补液≥100ml/h，持续24小时；提倡联合应用静脉补液与口服补液以提高预防对比剂肾病效果。静脉内用药者推荐口服补液方式，注射对比剂前4~6小时开始，持续到使用对比剂后24小时，口服清水或生理盐水，使用量100ml/h；条件允许者，建议采用与动脉内用药相同的水化方法。

6. 掌握对比剂的使用　医学影像学医护人员要熟悉和掌握碘对比剂的性能、用量、禁忌证以及不良反应的最佳处理方法。

（三）对比剂肾病

1. 对比剂肾病　对比剂肾病（contrast-induced nephropathy, CIN）是指排除其他原因的情况下，血管内途径应用碘对比剂后2~3天内血清肌酐升高至少44μmol/L（0.5mg/dl）或超过基础值25%。发生对比剂反应的高危因素包括：高龄（≥75岁）、原有肾功能不全、糖尿病、血容量不足、心力衰竭、使用肾毒性药物、非甾体类药物和血管紧张素转换酶抑制剂类药物、低蛋白血症、低血红蛋白血症、低钾血症、单克隆免疫球蛋白病、大剂量使用碘对比剂、不完全水化。

2. 对比剂肾病的预防　预防对比剂肾病要注意以下几点。

（1）询问病史：是否有肾脏疾病、肾脏手术史、糖尿病、高血压、痛风以及近期应用肾毒性药物或其他影响肾小球滤过率药物的病史。根据病史，选择用药剂量及给药方法；

（2）水化：使用碘对比剂前，按前述方法对患者进行水化；

（3）关于药物：目前尚无任何一种药物经过权威机构验证可以降低CIN的发生；

（4）血液滤过：血液滤过预防CIN的作用有待进一步证明，临床试验中，血液滤过本身影响研究的终点。

3. 对比剂肾病的预后　通常为一过性，血清肌酐在给药后3天达峰值，约10天恢复到基线水平；如果给药后24小时内血清肌酐水平增加不超过5mg/dl，发生可察觉的CIN倾向不大；转归与原有肾功能减退程度及患者的状况有关，肾功能严重障碍者使用碘对比剂可造成不可逆性肾功能损害。

（四）碘对比剂禁忌证

1. 绝对禁忌证　患者有甲状腺功能亢进。甲状腺功能亢进正在治疗康复的患者，应咨询内分泌科医师是否可以使用含碘对比剂，如果内分泌科医师确认可以使用碘对比剂，建议使用能满足诊断需要的最小剂量，并且在使用碘对比剂后仍然需要密切观察患者的情况。注射含碘对比剂后2个月内应当避免甲状腺核素碘成像检查。

2. 慎用碘对比剂的情况　①肺动脉高压；②支气管哮喘；③心力衰竭；④孕妇；⑤副蛋白血症，包括骨髓瘤等，此类患者使用碘对比剂后容易发生肾功能不全；⑥高胱氨酸尿，碘对比剂可引发高胱氨酸尿患者血栓形成和栓塞。

建议使用等渗碘对比剂或次高渗碘对比剂，避免大剂量或短期内重复使用碘对比剂，充分水化。

三、碘对比剂不良反应的临床表现和处理措施

（一）碘对比剂不良反应的临床表现

1. 轻度反应　面部潮红、眼及鼻分泌物增加、打喷嚏、恶心、头痛、头晕、皮肤瘙痒、发热与瘙痒，结膜充血，少数红疹、咳嗽、轻度呕吐、轻度荨麻疹等。出现此类反应时，停止注射，让患者安静休息，做好安慰及解释工作，让患者松弛、深呼吸，观察反应发展的动态。

2. 中度反应　胸闷、气短、剧烈呕吐、腹痛腹泻、大片皮疹、结膜出血。表现为麻疹样皮疹，眼、面、耳部等水肿，胸闷气急、呼吸困难、声音嘶哑、肢体抽动等。中度呕吐，轻度喉头水肿和支气管痉挛等，血压也可呈暂时性下降，此类反应表现较危急，应立即停止注射造影剂，千万要保留静脉通道。

3. 重度反应　循环衰竭：血压下降、脉搏细速、意识模糊、知觉丧失、心搏骤停。呼吸衰竭：喉与支气管痉挛、呼吸困难、并发肺水肿咳大量泡沫样或粉红色痰。过敏性休克：面色苍白、四肢青紫、发冷、呼吸困难、肌肉痉挛、血压下降、心搏骤停、意识丧失、惊厥等。上述反应的出现，往往危及生命。处理方法：必须迅速通知有关科室及急诊科医师，就地急救处理。

（二）碘对比剂不良反应的处理措施

1. 急性不良反应　为对比剂注射后 1 小时内出现的不良反应：①恶心、呕吐：症状呈一过性，采用支持疗法；症状为重度、持续时间长的应考虑采用适当的止吐药物。②荨麻疹：散发、一过性荨麻疹建议采用包括观察在内的支持性治疗；散发、持续时间长的荨麻疹应考虑采用适当的肌内或静脉注射 H_1 受体拮抗剂，但用药后可能会发生嗜睡和（或）低血压；严重的荨麻疹考虑使用肾上腺素（1∶1000），成人 0.1~0.3ml（0.1~0.3mg）肌内注射；6~12 岁患儿注射 1/2 成人剂量；6 岁以下患儿注射 1/4 成人剂量。必要时重复给药。③支气管痉挛：氧气面罩吸氧（6~10L/min），定量吸入 B_2 受体激动剂气雾剂（深吸 2~3 次）。给予肾上腺素，血压正常时肌内注射 1∶1000 的肾上腺素 0.1~0.3ml（0.1~0.3mg），有冠状动脉疾病或老年患者使用较小的剂量；患儿用量 0.01mg/kg，最多不超过 0.3mg。血压降低时肌内注射 1∶1000 的肾上腺素 0.5ml（0.5mg），6~12 岁患儿采用 0.3ml（0.3mg）肌内注射；6 岁以下患儿肌内注射 0.15ml（0.15mg）。④喉头水肿：氧气面罩吸氧（6~10L/min）；肌内注射 1∶1000 肾上腺素，成人剂量为 0.5ml（0.5mg），必要时重复给药；6~12 岁患儿肌内注射 0.3ml（0.3mg）；6 岁以下患儿肌内注射 0.15ml（0.15mg）。⑤低血压：单纯性低血压，抬高患者双下肢，氧气面罩吸氧（6~10L/min）。用普通生理盐水或林格乳酸盐快速静脉补液，无效时肌内注射 1∶1000 肾上腺素，成人剂量为 0.5ml（0.5mg），必要时重复给药；6~12 岁患儿肌内注射 0.3ml（0.3mg）；6 岁以下患儿肌内注射 0.15ml（0.15mg）。迷走神经反应（低血压和心动过缓）：抬高患者双下肢，经氧气面罩吸氧（6~10L/min）。静脉注射阿托品 0.6~1.0mg，必要时于 3~5 分钟后重复用药，成人总剂量可达 3mg（0.04mg/kg）；患儿剂量 0.02mg/kg（最大剂量 0.6mg），必要时重复给药，总量不超过 2mg。用普通生理盐水或林格乳酸盐快速静脉内补液。⑥全身过敏样反应：向心肺复苏小组求助；必要时行气道吸引；出现低血压时按上述处理低血压的方法处理给予抗组胺药物。

2. 迟发性不良反应　对比剂注射后 1 小时至 1 周内出现的不良反应为迟发性不良反应。对比剂给药后可出现各种迟发性症状（如恶心、呕吐、头痛、骨骼肌肉疼痛、发热），但许多症状与对比剂应用无关，临床须注意鉴别；与其他药疹类似的皮肤反应是真正的迟发性不良反应，通常为轻度至中度，并且为自限性。迟发性不良反应处理措施：对症治疗，方法与其他药物引起的皮肤反应治疗相似。

3. 晚迟发性不良反应　为通常在对比剂注射 1 周后出现的不良反应，或可引起甲状腺功能亢进，偶见于未经治疗的 Graves 病或结节性甲状腺肿患者、年老和（或）缺碘者。

（三）碘对比剂造影后的观察

1. 使用碘对比剂后的受检者应至少观察 30 分钟以上，因为大多数的严重不良反应都发生在这段时间。

2. 碘对比剂血管内给药后的迟发性不良事件，是指对比剂注射后 1 小时至 1 周内出现的不良反应。多为荨麻疹，常常为轻至中度并且为自限性。告知以往有对比剂不良反应或白介素 -2 治疗的受检者有发生迟发性皮肤反应的可能性。

3. 要注意受检者有无其他不适，必要时及时给予处理。造影后观察 48 小时比较有意义，观察的主要重点包括受检者的症状、体征、血清肌酐、尿素氮等。特殊病例，在造影结束后可适当输液、利尿，以促进对比剂排泄。

4. 血透的受检者在接受对比剂检查后，应立即进行血液透析。

5. 注射碘对比剂后有发生甲状腺功能亢进危险因素受检者，在注射含碘对比剂后应当由内分泌科医师密切监测。

6. 对比剂外渗的处理措施

（1）轻度渗漏：多数损伤轻微，不需要处理，但需要嘱咐受检者注意观察，如果有加重，应及时就诊。对个别疼痛较为敏感者，局部给予普通冷湿敷。

（2）中、重度渗漏：可能引起局部组织肿胀、皮肤溃疡、软组织坏死和间隔综合征。处理措施：①抬高患肢，促进血液回流；②早期使用 50% 硫酸镁保湿冷敷，24 小时后改为硫酸镁保湿热敷，或者黏多糖软膏等外敷；也可以用 0.05% 地塞米松局部湿敷；

（3）对比剂外渗严重者，在外用药物基础上口服地塞米松 5mg/ 次，3 次 / 天，连续服用 3 天；必要时，咨询临床医师。

（四）腹部加压引起的迷走神经反应

在进行泌尿系统造影时，在用棉垫、气囊或压迫器等压迫输尿管的同时，腹部内脏亦受到压迫和刺激，而引起迷走神经兴奋、冠状动脉痉挛和心肌神经传导障碍，症状和处理如下：

轻度反应：表现为面色苍白、出冷汗、烦躁不安、脉搏细弱等休克症状；应立即去掉腹部压迫物，同时皮下注射阿托品 0.5mg。

重度反应：表现为意识障碍，甚至心搏骤停，应立即采取相应急救处理。

第三节　各部位造影检查

一、消化系统造影

消化系统包括食管、胃、小肠、结肠及肝、脾、胰等脏器。它们由肌肉、结缔组织、腺体等构成，密度大致相同，均缺乏天然对比。造影检查能够显示消化道和消化腺的病变形态及功能改变，同时亦可观察消化道和消化腺以外某些病变的范围及性质，因此消化系统造影检查的临床应用较为广泛。

消化道造影检查分为：食管造影、胃及十二指肠造影、小肠造影和结肠造影。

（一）食管造影

1. 适应证　包括：①吞咽不畅及吞咽困难；②门脉高压症，了解有无静脉曲张；③食管异物及炎症；④食管、咽部肿瘤或异物感；⑤观察食管周围病变与食管的关系。

2. 禁忌证　包括：①食管 - 气管瘘；②肠梗阻；③胃肠道穿孔；④急性消化道出血；⑤腐蚀性食管炎的急性期等。

3. 造影前准备　了解病史，根据病人吞咽困难的程度，给予不同剂量和黏稠度的钡剂。一般不需做特殊准备。疑有贲门痉挛、贲门周围癌及食管裂孔疝时，因需观察胃部情况，应禁饮食

6~12小时。做低张双对比造影,要备好平滑肌松弛剂如10~20mg的山莨菪碱(654-2),或0.5~1mg的阿托品等。

4. 对比剂　医用硫酸钡。若疑有气管-食管瘘者宜用碘水或碘油作造影剂。

5. 造影技术　检查前常规做胸腹部透视,以除外胃肠道穿孔及肠梗阻等并发症。食管邻近结构的异常及纵隔内病变常可对食管造成推移和压迫,检查时应注意纵隔形态的变化。

含一口造影剂,患者取立位,稍左前斜,吞钡,观察吞咽动作、双侧梨状窝和食管上段扩张是否正常;继而随造影剂的走行,观察钡剂通过食管全长是否通畅,食管壁扩张及收缩情况,钡剂通过后的黏膜情况。颈段食管摄取正、侧位片。

食管异物患者用钡棉检查,较小异物可见钡剂或钡棉偏侧通过或绕流,较大嵌顿异物显示钡剂或钡棉通过受阻;尖刺状或条状异物,常见钡棉勾挂征象。食管钡棉检查虽然有时可以起到治疗作用,但是风险也很大,现在更好的选择是CT检查食管异物(图4-3-1)。

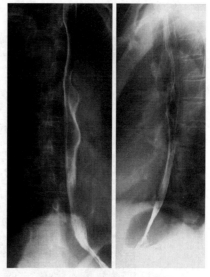

图4-3-1　常规食管钡餐造影

(二)胃及十二指肠造影

目前,胃肠道疾病主要依靠动态多相造影检查(dynamic multiphasic radiography),即把传统单对比法的充盈相,加压相与双对比法的双对比相,黏膜相的优点相结合。在受检者躯体转动时,在充气扩张的胃内钡液流动中,发现和认识胃内所呈现出病变的变动图像。能对病变做出定位(确切部位)、定形(大小和形状)、定质(柔软度、浸润范围)及定性(炎性、良、恶性)的四定诊断。是目前最为理想的上胃肠道检查方法。

1. 适应证　包括:①胃肠道起源于黏膜的病变(良、恶性肿瘤、溃疡、炎症);②起源于黏膜下的病变(主要是间质性良、恶性肿瘤);③单对比造影发现可疑病变而难以定性者;④临床怀疑有肿瘤而常规造影又无阳性发现者。⑤胃镜检查发现早期肿瘤病变者。

2. 禁忌证　包括:①胃肠道穿孔;②急性胃肠道出血,一般于出血停止后两周,大便隐血试验阴性后方可进行;③肠梗阻;④低张双对比造影需注射抗胆碱药,故青光眼及明显心律不齐者禁做。

3. 对比剂　胃肠道专用双重对比造影用硫酸钡。

4. 造影前准备　包括:①检查前6~12小时禁食禁水;②检查前3天禁服影响胃肠道功能和不透X线的药物。

5. 造影技术　先行胸腹部常规透视,如发现胃内有大量潴留液时,造影前用胃管抽出或口服甲氧氯普胺20mg,右侧卧位1小时排出。

嘱受检者立位将口含钡剂一次咽下后分别于左右前斜位透视观察食管充盈像及双对比像并摄片。将检查床转至水平位,请受检者在床上由左向右翻滚2~3周,然后正位仰卧,使钡剂在胃表面形成良好涂布。按照全面无遗漏的原则,在透视下改变受检者体位,使钡液在腔内流动,使器官的各部分依次分别成为双对比区,并适时摄片。

常规体位如下:①立位右前斜位及左前斜位,观察食管;②仰卧正位观察胃体胃窦双对比像;③仰卧右前斜位观察胃幽门前区双对比像;④仰卧左前斜位观察胃体上部及胃底双对比像;⑤仰卧右后斜位观察贲门正面相;⑥俯卧右后斜位观察胃窦前壁双对比像,必要时可使床面倾斜至头低足高,并借助棉垫垫压,效果更好;⑦俯卧左后斜位观察胃体与胃窦充盈像和十二指肠充盈像;⑧仰卧右前斜位观察十二指肠双对比像;⑨立位观察胃窦及球充盈加压;⑩立位胃充盈像:受检者取立位后,再加服浓度较低(60%~80%)的钡液 150ml。此时胃体、胃窦及十二指肠呈充盈相,胃底部呈立位双对比相,部分小肠也可显示,应在透视下转动体位,以充分显示胃角切迹及十二指肠曲。以上步骤大约 15 次曝光,一般选择 12 幅图像照片。

检查可根据情况灵活掌握顺序,重点部位可反复观察,随时可吞钡(图 4-3-2)。

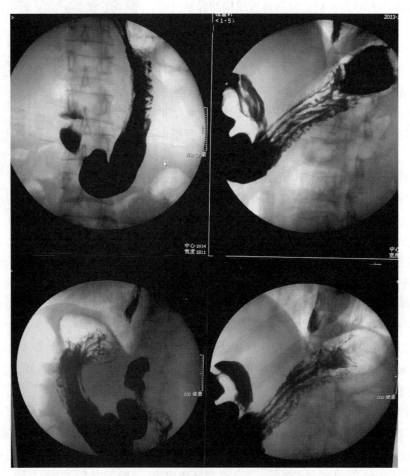

图 4-3-2 气钡双对比胃肠钡餐造影

(三)小肠造影

1. 小肠常规造影 小肠包括十二指肠、空肠和回肠。十二指肠属上消化道检查范围,临床上常用的小肠检查主要指空肠和回肠。

(1)适应证:包括:①胃肠道出血怀疑来自小肠者;②不明原因的腹痛、腹胀和腹泻者;③怀疑有小肠炎症和肿瘤者。

(2)禁忌证:包括:①胃肠道穿孔;②急性胃肠道出血;③小肠完全梗阻。

(3)对比剂:钡剂采用 40%~50% 浓度的硫酸钡悬浊液。

(4)造影前准备:造影前禁饮食 6~12 小时。检查前日晚 8 时开水泡服番泻叶 9g,30 分钟后再泡服一次,使肠道清洁。

(5)造影技术:造影前常规观察胸腹部。口服钡剂小肠造影检查通常在上胃肠道造影后,立即让受检者口服 300ml 左右 40%~50% 浓度稀钡,使小肠完全充盈;单纯口服钡剂小肠造影则直接口服 600ml 稀钡。向右侧卧位可增加胃内张力,使钡剂更容易进入小肠。透视中须用压迫法仔细分开相互重叠的肠袢,并顺序摄取各部位点片,必须观察到钡剂充盈回盲部,在末端回肠、部分盲肠及升结肠显影后,才可结束检查。

2. 小肠气钡双对比造影 是利用插入十二指肠内的导管,直接将大量的钡剂混悬液和空气连续注入,使小肠充分扩张,蠕动减弱或消失,有利于小肠器质性病变的检查,但不适宜观察小肠功能性改变。

（1）适应证:包括:①小肠肿瘤的诊断;②临床怀疑小肠不完全梗阻性病变;③出血性病变;④炎性病变(结核或局限性肠炎);⑤梅克尔憩室等。

（2）禁忌证:包括:①胃肠道穿孔;②急性胃肠出血;③小肠坏死和十二指肠活动性溃疡;④小肠不完全梗阻等。

（3）对比剂:双对比造影硫酸钡混悬液。

（4）受检者准备:检查前1天中午嘱受检者吃少渣饮食,下午口服50%硫酸镁50ml清肠导泻,尽量多饮水,总量应达到1500~2000ml,可以间断饮用。晚餐进流食,睡前(21:00)服用缓泻剂(酚酞片或果导片2片)。检查当日早晨禁食,肛门内注开塞露一支,尽量排净大便。清洁结肠不能采用洗肠法,因为洗肠液可经回盲瓣逆流进入并滞留于回肠,会严重影响末端回肠及回盲部的充盈。造影前行胸腹部透视,排除消化道穿孔及梗阻受检者。

（5）造影技术:取坐位或立位,将带金属头的十二指肠导管由鼻孔或口腔插入,缓慢送入胃内,再取仰卧右后斜位,在透视下用手法和变换体位将导管末端插入十二指肠空肠曲,用胶布将导管固定于面颊部。将钡混悬液加温至37℃装入灌肠筒内,将灌肠筒挂在输液架上,高度约距床面70~80cm。再以橡胶管连接于已插好的十二指肠导管。在透视下缓慢灌注钡剂,速度以100ml/min为宜,通常在5~10分钟内给予400~1000ml。当钡剂到达回肠末端时即停止注钡。然后用气囊缓慢注气,随时询问患者的感觉。注气量可根据小肠肠曲充盈情况及被检者的耐受程度而定,一般约需800ml左右。在灌钡注气过程中,应严密观察钡首、气头在小肠中的走行、充盈情况、肠管蠕动、扩张度和黏膜皱襞情况。同时不断推压互相重叠的肠曲,使其显示清楚,以利于发现较小病灶。特别要注意有无黏膜破坏、肠壁僵硬、管腔狭窄、龛影、充盈缺损、粘连和异常通道等。回盲部是疾病的好发部位,更要仔细观察。发现可疑病变,随时摄片。还可根据检查需要,分别摄取钡剂充盈像,注气后的双对比像(图4-3-3)。

（四）结肠钡剂灌肠造影

1. 结肠常规钡剂灌肠造影　结肠常规钡剂灌肠造影是利用稀钡自直肠逆行灌入结肠,以了解结肠器质性病变的常规造影方法。

（1）适应证:包括:①结肠良、恶性肿瘤、炎症及结核;②肠扭转、肠套叠的诊断以及早期肠套叠的灌肠整复;③观察盆腔病变与结肠的关系。

（2）禁忌证:包括:①结肠穿孔或坏死;②急性阑尾炎;③中毒性巨结肠;④肛裂疼痛不能插管者。

（3）对比剂:硫酸钡制剂,一般配成钡水重量比为1:4的溶液,用量800~1000ml。

（4）造影前准备:主要是清除结肠内容物。患者检查前3日不吃有渣食物。检查前一日晚8

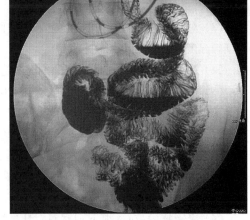

图4-3-3　小肠气钡双对比造影(插管法)

点左右开水泡服番泻叶9g,30分钟后再泡服一次。检查前1.5小时用温水或生理盐水清洁灌肠。还要准备的器械:带气囊的双腔导管,灌肠桶或压力灌注泵。

（5）造影技术:受检者取屈膝左侧卧位,将肛管缓慢插入直肠,后取仰卧位,行胸腹常规透视,以了解胸腹部一般情况。再将右侧略抬高,透视下经灌肠桶或压力灌注泵将浓度为15%~20%的稀钡800~1000ml,经导管注入全部结肠直至盲肠充盈,在灌肠过程中,密切注意钡头有无受阻、分流及狭窄,发现异常,立即停止注钡,用手或压迫器在患处按压,观察肠管轮廓、宽窄、移动度及有无压痛与激惹征象,必要时进行点片。对病变好发部位如直肠、乙状结肠、盲肠应重点检查。充盈像检查结束后,让被检者排钡,根据需要分别摄取充盈像和黏膜像照片(图 4-3-4A、B)。

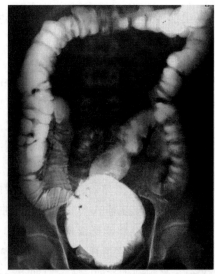 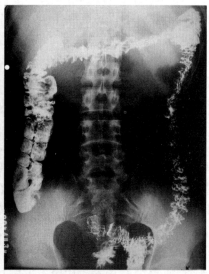

A. 充盈像　　　　　　　　　　　　　　B. 黏膜像

图 4-3-4　常规结肠钡剂灌肠造影

2. 结肠低张双对比造影　结肠低张双对比造影是注入低张药后结肠内灌入钡剂并注入足量的气体,使肠腔充气扩张形成双重对比的改良方法。本法可以明显提高结肠内细微病变的显示率,目前已被广泛应用。

(1)适应证:包括:①怀疑有结肠息肉或肿瘤者;②慢性结肠溃疡性结肠炎或肉芽肿性结肠炎者;③鉴别肠管局限性狭窄的性质;④结肠高度过敏或肛门失禁的病人等。

(2)禁忌证:包括:①结肠穿孔或坏死;②急性溃疡性结肠炎;③中毒性巨结肠;④危重或虚弱的患者。

(3)对比剂:结肠双对比造影应采用细而颗粒均匀的钡剂。浓度为 70%~80% 为好。调钡时钡剂温度应控制在 40℃左右。

(4)造影前准备:同结肠常规钡剂灌肠造影。

(5)造影技术:肌内注射山莨菪碱 10~20mg。取俯卧头低位或左侧卧位,插入带有气囊的双腔导管,在透视下向结肠内分别注入钡剂。根据结肠的解剖位置调整体位,便于钡剂流入,使钡首经直肠、结肠各段而达盲肠。若钡首未达盲肠,可嘱被检者翻转体位 4~5 次,使钡剂均匀涂布于肠壁上,形成双重对比。

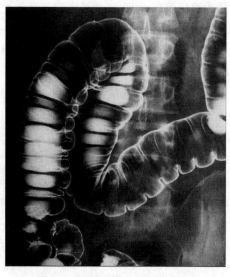

(6)摄影技术:在透视下观察双对比造影效果,采用分段摄片。一般在俯卧头低位(倾斜 20°~30° 角)显示直肠、部分乙状结肠、降结肠下段、升结肠、盲肠比较清楚;仰卧位显示横结肠和部分乙状结肠较清楚;仰卧足侧向下倾斜 60°~90° 角显示升、降结肠上段有利;右前斜位可将结肠肝曲展开;左前斜位易将结肠脾曲展开。可根据临床要求和病变的具体情况分别摄片。点片满意后,终止检查(图 4-3-5)。

图 4-3-5　结肠气钡双对比造影

二、泌尿系统造影

泌尿和生殖系造影检查是诊断泌尿生殖系统疾病的重要检查方法,此法可了解泌尿生殖系统的内部结构和生理功能,对了解有无病变有很大帮助。

泌尿系统由肾、输尿管、膀胱和尿道组成。肾脏在体表的标志为上极平第12胸椎上缘,下极与第2腰椎下缘等高,随呼吸及体位的改变略有上下移动。输尿管有三处生理性狭窄:肾盂与输尿管移行部;与髂总动脉交叉处;膀胱入口处,即膀胱壁内段,这些生理狭窄常是输尿管结石的滞留部位。

泌尿系统的器官均为软组织构成,缺乏天然对比,平片只能见到肾脏的轮廓,大小,钙化及阳性结石,其内部结构及排泄功能必须经造影才能显示。

(一)静脉肾盂造影

静脉肾盂造影(intravenous pyelography,IVP)又称静脉尿路造影,有以下两种:常规静脉肾盂造影和大剂量静脉肾盂造影。

1. 常规静脉肾盂造影　是将对比剂通过静脉注入,经肾脏排泄至尿路而使其显影的一种检查方法。此方法简便易行,痛苦少,危险性小,能同时观察尿路的解剖结构及分泌功能,应用广泛。肾功能严重受损时,尿路显影不佳或不显影。

(1)适应证:包括:①尿路结石、结核、囊肿、肿瘤、慢性炎症和先天性畸形;②原因不明的血尿和脓尿;③尿路损伤;④腹膜后肿瘤的鉴别诊断;⑤肾性高血压的筛选检查;⑥了解腹膜后包块与泌尿系的关系。

(2)禁忌证:包括:①碘过敏及甲状腺功能亢进者;②严重的肾功能不良者;③急性尿路感染;④严重的心血管疾患及肝功能不良。

(3)对比剂:最好采用非离子型对比剂,76%复方泛影葡胺现在较少使用。成人用量一般为20ml,少数肥胖者可用40ml。儿童剂量则以0.5~1.0ml/kg体重计算。6岁以上即可用成人量,必要时用等渗非离子型对比剂。

(4)造影前的准备:①造影前2天不吃易产气和多渣食物,禁服钡剂、碘剂、含钙或重金属药物。②造影前日晚服泻药,口服蓖麻油30ml或泡服中药番泻叶5~10g。③造影前12小时禁食及控制饮水。④造影前先行腹部透视,如发现肠腔内产物较多,应做清洁灌肠或皮下注射垂体加压素0.5ml,促使肠内粪便或气体排出。⑤摄取全尿路平片以备与造影片对照诊断。⑥做碘过敏试验,并向患者介绍检查过程以取得患者的合作。

(5)造影技术:被检者仰卧在摄影床上,将2个圆柱状棉垫呈"倒八字"形压迫在两侧髂前上连线水平上,此水平相当于输尿管进入骨盆处,输尿管后方为骶骨,故在此处压迫输尿管可有效阻断其通路。在棉垫之上放血压表气袋,用多头腹带将棉垫、气袋同腹部一起束紧,然后由静脉注入对比剂。当注入对比剂1~2ml后减慢速度,观察2~3分钟,如被检者无不良反应即将对比剂在2~3分钟内注完,必要时可缩短注药时间。注药中若有反应,立即停止注药。如反应轻微,待症状缓解后仍可继续造影。对比剂注射完毕,给血压表气袋注气,压力为80~100mmHg压迫输尿管,以阻止对比剂进入膀胱,有利于肾盂充盈显示。注药完后于7分钟、15分钟及30分钟各摄肾区片1张。肾盂肾盏显影良好时,解除腹带摄全尿路片1张。若30分钟肾盂显影淡或不显影,膀胱内又无对比剂,应解除腹带,延长至1~2小时重摄肾区片。

(6)摄影技术:常规法静脉肾盂造影多摄取肾区前后位片,观察肾盂肾盏内对比剂充盈情况。摄片时取仰卧位,身体正中线对准台面中线,两臂放于身旁。中心线对准胸骨剑突至脐部连线的中点。照射野尺寸应控制在25cm×30cm(10英寸×12英寸)。曝光时,被检者先深吸气后呼气再屏气。

(7)照片显示:正常尿路造影是经静脉注入对比剂后1~2分钟肾实质显影,密度均匀。2~3

分钟后,肾小盏开始显影,随后肾大盏和肾盂也对称显影。7 分钟时肾盂、肾盏在照片上显示的影像较淡,15 分钟后影像显示清晰,30 分钟时肾盏、肾盂显影最浓。如果肾功能不良,则显影延迟,密度较低,严重时可不显影。

正常肾盂多呈三角形,上缘凸,下缘凹呈弧形弯曲,基底位于肾窦内,尖端向内下与输尿管相连。在全尿路片上输尿管呈细带状影。膀胱内虽有对比剂充盈,但因量较少充盈不足,故膀胱上方多呈凹陷状。正常两侧肾盂肾盏密度相等(图 4-3-6)。

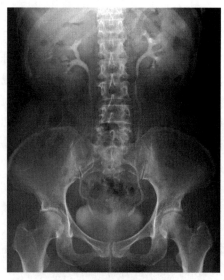

图 4-3-6　静脉肾盂造影

(8)注意事项:①腹部有巨大肿块、肥胖及腹水的患者压迫输尿管有困难时,可采用倾斜摄影床面的方法,使被检者头低足高 30° 角以减缓对比剂及尿液流入膀胱;②若因腹带压力过大,出现迷走神经反应或下肢血供不足时,应减轻腹带压力或暂时松解,待症状缓解后重新加压或采用头低足高位继续造影,症状严重者应立即解除腹带,进行对症治疗;③对于年老体弱、腹主动脉瘤及腹部手术后不久的患者,也可采用将双倍量的对比剂 3 分钟内注射完毕,不加压迫带,取头低足高 15° 角位,被检者无压迫之苦,且能达到诊断要求。

2. 大剂量静脉肾盂造影　大剂量静脉肾盂造影法,是将 100ml 以上的对比剂加葡萄糖液做快速静脉滴注,使全尿路显影的一种检查方法。

(1)适应证:包括:①常规法静脉肾盂造影或逆行肾盂造影显影不满意;②肥胖、腹水及腹部巨大肿块;③高血压患者,需要观察肾脏者;④不合作的小儿和为了观察全尿路者。

(2)禁忌证:包括:①碘过敏者;②有严重的心血管疾病,因大量液体快速注入静脉,可增加心脏负担;③多发性骨髓瘤合并肾功能衰竭者;④有严重肝病者。

(3)对比剂:多用 60% 复方泛影葡胺,剂量按体重 2ml/kg 计算,加入等量 5% 葡萄糖混匀后使用。对比剂量最大不应超过 140ml。

(4)造影前准备:不必禁水。肾功能损害严重时,禁水不但达不到提高肾盂内对比剂浓度的目的,反而导致体内电解质紊乱,引起无尿症。亦不需做压迫输尿管准备。其他准备事项同常规法静脉肾盂造影。

(5)造影技术:被检者仰卧于摄影台上,先摄取全尿路平片一张。然后采用静脉法将对比剂在 5~8 分钟内快速滴注完毕,因时间过长会影响显影效果。自注药开始后的 10 分钟、20 分钟及 30 分钟各摄尿路片 1 张。若肾盂、肾盏及输尿管显影不良,可适当延长时间后再摄片。

(6)摄影技术:摄影位置同腹部前后位,因在一张片上能够同时显示肾实质、肾盂、输尿管及膀胱,所以照射野应包括第 11 胸椎及耻骨联合。中心射线经耻骨联合至剑突连线的中点垂直射入探测器。必要时,加照膀胱斜位及尿道片。

(7)照片显示:因对比剂量大,肾实质内充有较多的对比剂,使肾影密度增高,肾盂、肾盏、输尿管及膀胱内可同时有对比剂显影。

(8)注意事项:造影中少数病人可出现轻度咳嗽、喷嚏、皮疹或面部潮红等,通常不需作任何处理而自愈。如症状较重,应降低注药速度或停止注药,予以对症处理。

(二)逆行尿路造影

1. 逆行肾盂造影　是通过膀胱镜将输尿管导管插入输尿管内,经导管注入对比剂,使肾盂、肾盏、输尿管等全尿路充盈,并显示其形态的一种检查方法。优点为充盈完全,显影清晰,不受肾功能障碍的影响,同时摄片时间及体位不受限制。缺点为操作复杂,痛苦较大,不能观察肾功能,且易发生逆行性感染。故此种检查多用于做选择性应用。

（1）适应证:包括:①碘过敏者;②静脉肾盂造影不能达到诊断目的者:如严重的肾盂积水、肾结核及先天性多囊肾等;③输尿管疾患:如肾、输尿管连接处狭窄及中下段输尿管受阻、占位、重复肾及输尿管断裂等;④邻近肾及输尿管的病变;⑤证实尿路结石的部位等。

（2）禁忌证:包括:①尿道狭窄;②肾绞痛及严重血尿、泌尿系感染;③严重膀胱病变禁做膀胱镜检查者;④心血管疾患及全身性感染者。

（3）对比剂:非离子型对比剂,或者76%复方泛影葡胺稀释至15%~35%,一般用量为每侧10~20ml。具体用量要根据临床实际操作而定。如有阳性结石可选用气体。

（4）造影前准备:检查前清洁灌肠,清除肠道内积粪和气体;禁食有关药物;摄尿路平片等。但不必禁水和做碘过敏试验。

（5）造影技术:通常在无菌条件下,由泌尿科医师在膀胱镜窥视下,将导管插入输尿管,透视观察导管位置,导管头一般在肾盂下方一个椎体为宜。透视下缓慢注入对比剂,速度不宜过快,压力不能过高,以免对比剂外溢影响诊断。对比剂一般每侧注入5~10ml,用10~15秒注入完毕,还可根据病情多次重复注射。当透视下观察肾盂、肾盏充盈满意后根据诊断需要立即摄片,照片显示满足诊断要求后,拔出导管,终止检查。

（6）摄影技术:常规摄取腹部仰卧前后位片,必要时加摄侧位、斜位、头高位或头低位片。若需观察肾盂、肾盏的排空,可在注入对比剂后2分钟再摄片。若观察肾盂、输尿管交界处,须先把导管抽至输尿管上1/3处,然后注入对比剂并摄片。若观察输尿管情况,应将导管缓慢抽至输尿管下端,注入少量对比剂后摄片。同时加摄左右斜位片以明确导管与阴影的前后左右关系,以便确诊。

（7）照片显示:由于对比剂浓度高,肾盂肾盏与周围组织对比良好,影像清晰,优于静脉肾盂造影。

（8）注意事项:双侧输尿管导管注射对比剂时,注射速度不宜过快必须同步。若患者一侧肾区有胀感时,应停止注药,另侧继续注射至肾区有胀感为止。对于肾盂积水的受检者,造影目的在于了解梗阻病变的位置和性质,切忌在扩大的肾盂内再注入大量对比剂,否则会因突然增加肾脏内的压力,导致输尿管完全梗阻或并发感染(图4-3-7)。

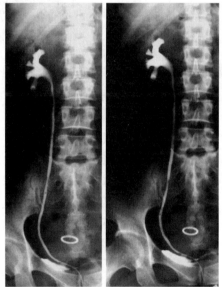

图 4-3-7　逆行肾盂造影

2. 膀胱造影　是利用导管经尿道插入膀胱内,逆行注入对比剂,以显示膀胱的位置、形态、大小及与周围组织器官的关系,采用透视和摄片相结合的检查方法。膀胱造影主要有逆行造影和静脉尿路造影等,但以逆行造影最为常用。

（1）适应证:包括:①膀胱器质性病变:肿瘤、结石、炎症、憩室及先天性畸形;②膀胱功能性病变:神经性膀胱、尿失禁及输尿管反流;③膀胱外在性压迫:前置胎盘、盆腔内肿瘤、前列腺疾病、输尿管囊肿等。

（2）禁忌证:包括:①尿道严重狭窄;②膀胱大出血;③膀胱及尿道急性感染等。

（3）对比剂:常用碘浓度为370非离子型对比剂稀释至一半浓度,或者76%的复方泛影葡胺稀释至35%左右,,成人一般为250~300ml;小儿视年龄而定:2~5岁20~70ml;6~12岁70~150ml。疑有膀胱结石或肿瘤病变者,用低浓度对比剂,以免遮盖病变。

膀胱造影亦可选用空气作对比剂,剂量250~300ml,通常注气到病人有胀感为止。也可先注入上述碘液类对比剂 30~50ml,再注入空气或氧气 250~300ml 做双重对比造影。

（4）造影前准备：①清洁灌肠清除结肠及直肠内的粪便和气体；②嘱患者排空尿液,排尿困难者应插管导尿；③准备导尿管,成人用 12~14 号,小儿用 8~10 号；④插导尿管所需消毒用具等。

（5）造影技术：被检者仰卧检查台上,导尿管顶端涂润滑剂后,经尿道插入膀胱,固定导尿管,在透视下将对比剂缓慢注入膀胱,注药中经常变换受检者体位,做多轴位观察,发现病变及时点片。注药完毕即拔出导尿管摄取前后位及左、右后斜位片。图像观察满意后,嘱被检者自行排尿,将对比剂排出。

（6）摄影技术：一般采用膀胱前后位、膀胱右后斜位、膀胱左后斜位,必要时加摄侧位或俯卧位。

（7）照片显示：膀胱显示为密度增高的椭圆形影,前后位显示膀胱两侧壁及顶部边缘。右后斜位观察膀胱的右前缘及左后缘。左后斜位则显示膀胱左前缘及右后缘（图 4-3-8）。

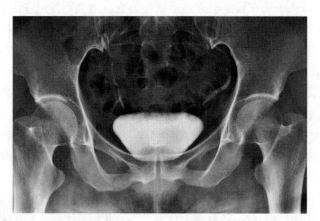

图 4-3-8　正常膀胱造影

（8）注意事项：①摄取膀胱造影片均用滤线器,焦点至探测器的距离 75~90cm；②插导管时动作要轻,以免损伤尿道；③单纯膀胱气体造影,对观察膀胱内低密度结石、小肿瘤及异物等更为清晰。

3. 尿道造影　尿道造影是诊断尿道疾病常用的检查方法,多用于检查男性尿道。

（1）适应证：包括：①尿道结石、肿瘤、瘘管及尿道周围脓肿；②前列腺肥大、肿瘤及炎症；③先天性尿道畸形,如后尿道瓣膜、双尿道及尿道憩室；④尿道外伤性狭窄等。

（2）禁忌证：包括：急性尿道炎、阴茎头局部炎症及尿道外伤出血等。

（3）对比剂：常用非离子型对比剂 -370 稀释至一半浓度,或 76% 泛影葡胺稀释至 30% 左右。注入法用量 20~30ml；排尿法是将 76% 复方泛影葡胺 40ml 加入 150~200ml 氯化钠稀释后注入。

（4）造影前准备：检查前嘱患者自行排尿。有过敏史者做碘过敏试验。备好导尿管、对比剂及消毒用具等。

（5）造影方法：①注入法：被检者仰卧摄影台上,尿道外口及周围常规消毒,将导尿管插入尿道外口内少许,用胶布固定,由导管注入对比剂。在注药 20ml 时,嘱患者做排尿动作,使随意括约肌松弛,利于后尿道充盈。继续注药的同时进行摄片。亦可用一带锥形橡皮头的注射器将对比剂直接注入尿道,该法适用于尿道狭窄不易插入导管需观察前尿道病变者。②排尿法：为注入法的补充检查方法。通常在注入法检查完毕时膀胱内留有大量的对比剂,此时可嘱患者排尿并同时摄片。也可将导尿管插入膀胱,注射对比剂 150~200ml,拔出导尿管。将患者置于摄影体位,嘱其自行排尿,在排尿过程中摄片。排尿法造影时,因后尿道松弛,管腔较大,利于观察膀胱颈及尿道功能或有无后尿道狭窄等先天性畸形。

（6）摄影技术：被检者仰卧于摄影床上，右侧抬高，使身体矢状面与床呈45°角。左髋及膝关节屈曲90°角，平放摄影台上。阴茎拉向左方，与床面平行。照射野上缘与髂前上棘相齐，下缘包括全尿道。男性尿道造影常摄取左后斜位。亦可摄前后位或右后斜位片。中心线经耻骨联合前缘垂直射入。

（7）照片显示：尿道起于耻骨联合上方的膀胱下缘，向下行走为后尿道，管腔较粗呈梭形，长3.0~3.5cm。膜部较细，在耻骨联合后下方，以下为尿道海绵体部（图4-3-9）。

（8）注意事项：注入法造影时，注药压力不宜过高，以免因尿道狭窄而引起破裂，使对比剂进入组织间隙及血管内。

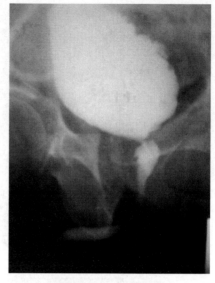

图4-3-9　尿道造影

三、生殖系统造影

子宫输卵管造影是经子宫颈口注入对比剂，以显示子宫颈管、子宫腔及两侧输卵管的一种X线检查方法。主要用于观察子宫的位置、形态、大小以及输卵管是否通畅等病变。部分患者造影后可使原输卵管阻塞变为通畅而达到治疗目的。对于多次刮宫后引起的宫腔内粘连，造影还有分离粘连的作用。

1. 适应证　包括：①子宫病变，如炎症、结核以及肿瘤；②子宫输卵管畸形，子宫位置或形态异常；③确定输卵管有无阻塞及阻塞原因和位置；④各种绝育措施后观察输卵管情况。

2. 禁忌证　包括：①生殖器官急性炎症；②子宫出血、经前期和月经期；③妊娠期、分娩后6个月内和刮宫术后1个月之内；④子宫恶性肿瘤；⑤碘过敏者。

3. 对比剂　常用碘浓度为非离子型对比剂-370或碘油。

4. 造影前准备　①造影时间选择在月经停止后第3~7天内进行；②做碘过敏试验；③造影前排空大小便，清洁外阴部及尿道。

5. 造影技术　常规插管及注射对比剂由妇产科医生操作。病人仰卧检查台上，取截石位，消毒铺孔巾后用窥阴器扩张阴道暴露宫颈。将一个子宫颈钳夹住子宫颈之前唇，探宫腔深度后，放入锥形橡皮头的导管。将注射器灌满对比剂，首先将导管充盈排气，以免假性充盈缺损形成。在透视下先缓慢分段注入3ml，然后再注入至子宫输卵管全部充盈，注射中切忌压力过高，并在透视下密切观察是否有宫旁静脉对比剂逆流。

6. 摄影技术　被检者仰卧摄影台上，正中矢状面对准并垂直台面中线。照射野上缘达髂前上棘，下缘包括耻骨联合。一般在子宫输卵管充盈后即停止注射，摄取第1张片，加摄双侧输卵管斜位片，水质对比剂15分钟后，碘油24小时后摄排空后照片。

7. 照片显示　子宫位于耻骨联合上方，宫腔为倒置三角形，充盈对比剂的子宫腔，密度均匀，边缘光滑。宫颈管边缘呈羽毛状或棕榈状。输卵管自子宫角伸向盆腔两侧，呈迂曲柔软的线条状，由内端向外端分为间质部、峡部、壶腹部和伞部（图4-3-10）。

8. 注意事项　①注射对比剂过程中，透视发现子宫腔轮廓不清，周围出现条纹状和树枝状阴影时，为对比剂进入子宫静脉征象，应立即停止注药；②尽量缩短透视时间，减少X线照射量；③造影前3天及造影后一周内禁止性交，造影前应排空大、小便，必要时清洁灌肠；④忌入气泡，否则易造成误诊；⑤造影后使用3天口服抗感染药物。

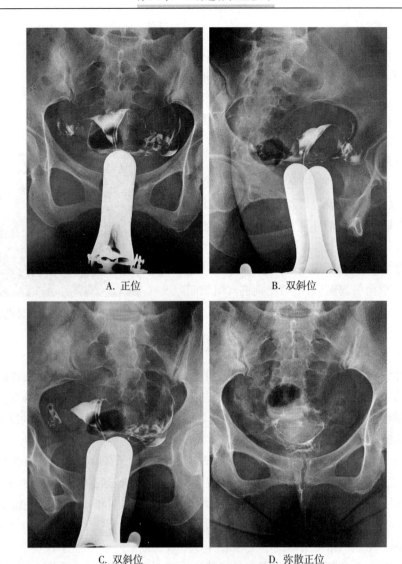

A. 正位　　　　　　　　　　　B. 双斜位

C. 双斜位　　　　　　　　　　D. 弥散正位

图 4-3-10　子宫输卵管造影

四、心脏及大血管造影

数字减影血管造影（digital subtraction angiography，DSA）是 20 世纪 80 年代继 CT 之后出现的一项医学影像学新技术，是电子计算机技术与传统 X 线血管造影技术相结合的一种新的检查方法。因为已经出版了 DSA 设备，为避免重复，这里只介绍核心的常用技术。

（一）DSA 设备的构造及特性

1. 探测器　探测器是 DSA 设备中最重要的部件之一，常用的探测器种类包括影像增强器探测器、数字平板探测器及 CCD 探测器等。

影像增强器主要作用是提高影像亮度，便于电视摄像机将不可见的 X 线影像转换成可见光图像。由增强管、管容器、电源、光学系统以及支架部分组成。X 线穿过物体后在增强管输入屏的荧光体层转变成可见光图像，与输入屏相接的光电阴极发出光电子，在聚焦电极及阳极形成的电子透镜的作用下，聚焦加速后在输出荧光屏上形成缩小了的电子影像，再由输出屏转为可见光图像。输出屏上的可见光图像由光学系统传送到电视摄像机，在电视监视器上观察；若输送到录像机可以录像或输送到 DSA 设备上进行减影等。

非晶硅平板探测器、非晶硒平板探测器、CCD 探测器是近年来出现的新型数字平板探测器，具有 X 线转换效率高、动态范围大、密度分辨率高等优点，成为数字 DSA 的主流机型，原理可以参见 DR。

2. C 型臂　两顶端分别安装射线发射装置和信号检测设备,即一端为 X 线管组件和准直器,另一端安装影像增强器、X 线电视摄像机或平板探测器等。C 型臂能绕水平轴转动,以调节 X 线管组件的不同摄影角度,适应不同体位和位置的检查要求。具备特点:①机架倾斜时不影响术者操作,并且从各个方向操作导管时均不受机架干扰;②多角度造影时,机架与导管床无位置冲突;③机架具有按预设角度自动复位功能;④影像增强器及 X 线准直器窗口设有安全保护传感器,当发生位置冲突时能自动安全地停止机械动作。⑤摄影过程中,术者能按无菌要求操作机架;⑥电缆表面有覆盖物,方便清洁;⑦双向摄影装置的机架之间有机械或数字防撞传感器,能避免发生碰撞。

3. 导管床　导管床是 DSA 检查时所用的手术床。为方便操作,该床为单端固定,可上下升降、前后移动,并能左右旋转,有的导管床还具有头脚端倾斜的功能。导管床的床面材质一般为碳素材料,吸收 X 线少、质地均匀、强度高。

4. 操作台及计算机系统　按照不同检查需求,可分别选择曝光剂量,如 mA、kV 等或选用自动曝光方法。可根据检查部位特点及检查要求选择采集帧数、设置曝光启动时间及动态或静态采集。可进行受检者基本信息录入,通过监视器实时显示采集的影像,并可进行图像回放、放大、像素移位、边缘增强、图像冻结等操作,随时显示 DSA 的工作状态及操作提示等。

（二）高压注射器

DSA 检查中对比剂的总量、流速控制及与曝光时间同步等,都是关系到检查成败及受检者安全。高压注射器能够确保在短时间按设置要求将对比剂注入血管内,高浓度显示目标血管,形成高对比度影像。

高压注射器包括注射头、控制台、多向移动臂及机架。

1. 注射头　包括针筒及控制针筒活塞,显示容量刻度装置、指示灯及加热器组成。

2. 控制台　控制台由主控板和系统显示构成。控制台功能很多,主要有信息显示部分、技术参数选择、注射控制等。

（1）信息显示:主要显示注射器的工作状态及操作提示,如对比剂每次实际注射量及对比剂累积总量、剩余对比剂量及操作运行中故障提示。

（2）参数选择:按照检查要求,可分别选择对比剂总量、流速（ml/s）、选择单次或多次重复注射、注射或 X 线曝光延时选择。注射延时方式为先 X 线曝光后注射,X 线曝光延时为先注射后曝光。

3. 多向移动臂及机架　高压注射器多向移动臂具有三轴方向安置在落地机架上,或安置在天轨上,移动方便,不占地面空间。

4. 工作原理　高压注射器通过控制对比剂剂量、流率、注射压力等满足造影需求。它的基本原理是由电机转动推动螺杆前进,继而推动针筒内的活塞即开始注射。通过多圈电位器转动反馈螺杆所处的位置,并由机械限位装置控制前和后位置,以此控制注射剂量。在微机设定注射流率后,由控制电路控制电机转速。当设定的速度与实际速度不等时,电机转动。电机后端具有反馈线圈,把电机转动的信息反馈给控制板,当超速时,停止电机转动,终止注射。

注射压力是由控制电路来监测与限制主电路采样电机电流,通过速度的反馈计算出压力值,并与预置的压力极限比较,如果达到压力极限,电机会以一定比例减速（约 10% 左右）,注射继续进行。如果在短时间内速度无法下降,则报错并停止注射。在整个注射结束后,控制制动交换器切断电机电源,使电机停转。

（三）成像方式

DSA 的成像方式分静脉 DSA（IV-DSA）和动脉 DSA（IA-DSA）。静脉 DSA 又分外周静脉法和中心静脉法;动脉 DSA 又分选择性动脉 DSA 和超选择性动脉 DSA。随着 DSA 设备的性能不断升级和介入放射学的发展及广泛的临床应用,DSA 的成像方式有了较大的变化。

1. 静脉 DSA(IV-DSA) 是一种高对比剂剂量的造影检查,每次检查需要多次注入大量对比剂,方能显示感兴趣区(regions of interest,ROI)的全貌。在进行 IV-DSA 时,先要进行血液循环时间的估测,循环时间长短又受诸多因素影响,如个体差异、运动状况及受检部位的距离,导管顶端及对比剂注射部位等。目前用外周静脉法和中心静脉法 DSA 来显示动脉系统方法基本废弃。

2. 动脉 DSA(IA-DSA) 是将对比剂直接进入兴趣动脉或接近兴趣动脉处,可明显改善小血管的显示。临床实践表明,IA-DSA 具有如下优点:对比剂用量少,浓度低;低浓度的对比剂减少了患者的不适,从而减少了移动性伪影;血管相互重叠少,明显改善了小血管地显示;操作灵活性大,便于介入治疗,对患者亦无较大的损伤。因此,动脉 DSA 成像方式的应用日趋广泛。

DSA 显示血管的能力与血管内碘浓度和曝光量平方根的乘积成正比。如欲使直径相差一倍的两血管成像获同样清晰的效果,可将血管内的碘浓度加倍或将曝光量增强 4 倍。但从受检者的辐射剂量和设备的负荷考虑,可取的方式是提高血管内碘浓度。

3. 动态 DSA 在 DSA 成像过程中,X 线管、人体和探测器在规律运动的情况下,获得 DSA 图像的方式,称之为动态 DSA。常见的是旋转式血管造影和步进式血管造影或遥控对比剂跟踪技术等。

(四)DSA 减影方式

DSA 是通过计算机处理突显血管而消除其他组织干扰的技术。它的减影方式有时间减影、能量减影及混合减影。现常用的方式是时间减影。

1. 时间减影 时间减影(temporal subtraction)是注入的对比剂团块进入兴趣区之前,将一帧或多帧图像作 mask 像储存起来,并与按时间顺序出现的含有对比剂的充盈像一一进行相减。这样消除了两帧间相同部分的影像,而突出显示对比剂通过的部分。因造影像和 mask 像两者获得的时间先后不同,故称时间减影。它包括脉冲方式、超脉冲方式、连续方式、时间间隔差方式、路标方式、心电图触发脉冲方式等。

(1)脉冲方式(serial mode or pulse mode):此方式为每秒进行数帧摄影,采用间隙 X 线脉冲曝光,持续时间(脉冲宽度)在几毫秒到几百毫秒之间。同时 DSA 系统在对比剂未注入造影部位血管前和对比剂逐渐扩散的过程中对 X 线图像进行采样和减影,最后得到一系列连续间隔的减影图像。脉冲方式的特点是间隙、一连串单一曝光,射线剂量较强,所获得的图像信噪比较高,图像质量好,是一种普遍采用的方式。这种方式主要适用于活动较少的部位,如脑、颈、腹部等。

(2)超脉冲方式(super pulse mode):此方式是在短时间进行每秒 6~30 帧的 X 线脉冲摄影,然后逐帧高速重复减影,具有频率高、脉宽窄的特点。应用于快速运动的器官,以减少图像的运动性模糊,如心脏、冠脉及大血管 DSA 成像。由于每帧的 X 线量较低,噪声相应增加,对比分辨率降低。由于在短时间内进行一序列的 X 线曝光,对 X 线机要求较高,X 线管的负荷也增大,需用大电流的大热熔量 X 线管,以及极少延时的快速控制电路。

(3)连续方式(continuous mode):此方式与透视一样,X 线机连续发出 X 线照射,得到与电视摄像机同步,以 25~50f/s 的连续影像的信号,亦类似于超脉冲方式,它以电视视频速度观察连续的血管造影过程或血管减影过程。连续方式频率高,能显示快速运动的部位,如心脏、大血管,单位时间内图像帧数多,时间分辨力高。在这种方式时,采用连续 X 线或脉冲 X 线照射,在摄制了 mask 以后每张图像都与之相减,产生一个连续的图像系列。

(4)时间隔差方式(time interval difference,TID):此方式是 mask 像不固定,顺次随机地将帧间图像取出,再与其后一定间隔的图像进行减影处理,从而获得一个序列的差值图像。mask 像时时变化,边更新边重复减影处理。

(5)路标方式(road map mode):此方式的使用为介入性操作插管提供了安全快捷的条件,是一种实时时间减影技术。它是以透视的自然操作作为"辅助 mask",用含对比剂的充盈像取代辅助 mask 而作实际 mask,与随后不含对比剂的透视像相减,获得仅含对比剂的血管像,以此作为血管内插管的路标。操作者能清楚地了解导管的走向和尖端的具体位置,顺利地将导管插入目的区域。

(6)心电图触发脉冲方式(EGK mode):心电图触发 X 线脉冲与固定频率工作方式不同,它与心脏大血管的搏动节律相匹配,以保证系列中所有的图像与其节律同相位,释放曝光的时间点是变化的,以便掌握最小的心血管运动时机。外部心电图以三种方式触发采像:①连续心电图标记;②脉冲心电图标记;③脉冲心电门控。在系列心电图触发工作中,由于避免了心电图搏动产生的图像运动性模糊,所以在图像频率低时也能获得对比度和分辨力高的图像。此方式用于心脏大血管的 DSA 检查。

2. 能量减影(energy subtraction) 能量减影也称双能减影,K-缘减影。即进行兴趣区(ROI)血管造影时,几乎同时使用两个不同的管电压进行曝光采像,由此产生的两帧图像进行减影,由于两帧图像是利用两种不同的能量摄制的,所以称为能量减影。

能量减影是利用碘与周围软组织对 X 线衰减系数在不同能量下有明显差异的物理特性,即碘在 33keV 时,其衰减曲线具有锐利的不连续性,此临界水平称 K 缘。而软组织的吸收系数曲线是连续的,没有碘的特征,并且能量越大,其质量衰减系数越小。碘的这种衰减特性与碘原子在 K 层轨迹上的电子有关,如果采用两种不同能量即高于或低于 K 缘的两种 X 线光谱进行摄影时,可获得对比剂到达前后的高千伏和低千伏两组图像。若将这两帧像相减,所得的图像将有效地消除软组织,保留含碘血管信息和少量骨骼影。

能量减影法还可以把同吸收系数的组织分开,把骨组织或软组织从 X 线图像中除去,得到仅含软组织或骨组织的影像。能量减影技术要求 X 线管的电压在两种能量之间进行高速切换,增加了设备的复杂性,同时这种减影不能消除骨骼的残影。

3. 混合减影(hybrid subtraction) 混合减影基于时间与能量两种物理变量,是能量减影同时间减影技术相结合的技术。混合减影是先使用双能量 K-缘减影,获得的减影像中仍含有一部分骨组织信号。再将能量减影过的蒙片和能量减影过的造影像作一次时间减影,形成第二次减影,消除残存骨组织信号,得到纯含碘血管图像。

(五)图像采集

1. 一般资料输入 在受检者进行 DSA 检查治疗前,应输入姓名、性别、年龄登记号、造影部位等基本资料。

2. 确定 DSA 方式 选择与造影部位和受检者状态相适应的减影方式。例如:盆腔、四肢血管选用脉冲方式,每秒 2~3 帧即可,而冠状动脉则应选用超脉冲方式,心脏可选用心电图触发脉冲方式,每秒 25 帧以上等。

3. 采集时机 采集时机及帧率的选择原则,是使对比剂的最大浓度出现在所摄取的造影系列图像中,并尽可能减少受检者的曝光量。

采集时机实际包括采集延迟和注射延迟两个方面:采集延迟就是先注射对比剂,然后曝光采集图像;注射延迟则先曝光采集图像,后注射对比剂。延迟时间的选择取决于造影方法及导管顶端至造影部位的距离,在 IV-DSA 或导管顶端距兴趣区较远时,应使用采集延迟;IA-DSA 特别是选择性和超选择性动脉造影时,应选用注射延迟。

4. 选择相关技术参数 DSA 检查前都要选择减影方式、矩阵大小、增强器输入野的尺寸(放大率)、摄像机光圈大小、X 线焦点,X 线管的负载,X 线脉冲宽度、千伏和毫安值,采像帧率,mask 的帧数,积分帧数,放大类型,曝光时间,注射延迟类型和时间,对比剂总量和浓度、注射流率、噪声消除方式等等。这些参数的选择依据 DSA 的装置不同而不一样。

(六)术前准备

1. 病人准备 ①做碘过敏及麻醉药过敏试验;②检查心、肝、肾功能,出凝血时间及血常规;

③穿刺部位备皮;④术前 4 小时禁饮食,给镇静剂及排空大小便;⑤向被检者解释,消除顾虑及紧张,争取术中配合;⑥备好临床检查资料和有关影像学资料;⑦建立静脉通道。

2. 器械准备　①事先检查 X 线机、导管床、DSA 设备及高压注射器,以免术中设备出现故障;②准备好相应型号的穿刺针、导丝及适宜形状的导管、消毒手术包;③必要的抢救设备,如氧气、除颤器、气管切开包、气管插管器械等。

3. 药品准备　①备好相应浓度的对比剂;②准备栓塞剂、抗凝剂、化疗药及各种急救药物。

4. DSA 的适应证　包括:

（1）血管病变:①局限性或弥散性血管狭窄,或血管狭窄与扩张相间;②血管闭塞和阻塞;血管瘤、动静脉畸形和动静脉瘘;③血管先天性变异畸形或缺如;④血栓形成和静脉瓣膜功能不全;⑤人造血管或冠脉搭桥血管的再病变等。

（2）出血性病变:①消化道急、慢性出血;②支气管大咯血;③外伤性血管损伤;④自发性动脉瘤破裂或动静脉畸形血管破裂;⑤医源性(如手术、穿刺)所致的血管损伤等。

（3）血管的介入治疗:①血管成形术;②血管内支架安置术;③经颈内静脉门体静脉分流术;④血管内溶栓术;⑤出血动脉及肿瘤供养动脉的栓塞术等。

（4）鉴别诊断:主要有:①良恶性肿瘤的鉴别;②炎性与肿瘤性病变的鉴别;③血管瘤与囊性病变及肿瘤性病变的鉴别等。

（5）术后随访:①冠状动脉搭桥术后复查;②颅内血管性病变术后复查;③血管成形术后复查;④血管内支架安置术后复查;⑤人造血管术后复查等。

（6）各种先天性心脏病。

5. 禁忌证　DSA 的禁忌证包括:①碘和麻醉剂过敏;②严重的心肝肾疾患;③严重的血管硬化或穿刺血管严重阻塞病变;④急性炎症、高热;⑤严重的出血倾向和凝血功能障碍;⑥穿刺部位感染。

（七）DSA 的临床应用特点

1. DSA 与传统心血管造影的比较　与传统心血管造影相比,DSA 具有以下优势:①图像的密度分辨率高,可使密度差值为 1% 的影像显示出来;②图像系列的摄制、储存、处理和传递都是以数字形式进行;③能消除造影心脏血管以外的结构,仅留下造影的心血管影像、图像清晰且分辨率高;④能作动态性能研究,如确定心脏功能参数(射血分数、体积变化等),研究对比剂在血管内的流动情况,从而确定器官的相对流量、灌注时间和血管限流等;⑤具有多种后处理功能,对图像进行各种处理、测量和计算,有效地增加诊断信息;⑥造影图像能长期存盘、反复观察,且无信息损失;⑦DSA 的血管路径图功能,能作插管的向导,减少手术中的透视次数和检查时间;⑧DSA 对微量碘信息敏感性高,对比剂用量少、需要的浓度低,而图像质量高;⑨超脉冲 DSA 成像速度快、时间分辨率高、单位时间内可获得较多的画面。

2. 动脉 DSA 与静脉 DSA 比较　动脉 DSA 是目前应用较广泛的成像方式,与静脉 DSA 相比,其主要优势表现在:①所需对比剂的浓度低,用量小;②显像清晰,能使直径 0.5mm 的小血管显示,血管相互重叠少;③运动性伪影发生几率大为减少;④放射辐射剂量减少;⑤成像质量高,诊断准确性增加,同时有利于介入治疗。

目前 IV-DSA 基本少用,但选择性 IV-DSA 可用于门静脉、腔静脉、髂静脉、肾静脉、逆行股深静脉等部位的疾病诊断和介入治疗。

（八）临床应用

1. 头颈部血管造影

（1）体位设计及选择:颈内动脉造影常规选择标准正侧位。透视下校正体位,正位两岩骨位于眼眶内下 2/3 处。侧位为水平侧位,两外耳孔重合,必要时倾斜 X 线管。对于动脉瘤根部,可加照 15°~30° 角的斜位使之呈切线显示。椎动脉造影常规选择标准侧位和汤氏位。病人呈汤氏位,透视下校正体位,增强器向头端倾斜30°~35°角,使两侧岩骨位于眼眶的上缘,可见枕骨大孔,侧位为水平侧位,两外耳孔重合。

左前斜60°~65°角斜位可使主动脉弓、颈动脉及椎动脉彼此分离且清晰显示;左前斜70°角或右斜70°角位,可使颈内与颈外动脉起始部分离;30°角斜位可较好分辨颈内动脉虹吸部;左前斜25°角或右前斜位,可显示乙状窦与颈静脉球;颈总动脉摄标准正侧位后,再取左前斜或右前斜5°~30°角位;颅内动脉及颈部动脉造影,一般选择DSA的常规脉冲方式成像,以2~3帧/秒的摄影速度曝光,曝光至静脉回流为止。对于不易配合者可选用超脉冲方式,以每秒25帧的摄影速度曝光。采用注射延时,先曝光采集mask像1~2秒后,再注射对比剂。

(2)造影参数的选择:对比剂浓度为50%~60%的非离子型对比剂。于主动脉弓处注药时,颈动脉造影对比剂总量为10~15ml/次,注射流率5~8ml/s;椎动脉对比剂总量为6~8ml/次,注射流率3~5ml/s,压限450~600磅/平方英寸(pounds per square inch,PSI);颈内动脉注药时,对比剂用量8~10ml/次,注射流率6~7ml/s;于椎动脉内注药时,对比剂用量6~8ml/次,注射流率4~5ml/s,压限300PSI。

颈总动脉注药时,对比剂用量10~15ml/次,注射流率6~8ml/s,压限450PSI;颈外动脉注药时,对比剂用量6~8ml/次,流率4~6ml/s,压限300PSI。

对于超选择性的颅内动脉或颈外动脉的分支,对比剂用量6~8ml/次,注射流率3~6ml/s;栓塞后复查造影时造影用量3~5ml/次,注射流率2~3ml/s,压限150PSI,或手推注药行DSA采集曝光(图4-3-11)。

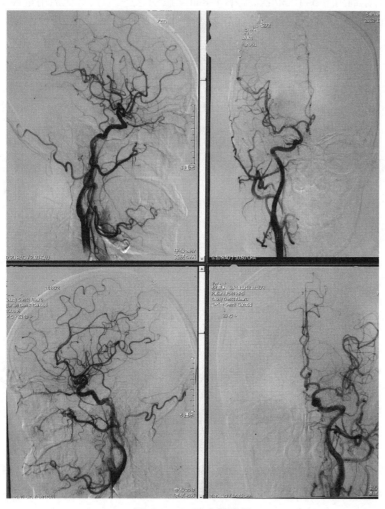

图4-3-11　脑血管造影

2. 胸部血管造影

（1）体位设计及选择：支气管动脉造影常规取正位，必要时加照斜位；上腔静脉造影取正位；肺动脉造影常规取正侧位，肺栓塞时可加照斜位；对支气管动脉、上腔静脉、锁骨下动脉、胸廓内动脉及肋间动脉造影时，选用 DSA 的脉冲方式成像，采像帧率 36 帧 / 秒。肺动脉采用超脉冲 DSA 成像或 DCM 减影成像，每秒 25 帧。均采用屏气曝光，先曝光 1~2 秒采集 mask 像，后注射对比剂，曝光至感兴趣区显示满意为止，肺动脉造影曝光至左房显像，上腔静脉造影曝光采像至侧支循环显示（图 4-3-12）。

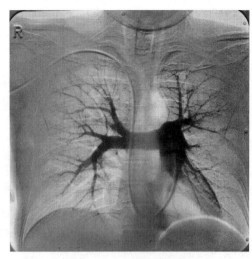

图 4-3-12　肺动脉造影

（2）造影参数选择：对比剂浓度为 50%~60% 的非离子型对比剂。肺动脉干注药时，对比剂用量 30~40ml/ 次，流率 15~20ml/s，压限 400~600PSI；一侧肺动脉选择性造影时，对比剂用量 20~30ml/ 次，流率 10~15ml/s，上腔静脉非选择造影时，对比剂用量 20~30ml/ 次，流率 10~15ml/s，插管法选择造影时，对比剂用量 15~25ml/ 次，流率 8~10ml/s。

支气管动脉造影时，对比剂用量 5~10ml/ 次，流率 2~3ml/s，或手推对比剂 DSA 采像；锁骨下动脉造影时，对比剂用量 5~10ml/ 次，流率 4~8ml/s，腋动脉造影时，对比剂用量 8~10ml/ 次，流率 5~7ml/s；胸廓内动脉、肋间动脉及腋动脉分支造影时，对比剂用量 6~8ml/ 次，流率 2~3ml/s。

3. 躯干大血管造影

（1）体位设计及选择：升主动脉、主动脉弓和降主动脉造影应选用左前斜 45°~65° 角位，使之呈平面显示；对于腹主动脉、髂动脉及肺动脉造影应取正位；如显示肺动脉瓣、主干、分叉和分支的全貌，可取肺动脉轴位，即患者仰卧，增强器向头侧倾斜 30°~45° 角。大血管造影可采用 DSA 的脉冲方式成像，曝光至兴趣区显示满意（图 4-3-13、图 4-3-14）。

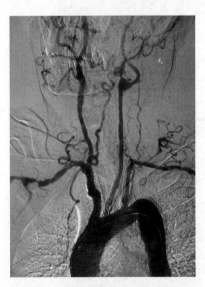

图 4-3-13　颈部大血管造影（支架置入）

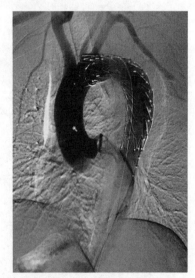

图 4-3-14　胸部大血管造影（支架置入）

（2）造影参数选择：对比剂浓度为 50%~60% 的非离子型对比剂。胸主动脉和腹主动脉对比剂量每次 30~50ml，注射流率 15~30ml/s，压限 600PSI；肺动脉对比剂量每次 25~30ml，注射流率 15~20ml/s，压限 450PSI。

4. 腹部血管造影

（1）体位设计及选择：腹腔动脉、肝动脉及其分支血管造影均采用正位。动脉瘤或血管主干相互重叠者，可选用相应的左、右前斜位。肝脏血管造影一般选用DSA的脉冲方式，每秒24帧。先曝光1~2秒采集mask像，再注射对比剂。腹腔动脉造影观察门静脉者，曝光时间达15~20秒，直至门静脉显示满意。肝动脉造影者，应曝光至肝内毛细血管期显示，或动脉门静脉瘘显示满意（图4-3-15）。

（2）造影参数选择：对比剂浓度为50%~60%的非离子型对比剂。腹腔动脉造影每次注射30~35ml（需观察门静脉），流率8~10ml/s；肝总动脉造影每次10~20ml，流率5~7ml/s；超选择肝内动脉造影每次8~10ml，流率4~6ml/s；肝右动脉比肝左动脉对比剂量和流率均略高；肝内血管栓塞后复查造影，对比剂每次4~8ml，流率1~3ml/s。

5. 四肢血管造影

（1）体位设计及选择：①上肢血管造影：患者仰卧，手臂向外平展。②下肢血管造影：病人仰卧，下肢伸直。一般摄取正位，必要时加摄侧位和斜位。摄下肢血管正位片时，股部应轻度外旋，摄片时间为注射对比剂完毕即摄第1张照片，隔3~5秒摄取第2张照片。具体摄片时间应根据上下肢血流速度不同、穿刺点与病变部位及病变种类等情况作适当调整。如静脉栓塞者，可于注射对比剂后5~10秒摄取第2张照片（图4-3-16）。

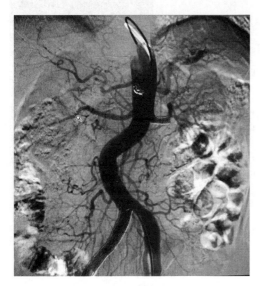

图4-3-15 腹部血管造影（支架植入）

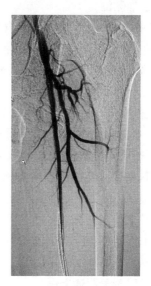

图4-3-16 下肢血管造影（支架植入）

（2）造影参数选择：对比剂浓度为40%的非离子型对比剂：①锁骨下动脉造影：对比剂总量12~15ml，流率4~5ml/s，压限150~300PSI；②腋动脉-上肢动脉造影：总量10~12ml，流率3~4ml/s，压限150~300PSI；③髂总动脉-下肢动脉造影：对比剂总量15~20ml/次，流率12~15ml/s，压限300PSI；④髂外动脉-下肢动脉造影：对比剂总量为10~12ml/次，流率6~8ml/s，压限为150~250PSI；⑤选择性下肢动脉造影：对比剂总量为10~12ml/次，流率4~6ml/s，压限为150~200PSI；⑥下肢静脉造影：对比剂用量为60~80ml/次，注射流率1~1.5ml/s。

五、其 他 造 影

（一）乳腺导管造影

乳腺导管造影是经乳头上的输乳管开口，向输乳管内注入对比剂并进行摄影，以显示部分输乳管的形态及邻近组织结构的检查方法。

1. 适应证 ①任何有乳头溢液，包括血性、浆液性、黄色和清水样溢液等；②单侧乳腺逐渐增大;③了解乳腺肿块与乳导管的关系;④分辨手术容易遗漏的深部病变;⑤用于鉴别乳头状瘤和乳腺癌。

2. 禁忌证 ①对碘对比剂过敏者;②急性乳腺炎。

3. 对比剂 碘浓度为350~370非离子型对比剂,每次用量0.5~2ml,水溶性好,优点是在各级导管内扩散充盈良好,易于自动排出和吸收。

4. 造影前准备 ①清除乳头表面分泌物;②乳头皮肤表面的消毒用品一份;③造影器具,如4号或5号钝头针、2ml无菌注射器等;④其他备品:用作乳头分泌液细胞学检查的载玻片、照明灯、放大镜等。

5. 造影技术 被检者取坐位或仰卧位,清除乳头表面分泌物,用碘酊或75%乙醇棉球常规消毒乳头部。可将乳头涂上橄榄油,或轻轻挤压乳房,仔细找出溢液的乳导管外口或与肿块相邻部位的乳眼。根据乳眼大小选择针头的粗细,用左手固定乳头,右手持针缓缓地插入乳孔,切勿用力过大而造成人为的假道,或穿破导管使对比剂进入乳导管外的间质,一般进针不超过1cm。注射对比剂前先排出针管内气体,以免造成类似肿瘤的导管内充盈缺损,防止注射压力过大,当注射到有胀感、并能指出对比剂的方向时,即可拔出针头。用棉球或其他胶膜包裹乳头,以免对比剂流出,并迅速进行摄片工作。

6. 摄影技术 常规采用内外斜位(MLO)和头尾位(CC)摄影。必要时需追加侧位。

7. 照片显示 正常乳腺导管自乳头向内分支逐渐变细,呈树枝状影。管径由2~3mm逐渐变细,各支导管通畅、舒展、充盈均匀,直至末支盲管和小叶。青年妇女的乳腺管多而细,且密度一致,分支多少可以有所不同(图4-3-17)。

8. 注意事项 ①患乳导管口的选择必须正确,若误插入正常的乳孔,可造成假阴性表现;②操作时,勿将小气泡注入乳导管内,否则可造成假性充盈缺损,影响正常诊断;③若乳头溢液较多,注入对比剂前务必将溢液尽量抽净,以免对比剂被溢液冲淡而影响对比;④针头不宜插入过深,很容易刺破管壁使得对比剂外溢;⑤注射对比剂时应缓慢、轻柔,若注射时感到阻力,且被检者主诉有痛感,则表示插管不当,对比剂有外溢进入间质,应立即停止注射;⑥检查后应尽量将对比剂挤出。

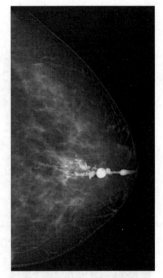

图4-3-17 乳腺导管造影

(二)"T"形管胆道造影

胆系手术后,经置于胆总管内的"T"形引流管注入对比剂而显示胆管影像。亦称"T"形管胆道造影。

1. 适应证 胆系手术后了解胆管内是否有残留结石、蛔虫、胆管狭窄以及胆总管与十二指肠之间是否通畅,从而决定是否终止引流或再次手术。

2. 禁忌证 ①胆系感染及出血;②严重的心、肝、肾功能不良;③甲状腺功能亢进;④对碘过敏者。

3. 对比剂 常用76%复方泛影葡胺或碘海醇注射液,用量20~40ml。对比剂使用前适当加温,能减少刺激。

4. 造影前准备 清除肠道粪便及气体;做碘过敏试验;备好造影用具及药品等。

5. 造影技术 "T"形管造影多在术后1~2周内进行。造影时被检者仰卧在检查台上,引流管口部消毒,抽吸管内胆汁,降低管内压,用生理盐水冲洗胆管,将加温的对比剂10ml缓慢注入"T"形管内,透视观察肝管及胆总管充盈情况。如果肝管尤其是左侧肝管充盈不良,应采取头低30°角、右侧抬高或左侧卧位,加注对比剂10ml,至全部肝管及胆总管充盈满意后,即进行摄片。

6. 摄影技术　取仰卧位,左侧抬高 20°~30°角,避免胆总管同脊柱重叠。必要时加照斜位可清楚显示肝管各支形态。照片胆系显影清楚,对比良好,肝管为树枝状,由细至粗,逐渐移行,边缘整齐,密度均匀,向上可充盈至肝管的 3~4 级。胆总管为带状,较粗,位于脊柱右缘(图 4-3-18)。

7. 注意事项　①对比剂用量不得超过 60ml;②注射对比剂前测量胆管内压力;③注射对比剂压力不应太大,防止发生感染;④造影结束后应尽量将对比剂抽出。

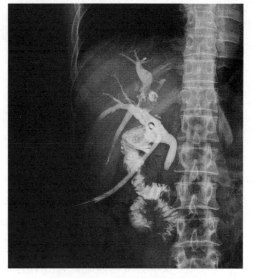

图 4-3-18　"T"形管胆道造影

(三)术中胆道造影

1. 适应证　①具备胆总管切开的相对适应证者;②胆道畸形;③胆道严重粘连,解剖关系不清者;④不能肯定胆道结石已经取净者;⑤胆道狭窄、缩窄性胆管炎。

2. 禁忌证　①碘过敏者;②急性化脓性胆囊炎;③胆道大出血。

3. 对比剂　常用准备 12.5% 碘化钠或非离子型碘对比剂 20~40ml。

4. 造影前准备　准备移动 X 线机,因为术中有可能多次拍片,最好准备移动 DR。在手术台与病人右上腹背部之间预置无菌巾包裹的平板探测器,以备摄片时放置于病人胆区后方。造影时手术野应除去不透 X 线的器械。

5. 造影方法　经胆囊、胆囊管或胆总管直接穿刺。穿入胆系后,先抽吸胆汁,用生理盐水冲洗后注入对比剂,并立即摄片。

6. 摄影技术　注意先抽除导管或注射器内的空气,推入对比剂 10ml 立即摄片。如果效果不能满足医生要求可以重复。

7. 注意事项　①应先将导管和注射器内气泡排出,以免将气泡注入胆道被误认为是结石;②胆管下端痉挛,多见于经 T 形管造影时,可能与注药太快、造影剂刺激胆胰管括约肌有关。注药速度应在 10~20 秒钟内注完为宜,术前及术中勿用吗啡类药;③造影剂浓度太高,如达 20% 以上,小结石可被掩盖而未能发现;④术中胆道造影与胆总管切开探查两法皆可有假阳性或假阴性,故应相辅应用,才能提高正确率。(图 4-3-19)

(四)经皮肝穿刺胆管造影

经皮肝穿刺胆管造影(percutaneous transhepatic cholangiography,PTC),是用细针经皮肝穿刺直接刺入肝管内并注射对比剂,使胆管显影的一种检查方法。用于鉴别阻塞性黄疸的原因并确定阻塞部位。为了避免发生内出血、胆瘘和胆汁性腹膜炎等并发症,此法常用于造影后立即手术的患者。

1. 适应证　①原因不明的梗阻性黄疸;②肝内胆管结石并有阻塞性黄疸;③了解胆管肿瘤的部位及范围;④胆道多次手术后仍有梗阻症状;⑤胆管损伤引起胆管狭窄;⑥胆管狭窄或闭锁等先天性畸形;⑦未能确定的肝内、外胆瘘。

2. 禁忌证　①凝血功能障碍;②急性化脓性胆管炎;③病人全身情况差,不准备进行手术者;

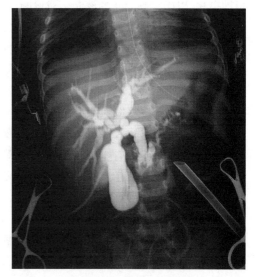

图 4-3-19　术中胆道造影

④碘过敏者。

3. 对比剂　常用非离子型碘造影剂,用量 10~40ml。

4. 造影前准备　①测定凝血功能,化验血型;②嘱患者练习在较长时间内控制呼吸;③建立静脉输液通道;④做碘过敏试验;⑤造影前禁食 6~8 小时;⑥造影前做腹部透视,观察肝下有无充气肠管,以免穿刺时误入肠腔;⑦备好对比剂及穿刺用品。

5. 造影方法　被检者仰卧摄影床上,叩诊明确肝浊音区。透视确定穿刺部位和方向,在患者深吸气时找出右肋膈角最低点,穿刺部位应在此处稍下方,即位于腋中线第 8~9 肋间处;同时透视确定第 11、12 胸椎的位置,与肝门处于同一平面。然后皮肤消毒、局部麻醉;选用长 18cm,内径 0.5mm,外径 0.7mm,带钢丝针芯的穿刺针,经穿刺点对准肝门方向逐渐刺入;穿刺针与胸壁呈 70° 角,进针约 10cm 时,抽出针芯,接上针筒进行抽吸;若针已进入肝内胆管,则有脱空感,并有胆汁流出;若无胆汁流出,使针筒保持抽吸状缓慢退针,至胆汁流出时固定针头;测量胆管内压力,抽出部分胆汁。缓慢注入对比剂,立即摄片。

6. 摄影技术　常取仰卧位,左侧抬高 20° 角前后位摄片,必要时加摄斜位片(图 4-3-20)。

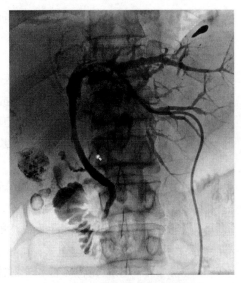

图 4-3-20　经皮肝穿刺胆管造影
(胆道支架植入)

(五)小儿肠套叠空气灌肠复位

1. 适应证　①临床高度怀疑小儿患有肠套叠;②肠套叠在 48 小时以内无血便或在 24 小时以内有血便。

2. 禁忌证　①患儿有休克、脱水、肠坏死及腹膜刺激征象;②立位腹平片有穿孔。

3. 造影前准备　空气灌肠前要检查空气灌肠机功能是否完善,Foley 管气囊有无漏气。在进行此项检查时,应用铅橡皮保护患儿生殖器部位。整复过程中临床医师必须到场,先用镇静药、解痉药,如氯丙嗪、阿托品。

4. 造影方法　空气灌肠前应先立位透视胸腹部或摄立卧位腹平片。将 Foley 管头部涂上石蜡油,插入肛门,肛管气囊内注入 10~15ml 气体将肛门堵塞,接上空气灌肠机。先进行诊断性空气灌肠,诊断压力为 8kPa(60mmHg),在透视荧光屏上观察气柱前进情况,当见到杯口及软组织块影时,可即摄片,以确定肠套叠的诊断。对诊断已经确定的病例,如无上述肠套叠复位的禁忌证,可逐渐增加压力,通常复位压力为 10.7~13.3kPa(80~100mmHg),最高压力不能超 16.0kPa(120mmHg)。维持空气压力约 5 分钟以后再停歇,必要时可作适当的肿块按摩。

肠套叠复位成功时可见气体突然进入小肠,回肠充气,透亮度顿时增高,肿块消失,患儿入睡。

(六)窦道及瘘管造影

1. 适应证　①先天性窦道及瘘管等,例如甲状舌管瘘,颈部窦道及瘘管(鳃瘘)等;②感染性窦道及瘘管,如慢性骨髓炎,软组织脓肿等;③创伤或手术后并发的窦道及瘘管。

2. 禁忌证　①窦道、瘘管有急性炎症;②对碘过敏者。

3. 对比剂　常用非离子型碘造影剂。

4. 造影技术　患者取卧位,瘘口朝上。常规瘘口及其皮肤消毒后,经瘘口插入造影导管(如窦道及瘘管内原有引流管,可利用引流管做造影导管);用纱布及胶布将导管固定后,于透视监视下经导管缓慢注入对比剂,至对比剂略有溢出时为止,然后透视下选择显示窦道、瘘管及病灶最清楚的位置与角度点片。

5. 注意事项　①对比剂的选择应根据窦道及瘘管的大小和部位。窦道及瘘管较大者宜选用浓度较高的对比剂;窦道及瘘管较细者则宜选用浓度较低的对比剂。用量多少取决于腔道的大小;②对比剂的注入应在透视下进行,以便掌握对比剂的引入途径和分布范围以及选择适当的摄片位置与角度;③至少应摄取互相垂直的两张照片,摄片前应将溢于皮肤、衣服、床单及诊断床上的对比剂全部清除、擦净,以免混淆诊断,必要时应于瘘口做金属标记。

（孔祥闯）

本章小结

　　钡剂造影技术由普通造影发展到低张双对比造影,能够较好地显示消化道的黏膜像和充盈像,对于消化道器质性和功能性变化均能做到详细地观察和记录,对许多早期病变能及时作出诊断。

　　胆系造影技术由单纯口服法造影,发展到静脉注射胆系造影以及经皮穿刺胆管造影等,对胆系检查的质量进一步提高。

　　泌尿系造影由有机碘对比剂、二碘化合物发展成三碘化合物,三碘对比剂毒性低,浓度高,为泌尿系造影创造了条件。造影技术亦由逆行肾盂造影发展到静脉尿路造影、大剂量静脉尿路造影等,同时配合做肾动脉造影,使泌尿系统的检查范围进一步扩大。

　　心脏及脑血管造影因合成了各种浓度高、毒性低的有机碘对比剂,同时快速换片机、高压注射器问世,以及利用导管进行造影和摄影技术不断改进,使心脏及血管造影发展很快。现在已开展了选择性和超选择性的血管造影。

　　本章重点介绍的是对比剂、消化系统造影、泌尿与生殖系统造影及各种检查技术的适应证、禁忌证及各种造影的术前准备,特别是碘对比剂不良反应、各种造影检查技术和摄影方法是本章学习的重要内容。

思考题

　　1. 何为 X 线造影检查?

　　2. 叙述对比剂的引入途径。

　　3. 碘对比剂不良反应有哪些临床表现?

　　4. 碘对比剂不良反应如何处理?

　　5. 简述子宫输卵管造影检查技术的摄影技术。

　　6. 静脉肾盂造影的摄影技术和注意事项。

　　7. 简述钡剂灌肠的适应证和禁忌证。

　　8. 简述 DSA 血管造影的适应证和禁忌证。

第五章 CT 检查技术

学习目标

1. 掌握:CT 图像的特点与 CT 检查的基本参数;掌握 CT 检查在人体常用部位的技术参数、图像处理及临床应用原则。

2. 熟悉:CT 检查前的准备与 CT 检查的适应证;熟悉 CT 平扫与增强扫描的检查方法;熟悉多层螺旋 CT 基本结构与常用后处理技术的原理及临床应用。

3. 了解:CT 特殊检查技术临床应用。

第一节 CT 检查概述

计算机 X 线体层扫描(computed tomography,CT)检查技术作为一种最常用的影像检查技术之一,几乎可用于任何部位组织器官的检查,近年来随着各种先进技术的不断研发应用,CT 设备不断升级换代,继单层螺旋 CT、多层螺旋 CT 之后,又出现了双源 CT、能谱 CT。检查技术亦不断发展,由单层扫描发展到多层容积扫描,由普通的平扫和增强扫描发展到动态增强、灌注 CT 和能谱成像等,丰富的后处理技术使临床应用范围进一步扩大,已成为临床常用的影像检查方法之一。

一、检查前的准备

为了使 CT 检查取得较好的效果,扫描前的准备工作必不可少。检查前的主要准备有:

(一) 机器准备

1. 观察环境温湿度是否合适。CT 属精密仪器,其对机房的温湿度有一定要求,温湿度过高过低都会损坏某些元器件,CT 机工作时产生大量的热量,因此 CT 机房内应配备空调设备,以保持恒温。一般 CT 机房和计算机房的温度以 18~22℃为宜。相对湿度一般以 45%~60% 为宜。

2. 每天开机后进行 CT 机日常空气校准,如果超过两小时不进行 CT 扫描,需要进行管球预热。

3. 观察 CT 磁盘空间是否充足,信息栏有无报错信息,一切正常方可进行 CT 扫描,如某公司 CT 机桌面选择区和状态区,提示当前桌面选择、当前日期、磁盘空间、网络状态、打印机状态等信息(图 5-1-1)。

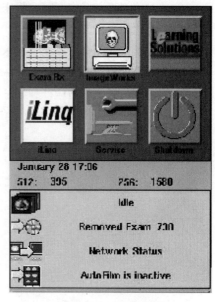

图 5-1-1 CT 信息栏

154

（二）患者准备

1. 除去金属物品　摆位时去除扫描范围内病人穿戴及携带的金属物品,如钥匙、手机、发卡、耳环、项链、金属拉链、义齿、带金属扣的皮带、硬币、带金属的纽扣等,以防伪影产生。

2. 检查部位的固定　根据不同检查部位的需要,确保检查部位的固定,是避免漏扫及减少运动伪影的有效措施。另外,胸腹部检查前应做好呼吸训练,使病人能根据语音提示配合平静呼吸或吸气、屏气;腹部检查前可口服或肌注山莨菪碱注射液 20mg 以减少胃肠道蠕动;喉部扫描时嘱病人不要做吞咽动作;眼部扫描时嘱病人两眼球向前凝视或闭眼不动;儿童或不合作的病人可口服催眠剂 10% 水合氯醛 0.5ml/kg 体重(不超过 10ml)以制动。危重患者需临床相关科室的医生陪同检查,对病情的变化进行实时监护和处理。

3. 腹部清洁准备　接受腹部和盆腔 CT 检查的患者应预先进行胃肠道准备(见腹部和盆腔检查)。胸、腹部检查前应训练患者屏气。

4. 询问碘过敏史　对准备增强扫描的患者,应询问患者有无碘过敏史,了解患者肾功能情况,明确有无碘对比剂应用的禁忌证。无禁忌者,应请患者签署增强扫描知情同意书。增强检查前应使患者充分水化,并提前建立静脉通道。

（三）技师准备

1. 阅读并核对检查申请单　认真核对患者检查申请单的基本资料,主要包括患者姓名、性别、年龄和 CT 检查号等一般情况,确认检查患者无误。

2. 明确检查部位及目的　阅读现病史、主要症状体征、既往史,实验室和其他影像学检查结果和资料,临床诊断、检查部位和目的等。如发现填写不清楚时,应与临床医生联系了解清楚后再行检查。

3. 向患者说明检查过程　根据临床要求的检查部位和目的制订扫描计划,向患者解释检查过程,以及患者可能会出现的感受,取得患者合作,并告知患者出现异常情况时如何与操作人员联系。

4. 采取适当防护措施　摆位时要对非检查部位的重要器官进行辐射防护,如甲状腺和性腺用专用防护用品遮盖,尤其应注意对儿童和女性患者性腺区的保护,减少不必要的辐射。

二、临床应用及限度

CT 图像由于密度分辨力高、组织结构无重叠,有利于病变的定位、定性诊断,在临床上应用十分广泛。可用于全身各脏器的检查,对疾病的诊断、治疗方案的确定、疗效观察和预后评价等具有重要的参考价值。

（一）适应证

1. 颅脑　CT 对颅内肿瘤、脑出血、脑梗死、颅脑外伤、颅内感染及寄生虫病、脑先天性畸形、脑萎缩、脑积水和脱髓鞘疾病等具有较大的诊断价值。多层螺旋 CT 容积扫描后进行三维重建可以清晰、逼真地显示颅骨性态。对颅骨缺损、颅骨外伤及鼻骨外伤的诊断及整体性态的观察有很大帮助。脑血管检查利用三维重组可以获得精细清晰的血管三维图像,对于脑血管畸形脑动脉瘤等有较大诊断价值。

2. 头颈部　对眼眶和眼球良恶性肿瘤,眼肌病变,乳突及内耳病变,鼻窦及鼻腔的炎症、息肉及肿瘤,鼻咽部肿瘤尤其是鼻咽癌,喉部肿瘤,甲状腺肿瘤以及颈部肿块等均有较好的显示能力;多平面重组、容积重组等后处理技术可以任意角度、全方位反映病变密度、形态、大小、位置及相邻组织器官的改变,对外伤、肿瘤等病变的显示可靠、清晰、逼真,可以更有效地指导手术。颈部 CTA 检查可以清晰观察颈部血管的形态,对狭窄、动脉瘤及血管畸形的诊断非常准确。并且可以观察血管和颈部骨性结构的关系,如钩椎关节和椎动脉的关系,对判断此类型的颈椎病很有帮助,也是颈部 CTA 比 MRA 优势的一个方面。

155

3. 胸部　CT对肺肿瘤性病变、炎性病变、间质性病变、先天性病变等均可较好地显示。对支气管扩张诊断清晰准确。对支气管肺癌,可以进行早期诊断,显示病灶内部结构,观察肺门和纵隔淋巴结转移;对纵隔肿瘤的准确定位具有不可取代的价值。可显示心包疾患,主动脉瘤,大血管壁和心瓣膜的钙化。胸部外伤患者容积扫描后进行三维重组得到的三维图像对肋骨骨折的诊断及整体形态的观察很有帮助。冠状动脉CT血管造影可以清晰显示冠状动脉的走行、狭窄,对临床评价冠心病和进行冠脉介入治疗的筛查有重要的价值。

4. 腹部和盆腔　对于肝、胆、脾、胰、肾、肾上腺、输尿管、前列腺、膀胱、睾丸、子宫及附件,腹腔及腹膜后病变的诊断,具有一定优势。对于明确占位性病变的部位、大小以及与邻近组织结构的关系、淋巴结有无转移等亦有重要的作用。对于炎症性和外伤性病变能较好显示。对于胃肠道病变,CT能较好显示肠套叠等,亦可较好地显示肿瘤向胃肠腔外侵犯的情况,以及向邻近和远处转移的情况。由于CT对软组织的分辨力不如核磁,所以对于腹部占位性病变,一般需要结合增强检查来判断其性质。

5. 脊柱和骨关节　对椎管狭窄,椎间盘膨出、突出,脊椎小关节退变等脊柱退行性病变,脊柱外伤,脊柱结核,脊椎肿瘤等具有较大的诊断价值。尤其是三维重建图像对于整体形态的观察很有帮助,如外伤、脊柱畸形等。对骨科医生的手术指导有很大价值。对脊髓及半月板的显示不如MRI敏感。对骨肿瘤病变,CT可显示骨肿瘤的内部结构和肿瘤对软组织的侵犯范围,补充X线平片的不足。

（二）禁忌证

CT检查没有绝对禁忌证。但是有些情况不宜做CT检查,如妊娠妇女、婴幼儿及病情极其危重随时有生命危险的患者等。另外,急性出血病变不宜进行增强或CT造影检查。对碘对比剂有禁忌的患者不能进行CT增强检查。

三、CT检查注意事项

主要注意事项包括下列几项:

1. 放射线的防护　CT机及机房本身结构需达到防护标准,以减少被检者、工作人员和与CT机房相邻地区人员的X线辐射剂量。检查时要根据病人情况正确、合理地设置参数,避免不必要的曝光。对患者的非受检部位及必须留在扫描室内的陪同人员应采取防护措施。对育龄妇女及婴幼儿更应严格掌握适应证,非特殊必要,孕妇禁忌CT检查。

2. 碘对比剂不良反应的预防及处理　增强扫描使用的碘对比剂量较大,注射速度快,有引起不良反应,甚至过敏样反应的可能,CT室应常备必需的急救药品、器械,以备抢救之用。注意药品的有效期,定时添补更新。过敏体质的病人更应谨慎,检查过程中要严密观察,一旦出现不良反应应及时处理、抢救,否则可能危及生命。为避免迟发型过敏反应的发生,检查后应让病人留CT室观察30分钟后再离开,观察期间应保留静脉通路。

3. 危重症患者的处理　病情危重,或过多搬动有生命危险患者,临床应先控制病情,可待病情较为稳定后再作CT检查。对重症病人的搬动及检查应迅速、轻柔,检查以满足诊断需要为标准,不宜苛求图像标准而延误抢救时间。

第二节　CT装置的基本操作

一、开机步骤

CT机是高科技产物,内有大量精密的元器件,应严格按照设备操作规程开关机。一般的开机步骤为:

接通电源 → 打开外围设备 → 打开主机

关机步骤为：

关闭主机 → 关闭外围设备 → 断开电源

另外,每天开机后应该按程序进行预热,由低到高使用不同管电压、管电流进行曝光,其目的是使一段时间不使用的 X 线管逐渐升温,适应使用状态,保护 X 线管(图 5-2-1、图 5-2-2)。

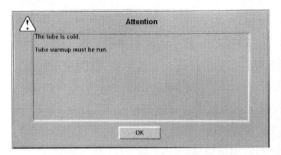

图 5-2-1　X 线管需要预热警示信息

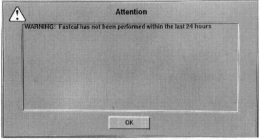

图 5-2-2　X 线管需要校准警示信息

二、CT 检查步骤

1. 病人的接待与登记　仔细审查 CT 检查申请单是否填写完整,检查部位是否明确和符合要求,并根据病情的轻、重、缓、急和本部门的工作流程合理安排病人的检查时间。给病人做好解释和说明工作以便做好配合,指导病人做好检查前准备,由专门人员进行检查项目的登记和归档。

2. 输入病人的一般资料与扫描相关信息　将病人的姓名、性别、出生年月、CT 号等资料输入 CT 机。有放射科信息系统(radiology information system,RIS)和图像存储与传输系统(picture archiving and communication system,PACS)的医院,输入病人资料由工作列表(worklist)完成。选择扫描方向和病人的体位,如果是增强扫描,要注明 C+,其他特殊扫描方式,必要时也注明。

3. 病人体位的处置　根据检查的要求确定是仰卧还是俯卧,头先进还是足先进;根据检查的需要采用适当的辅助装置,固定检查部位;按不同检查部位调整检查床至合适位置,开启定位指示灯,将病人送入扫描孔内。

4. 扫描前定位　定位就是确定扫描的范围,通常先进行定位像扫描(scout scan),即 X 线管与探测器位置不变,曝光过程中,检查床载病人匀速移动,扫描图像类似高千伏摄影平片,一般扫描正侧位两张。在该定位像上制定扫描计划,确定扫描范围、层厚、层间距等。定位较明确的部位(如颅脑),也可利用定位指示灯直接从病人的体表上定出扫描的起始位置,该方法节省时间,减少患者接受的辐射量。缺点是定位不如通过定位像定位准确。

5. 扫描　选择扫描程序,根据患者具体情况设计扫描条件,按下曝光按钮。在整个扫描过程中,要密切观察每次扫描的图像,必要时调整扫描的范围或作补充扫描,如肺内发现小病灶,最好加扫小病灶部位的高分辨力 CT。大范围扫描时,扫描床及患者在扫描过程中移动的距离较大,所以在患者移动时应时刻观察病人情况;避免落床或肢体被扫描架阻挡。尤其对于有体内插管或带有监护设施的患者,防止移动过程中插管或监护设备脱落。

6. 照相和存储　根据不同的机器情况照相可自动照相或手工照相。自动拍摄是指在 CT 机上可预先设置,扫描完毕 CT 机会自动根据设置依次将所有扫描的图像拍摄完成。手工拍摄是扫描完成后,由人工手动照相。一般扫描完毕的 CT 图像都暂存于 CT 机的硬盘上,如需永久存储,可选择磁带、光盘等存储介质。对于有 PACS 网的医院,应及时上传图像。

三、基本参数选择

CT 图像的优劣,与扫描技术参数密切相关。不当的扫描参数,会损失诊断信息,导致误诊、漏诊。常规扫描技术参数有扫描类型、探测器宽度、管球转速、螺距、扫描野、重建野(视野)、重建层厚、层间距、管电压、管电流、重建算法等。

1. 扫描类型 CT 扫描类型有定位像扫描(scout)、轴扫(axial)、螺旋扫描(helical)、电影扫描(cine)及心脏扫描(cardiac)等。定位像扫描位用于扫描定位,不用于正式扫描。轴扫扫描不连续,检查时间较长,扫描数据通常不适于重建;螺旋 CT 应用前为常规扫描方式,螺旋 CT 应用后主要应用于颅脑、腰椎间盘等部位的检查,因为这些部位一般不需要扫描后重组,而且,一般情况下,由于算法的原因,轴扫的图像质量要高于螺旋扫描。螺旋扫描速度快,数据适于扫描后重建,现在应用较多。电影扫描指不移动扫描床而进行连续曝光扫描,以前主要应用于 CT 灌注检查,由于其辐射剂量大,以及灌注模型的改进,现在应用较少。心脏扫描模式为心脏扫描专用模式。临床工作中应根据诊断需要选择扫描类型。通常颅脑、椎间盘扫描选用常规扫描,胸部、腹部扫描及增强扫描选用螺旋扫描。心脏检查用心脏扫描模式。

2. 探测器宽度 探测器宽度影响扫描速度及灌注扫描时的覆盖范围。现在业内最宽的探测器已经达到 16cm。扫描时应该尽可能地选择宽的探测器,因为探测器的增宽可以在其他参数不变的情况下大幅提高扫描速度,而不增加图像噪声;但过宽的探测器会产生锥形束伪影,影响图像质量。

3. 管球转速 管球转速决定机器的时间分辨力,所以对运动器官的检查应该尽可能地提高管球转速,但是,需要注意,提高转速后一定要增加毫安量,使有效毫安量不降低,以保证图像质量。

4. 螺距(pitch) 螺距是螺旋 CT 的一个重要参数,对于单层螺旋 CT,螺距等于 X 线管旋转一周检查床移动的距离与扫描层厚的比值。对于多层螺旋 CT,螺距等于 X 线管旋转一周检查床移动的距离与采用的探测器的宽度的比值。计算公式为:$P=S(mm)/D(mm)$,P 为螺距,S 为 X 线管旋转一周(360°)期间进床距离,D 为层厚(即探测器宽度)。扫描范围为检查床每秒移动的距离与 X 线管连续曝光时间之积。例如,用 10mm 的层厚,曝光时间 20 秒,螺距 1.0 时,扫描范围为 200mm;当螺距改为 2.0 时,同样的层厚和曝光时间,扫描范围则达 400mm。因此,螺距越大,每次屏气所能扫描的范围就越长,但以减少数据采集量为代价。一般认为螺距为 1.0 时可获得满意的图像质量。为了获取理想的原始容积数据,理论上,应选择尽可能小的层厚和检查床的移动速度,尽可能大的 X 线管电压和电流,以及尽可能小的图像重建间隔。但实际操作中受到螺旋 CT 机性能、X 线照射剂量等多种因素限制,一般需根据扫描部位、扫描范围以及扫描时间等因素选择层厚和检查床的移动速度。

5. 扫描野(scan field of view,SFOV)和显示野(display field of view,DFOV) 扫描视野是决定扫描多少解剖部位的参数。无论对什么部位成像,扫描野应该始终大于患者的周缘。显示野是决定将多少扫描野重建到一幅图像的参数。显示野可以小于或等于扫描野,但不能大于扫描野。扫描野必须以扫描架中心为中心。而显示野的中心可以在扫描野内任意选择。在显示野中,必须设定图像中心。中心决定显示野对正的解剖部位。实际工作中,扫描野包括 Large、Small、Head 和 Ped Head 等。从理论上,小的扫描野比大扫描野图像质量要好,所以,我们应尽可能地使用小扫描野。由于扫描架中心位置图像质量最好,所以我们在摆位时尽可能把要观察的解剖部位放在扫描架中心,也就是重建野和扫描野中心重合。同样的扫描,若矩阵不变,显示野减小,则空间分辨力提高,可突出病变的细节(图 5-2-3)。

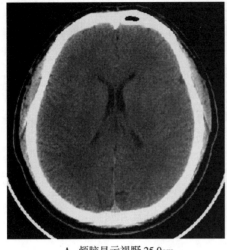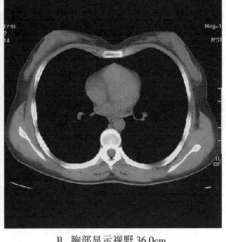

A. 颅脑显示视野 25.0cm　　　　　　　　B. 胸部显示视野 36.0cm

图 5-2-3　不同视野 CT 扫描

6. 管电压和管电流　管电压和管电流是决定图像质量的重要参数,管电压影响 X 线的穿透力,可以选择的数值为 140kV、120kV、100kV 和 80kV,一般设置为 120kV。患者体形过大可以增加管电压,体形过小或儿童可以降低管电压,它比降低管电流更能降低辐射剂量。但是,有一点需要注意,当管电压改变时,组织 CT 值,尤其是注入碘对比剂后的血液或脏器,其 CT 值会发生改变。一般含碘物质随管电压降低,CT 值会升高,低剂量 CT 血管成像就是利用这个规律。采用低管电压,可以在不增加碘对比剂注射量的情况下可以提高血管 CT 值,虽然图像噪声由于管电压降低而升高,但是图像的对比噪声比增加,仍然可以达到诊断要求。而辐射剂量大幅降低。管电流在管球热容量许可的情况下可以任意调节,它主要影响图像噪声。所以,管电流调节是降低辐射剂量常用的方法。但是,需要注意,影响图像噪声的是有效毫安值,它与管球旋转时间呈正比,与螺距呈反比。所以不能单纯的比较管电流值,而应该综合考虑。

7. 层厚　层厚(slice thickness)是扫描时 X 线准直所对应的肢体断面厚度,是影响图像分辨力的一个重要因素。层厚小,图像纵向空间分辨力好,但探测器接受到的 X 线光子数减少,噪声增大。层厚大,密度分辨力提高,但空间分辨力下降。所以要协调二者之间的关系以取得最佳效果。扫描层厚需根据被检结构的大小和病变的大小确定。检查内耳、内耳道、眼眶、椎间盘等须采取薄层扫描;观察软组织且范围较大时,选择较大的层厚。病变范围过大时,则采用加大层厚、加大层间距的方法。如果需要图像三维重组,一般需要重建薄层图像,以提高重组图像质量。扫描层厚可从 2.0~10.0mm 不等,64 层螺旋 CT、双源 CT 等的扫描厚度可达亚毫米级 0.33mm。

8. 层距　层距(slice gap)概念一般用于常规扫描,是指相邻两个层面的中点之间的距离。若层距与层厚相等,则为连续扫描,各层之间无间隙;若层距大于层厚,则为间断扫描,部分层面组织未被扫描;若层距小于层厚,则为重叠扫描,层面相邻部分为重复扫描。间断扫描扫描时间短,重叠扫描对小于层厚的病变显示较好。

9. 重建算法　也叫重建类型,即图像重建的数学演算方式,CT 图像是数字化图像,图像重建的数学演算方式有多种,常用的有标准演算法、软组织演算法和骨演算法等。标准演算法均衡图像的密度分辨力和空间分辨力,适用于一般 CT 图像的重建,例如颅脑、脊柱等图像重建等;软组织演算法适用于需要突出密度分辨力的软组织图像重建,例如肝、脾、肾、子宫附件的图像重建等,图像柔和平滑,密度分辨力高;骨演算法提高空间分辨力,强化组织边缘、轮廓,适用于密度差异大、且需要清晰显示细节的部位检查,例如骨质结构(尤其显示骨小梁)、内听道和弥散性肺间质性病变的图像重建等。现在各公司对图像重建算法更加细化,一般有以下不同的算法。

（1）Soft：主要用于具有相似密度的组织，但不能用于非增强扫描。

（2）Std（标准一词的缩写）：主要用于常规检查，如胸部、腹部和骨盆扫描。

（3）Lung：主要用于肺间质病理。

（4）Detail：主要用于后部脊髓选影照片，该部位的混合组织细节和骨边缘非常重要。

（5）Bone：主要用于高分辨率检查和清晰的骨的细节部分。

（6）Edge：主要用于头部的小骨部分，以及高分辨率扫描。

（7）Bone Plus：主要用于亚毫米级的头部细节部分。

（李锋坦）

第三节　CT 图 像

一、CT 图像特点

1. CT 图像是数字化重建图像　是将采集到的 X 线数据信息经过计算机图像重建后由一定数目从黑到白不同灰度的像素按矩阵排列构成。像素反映的是人体相应单位容积（体素）的 X 线吸收系数。

2. CT 图像是人体断面图像　解剖结构清楚，无影像重叠。为了显示整个器官，需要多个连续的断面图像。CT 图像常用的是横断面，通过 CT 机的图像后处理软件，还可以获得诊断所需的多方位（如冠状面、矢状面）断面图像。与常规 X 线体层摄影比较，CT 得到的横断面图像层厚准确，图像清晰，密度分辨力高，无层面以外组织结构的干扰。

3. CT 图像可以进行后处理　CT 图像的数据采集后，可借助于计算机和某些图像处理软件对其进行多种图像后处理。尤其是螺旋扫描的容积数据，可改变算法及重建间隔等参数进行图像重建，并进一步进行各种重组，可获得多方位的断面图像和高质量的三维图像，从不同角度、全方位立体观察影像，可作病灶的形状和结构分析，利于病变的定位和定性。

4. CT 图像空间分辨力较低　不如 X 线图像。目前，中档 CT 机的空间分辨力约 10LP/cm，高档 CT 机的空间分辨力约 14LP/cm，现在最新的多层螺旋 CT 机的空间分辨力也只有 24LP/cm。

5. CT 图像密度分辨力较高　CT 图像与 X 线图像相比，具有较高的密度分辨力，其 X 线吸收系数的测量精确度可达0.1%~0.5%，即使密度差别比较小的人体软组织也能形成对比而成像，这是 CT 的突出优点。所以，CT 可以更好地显示由软组织构成的组织器官，如脑、脊髓、纵隔、肝、胆、胰、肾以及盆部器官等，并在良好的解剖图像背景上显示出病变的影像。CT 图像上通过 CT 值来反映密度差异，可作定量分析，但人眼对灰度的识别远不及 CT 的密度分辨力，应用窗口技术可更好地显示图像。

6. CT 图像是灰度影像　以不同的灰度来表示，反映组织和器官对 X 线的吸收程度。CT 图像与 X 线图像所示的黑白影像一样，黑影表示低吸收区，即低密度区，如肺部；白影表示高吸收区，即高密度区，如骨骼。

7. CT 窗口技术　由于 CT 的密度分辨力高，人体组织的 CT 值有数千个，CT 机显示系统灰阶设置一般为 256 个灰阶，一般人眼能区分 16 个灰阶，CT 值的数量大大超出了人眼识别灰阶的能力。为了能够充分显示组织密度差异，使观察者清晰分辨感兴趣组织的结构细节，我们使用了窗口技术。即将 CT 值有选择的进行适当的灰阶图像表达，提供最大诊断信息的技术。在实际操作中，要根据所检查部位 CT 值的变化范围来确定合适的窗宽、窗位。通常将要观察的组织的平均 CT 值设定为窗位。观察同一个组织器官，根据观察目的的不同，可以选用不同的窗宽、窗位，如颅脑可以分别选用脑组织窗（WL:40,WW:100）和骨窗（WL:600,WW:2500）分别观察脑组织和骨组织;胸部使用肺窗(WL:-650,WW:1600)和纵隔窗(WL:40,WW:400)分别观察肺组织和纵隔结构(图5-3-1、图5-3-2)。

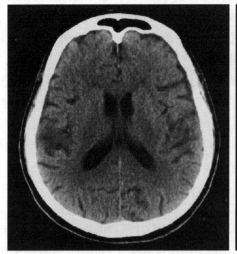 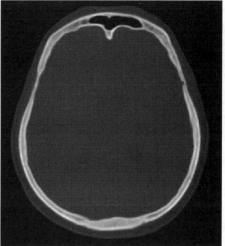

A. 脑组织窗　　　　　　　　　　　　　　　　B. 骨窗

图 5-3-1　正常颅脑 CT 扫描

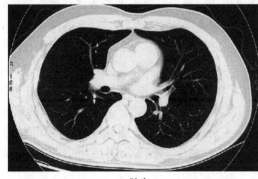 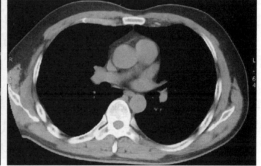

A. 肺窗　　　　　　　　　　　　　　　　B. 纵隔窗

图 5-3-2　正常胸部 CT 扫描

　　窗宽的宽窄直接影响图像的对比度。加大窗宽,图像层次增多,组织对比减少,细节显示差;缩窄窗宽,图像层次减少,组织对比增加,细节显示好。当正常组织与病变组织间密度差别较小时,需应用窄窗宽显示病变;当需显示尽可能多的组织器官时,需使用较大窗宽。窗位的高低影响图像的亮度。窗位低,图像亮度高呈白色;窗位高,图像亮度低呈黑色。临床工作中窗宽、窗位两者应相互协调、匹配,才能获得既有一定层次,又有良好对比的 CT 图像来满足诊断要求。

二、影响图像质量的变量因素

　　CT 图像质量除了与 CT 机性能等固定因素相关外,还有许多变量因素直接影响 CT 图像质量,在 CT 检查过程中要熟悉这些变量因素,并合理调节,才能获得高质量 CT 图像。

　　1. CT 检查前的准备工作　检查前详细了解患者的情况,做好患者及家属的解释工作,争取患者及家属的配合。在 CT 检查前除去检查部位金属物品,检查腹部、盆腔、腰骶部时做好胃肠道准备及检查部位的制动,防止图像伪影出现,增加影像对比,提升图像质量。

　　2. 分辨力　CT 的分辨力(resolution)包括空间分辨力、密度分辨力(又称对比度分辨力)和时间分辨力,是判断 CT 机性能和图像质量的三个重要指标。

　　CT 图像的空间分辨力(spatial resolution)与像素和矩阵相关,像素越小,矩阵越大,空间分辨力就越高,CT 图像也越细致、清晰。不同 CT 装置所得图像的像素大小及数目(矩阵)不同,像素大小可以是 1.0mm×1.0mm 或 0.5mm×0.5mm 不等,矩阵可以是 256×256 或 512×512 不等,目前多为 512×512。CT 机的固有空间分辨力受球管焦点尺寸、探测器孔径大小、采样间隔(频率)、扫描设备的精度等因素控制。CT 图像空间分辨力还受重建范围、重建矩阵、层厚、螺距、重建算法等的影响,与 X 线剂量大小无关。目前高档 CT 机的空间分辨力可达亚毫米级 0.33mm×0.33mm×0.33mm 各向同性的高空间分辨力。

CT 图像的密度分辨力(density resolution)越高,对软组织的分辨能力越强,与软组织密度相差较小的病灶就更容易被检出。密度分辨力受 X 线剂量、探测器灵敏度、采集层厚、像素噪声、系统的 MTF、重建算法等影响,X 线剂量增大时,噪声减小,密度分辨力提高。空间分辨力和密度分辨力互相制约,密切相关。大矩阵、薄层厚时,像素数目增多,像素体积减小,空间分辨力提高了,但每个体素所获得的 X 线光子数却按比例减少,噪声增大,密度分辨力随之下降。若需保持原来的密度分辨力,就要增加 X 线量。

时间分辨力(temporal resolution)是 CT 扫描可以反映机体活动的最短时间间隔,它是反映 CT 扫描速度快慢的指标。目前较好的 CT 机,如 64 层 CT 或双源 CT 每周旋转速度可以缩短至 0.35 秒,时间分辨力达到 200ms 左右,为 CT 血管造影提供了扫描速度保证,利用 CT 进行脑血管造影、冠状动脉造影成为可能。

3. 图像重建算法 CT 扫描前要根据检查部位的组织成分和密度差异及诊断需要,选择合适的图像演算方式,图像演算方式选择不当,会妨碍病变的显示并降低图像质量。螺旋扫描后的容积数据可变换算法,对原始数据进行多种算法的图像重建。

4. 噪声 均匀物体的影像中各像素的 CT 值参差不齐,图像呈颗粒性,不能代表真实 CT 值,影响图像质量,称为噪声。噪声的来源有探测器方面的,如探测器的灵敏度;也有电子线路及机械方面的,还有被检组织方面。如扫描条件、肢体大小、像素尺寸、层厚、螺距,还有重建范围、重建矩阵、重建算法及散乱射线等也会引起噪声。噪声与图像质量成反比,因此要了解噪声产生的原因,尽量加以抑制,在多种噪声产生的原因中,X 线量子噪声是最主要的。克服噪声应采取如下措施:①安装 CT 机时进行严格的机器性能检验;②每天做水模扫描,发现问题及时校对;③保证一定的 X 线输出量,尤其在薄层扫描时,应加大 X 线剂量(一般噪声减小一半,需增加 4 倍的 X 线量)。

5. 部分容积效应 在同一扫描体素内含有两种以上不同密度的组织时,所测得的 CT 值不能真实反映任何一种组织真实的 CT 值,而是这些组织的平均 CT 值,这种现象称部分容积效应(partial volume effect)。显然,部分容积效应与 CT 扫描层厚和被检组织周围的密度有明显关系,当一扫描层面内某组织的厚度小于层厚时,其测得的 CT 值不准确,如在高密度组织中的较小低密度病灶,其 CT 值偏高,反之在低密度组织中的较小高密度病灶,其 CT 值偏低;与层面垂直的两种相邻组织边缘部 CT 值亦不能准确测知,密度高者边缘 CT 值小,密度低者边缘 CT 值大,两者交界部影像不清晰锐利。部分容积效应降低了小病灶的检出率,也影响了组织结构边界的清晰显示,降低了图像质量。体素越大部分容积效应越明显,可通过增大矩阵、薄层扫描减少部分容积效应,提升图像质量。

6. 伪影 伪影(artifact)指不能真实反映组织结构,同时可能影响诊断的影像。伪影产生的原因有机器设备本身的原因和被检者的原因。设备方面,如探测器、数据转换器损坏或传输电缆工作状态不稳定或接口松脱,CT 机使用前未作校准,球管不在中心位置,球管极度老化,探测器敏感性漂移等都可以引起;选用的扫描参数不当,例如选用的扫描野和显示野与扫描部位大小不匹配、扫描参数设定过低等亦可产生伪影。常见设备伪影可表现为环状、条状、点状、同心圆状等。被检者方面,主要有运动伪影和线束硬化伪影。运动伪影,是在扫描过程中扫描部位的自主运动(如呼吸、身体移动、吞咽动作、咳嗽、转动头位等)、非自主运动(如心脏搏动、大血管搏动、肠蠕动等)所致,常表现为移动条纹状伪影,使部分结构模糊不清;自主运动所致的伪影可

162

通过制动来避免,非自主运动所致的伪影可通过缩短扫描时间来减少。线束硬化伪影,为扫描范围内组织间密度差异较大所致,如颅底CT图像上的枕内隆突、扫描范围内的金属异物、钡剂、气体等,多表现为条状、星芒状、放射状伪影(图5-3-3)。

　　伪影降低图像质量,甚至影响病变的分析诊断。应正确认识伪影,分析产生伪影的原因,做好扫描前的准备工作,及时去除造成伪影的因素,尽量避免或减少伪影的出现。为了保证诊断的准确性,对伪影较多的图像,应去除产生伪影的原因后重新扫描,切忌在伪影较多的图像上作诊断。

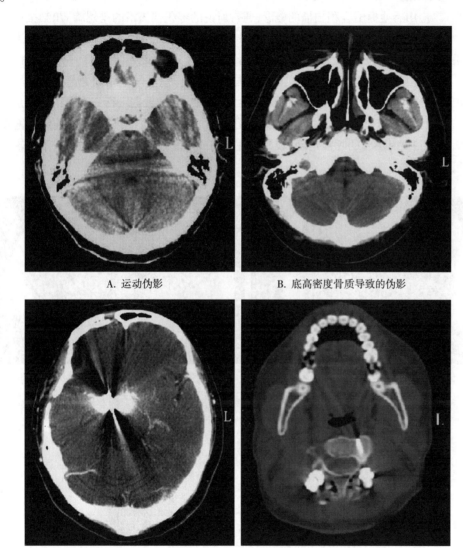

A. 运动伪影　　　　　　　　　B. 底高密度骨质导致的伪影

C. 颅内高密度金属导致的伪影　　　D. 颈椎内固定金属物所致的伪影

图 5-3-3　CT 扫描伪影

（张　多）

第四节　CT 的检查方式

一、扫 描 方 式

　　这里指的 CT 扫描方式不同于扫描类型,是根据所得图像的特点命名的扫描程序。也就是为得到不同的图像,把各种参数进行组合所得的扫描程序。其主要种类有:

（一）普通扫描

普通扫描是 CT 扫描最基本的扫描方式。通常管电压 120~140kV，管电流 70~260mA，转速 0.4~1 秒，螺距 1.0~1.5，矩阵 512×512，层厚 5~10mm，层距 5~10mm，连续扫描。标准算法、软组织算法均可，对 CT 机没有特殊要求，在普通 CT 机和螺旋 CT 机上都可实施。螺旋 CT 扫描后得到容积数据，也就是所谓的容积扫描。

CT 检查一般先做普通扫描，必要时再选用其他扫描方法。

（二）容积扫描

螺旋 CT 应用后便提出容积扫描的概念，通常所说的容积扫描指的是螺旋 CT 扫描后得到容积数据，由于采用滑环技术，X 线管和探测器可以不间断 360° 旋转，连续产生 X 线，并进行连续的数据采集；同时，检查床沿 Z 轴方向匀速移动，因此所得数据无遗漏，便于小病灶的检出。严格意义上讲普通 CT 轴扫方式也可以实现容积扫描，只要层厚和间距相同，所得数据没有遗漏，就是容积数据，也可以进行三维重组，如图 5-4-1 用轴扫头颅的数据进行三维重组。只是因为轴扫时扫描和数据采集不连续，两次扫描进床时容易造成患者移位，所以数据不连续。胸腹部器官和小病灶因扫描时患者的呼吸运动，较易出现漏扫或重复扫描。所以人们一般不用轴扫方式进行容积数据采集。

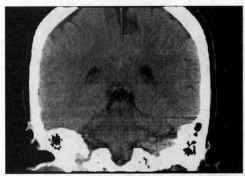 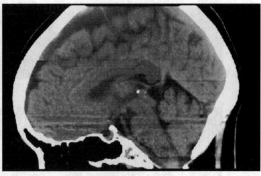

A. 冠状位　　　　　　　　　　　　　　　B. 矢状位

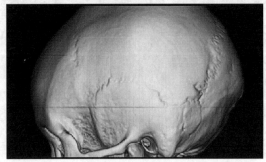

C. 颅骨三维重建

图 5-4-1　轴扫数据进行的三维重组图像

（三）薄层扫描

薄层扫描（thin slice scanning）是指层厚小于 5mm 的扫描方法。在普通 CT 机和螺旋 CT 机上都可实施，平扫和增强扫描均可。主要优点是减少部分容积效应，提高图像的空间分辨力。主要用途有：①较小组织器官如鞍区、颞骨乳突、眼眶、椎间盘肾上腺等，常规用薄层平扫；②检出较小病灶，如肝脏、肾脏等的小病灶，肺内小结节，胆系和泌尿系的梗阻部位等，一般是在普通扫描的基础上加做薄层扫描；③一些较大的病变，为了观察病变的内部细节，局部可加做薄层扫描；④拟进行图像后处理，最好用薄层螺旋扫描，扫描层面越薄，重组图像的质量越高。

薄层扫描因层面接受 X 线光子减少，噪声增大，信噪比降低，密度分辨力减低。为保证符合诊断需要的图像质量,通常需增大扫描条件。

(四)重叠扫描

重叠扫描(overlap scanning)是指层距小于层厚,使相邻的扫描层面部分重叠的扫描方法。例如扫描层厚10mm,层距7mm,相邻两个层面就有3mm厚度的重叠。此方法对CT机没有特殊要求,管电压、管电流、扫描时间、算法、矩阵与普通扫描相同。优点是减少部分容积效应,易于检出小于层厚的小病变。另外重叠重建可以提高Z轴分辨力,在扫描层厚固定的情况下提高三维重组图像质量。缺点是扫描层面增多致病人的X线吸收剂量加大。一般只用于感兴趣区的局部扫描,以提高小病灶检出的机会,不作为常规的CT检查方法。

(五)靶扫描

靶扫描(target scan)本质上是仅对被扫描层面内某一局部感兴趣区进行图像重建,因此,更确切地说是靶重建。所获局部感兴趣区的图像与普通显示野图像的重建矩阵规模相同,使局部感兴趣区单位面积内像素数目增加,提高了空间分辨力。它与普通扫描后局部CT图像单纯放大不同,后者仅是局部图像像素的放大,图像的空间分辨力不能提高。靶扫描层厚、层距常用1~5mm,电压、电流与普通扫描相同,主要用于小器官和小病灶的显示,常用于内耳、鞍区、脊柱、肾上腺、前列腺和胰头区的检查。

(六)高分辨力CT扫描

高分辨力CT(high resolution CT,HRCT)是通过薄层扫描,大矩阵、骨算法重建图像,获得具有良好的空间分辨力CT图像的扫描方法。管电压120~140kV,管电流120~220mA,层厚1~2mm,层距可视扫描范围大小决定,可无间距或有间距扫描,矩阵通常512×512,选用骨算法重建。此方法突出优点是具有良好的空间分辨力,主要用于小病灶、小器官和病变细微结构的检查。如肺部HRCT,能清晰显示以次级肺小叶为基本单位的肺内细微结构,有助于诊断和鉴别诊断支气管扩张,肺内孤立或播散小病灶、间质性病变等。也可用于检查内耳、颞骨乳突、肾上腺等小器官。HRCT扫描因层厚小,要求的图像质量高,需使用高的曝光条件。

(七)定量扫描

定量CT(quantitative CT,QCT)是指利用CT检查来测定某一感兴趣区内特殊组织的某一种化学成分含量的扫描方法。依X线的能级分单能定量CT和多能定量CT。现在多用于测定骨矿物质含量,监测骨质疏松或其他代谢性骨病病人的骨矿密度。扫描时病人腰1~腰4椎体下面置放标准密度校正体模(图5-4-2),体模内含数个已知不同密度的溶液或固体参照物。扫描后测量各感兴趣区的CT值,通过专用软件,参照密度校正并计算出骨密度值。单位是以每立方厘米内所含羟磷灰石的当量浓度来表示。常用于测量的感兴趣区有椎体海绵骨前部的椭圆形感兴趣区、去除椎体皮质骨的感兴趣区、皮质骨和海绵骨的综合感兴趣区。

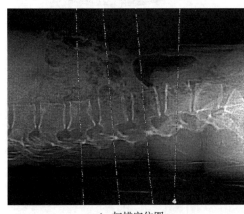
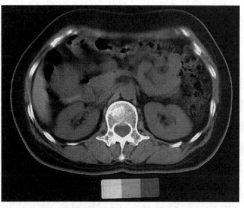

A. 扫描定位图   B. 扫描所得图像

图5-4-2 骨密度定量CT扫描

冠状动脉钙化积分（coronary artery calcification score，CACS）是利用 CT 检查对冠状动脉的钙化灶进行定量测定。也属于定量 CT 检查。

（八）低剂量扫描

随着 CT 的不断发展，其临床检查频率和辐射剂量都有较大的增加。美国医学会统计资料显示：美国 1980 年的 CT 检查人数为 360 万例，1990 年为 1100 万例，而 1998 年增至 3300 万例。在英国，CT 检查人次仅占全部放射检查总人次的 4%，但辐射剂量却占到受检者总辐射剂量的 40%。我国 CT 设备的绝对数量已居世界第三位。CT 检查的医疗辐射已成为重要的公共卫生问题。人们对 CT 辐射剂量存在的潜在危害越来越关注，合理使用低辐射剂量已成为 CT 检查中应当遵循的原则。低剂量扫描指在保证诊断要求的前提下，降低扫描 X 线剂量的进行 CT 扫描的方法，可以降低患者 X 线吸收剂量，减少 X 线管损耗。

在临床实践中，严格遵循低辐射剂量原则已成为业界共识。必须充分认识 CT 辐射潜在的危害性，不片面追求图像质量，辐射剂量和图像质量相互联系彼此制约，两者必须达到和谐统一。应当避免为了追求低噪声高清晰图像而使用过高的辐射剂量。允许图像中存在一定的噪声，又达到诊断要求，对影像工作者既是一种观念的改变，也是一个新的挑战。确定诊断可以接受的最低噪声水平和 X 线剂量水平，必须对所有的扫描参数进行优化以实现这种平衡，这就是低辐射剂量 CT 扫描技术的实质。即在保证影像诊断的前提下，通过合理运用 CT 扫描参数和降低辐射剂量的技术手段，优化扫描方案，最大限度地降低患者接受的辐射剂量。

低辐射剂量 CT 扫描技术的临床应用，就是改变传统的扫描模式，针对不同患者的实际情况，制订不同的 CT 扫描方案，实现个性化 CT 扫描。以下技术应用较多：

1. 自动 X 线管电流调制　自动 X 线管电流调制（automatic tube current modulation，ATCM）技术是一种比较常用的降低辐射剂量的技术，分为角度（X-Y 轴）X 线管电流调制（图 5-4-3）、长轴（Z 轴）X 线管电流调制（图 5-4-4）和角度 - 长轴联合 X 线管电流调制。联合 X 线管电流调制是目前最有效的 CT 剂量管理技术，它可以同时在 3 个方位进行调制，是一种前瞻性的 3D 剂量调控技术。使用者根据临床需要预先设置所需要图像的噪声指数，在随后扫描过程中，设备程序将根据扫描所得定位像预判断患者体形在 X、Y、Z 轴上的变化，自动调节相应的毫安量。ATCM 可应用于全身所有部位，尤其是非对称部位和扫描范围较大的部位的扫描，例如，胸部应用低辐射剂量扫描体现了较好的临床价值。头颈或胸腹部 CTA 检查可以大幅降低辐射剂量。

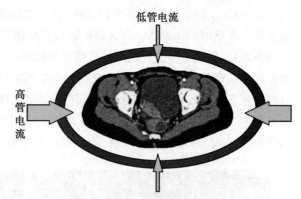

图 5-4-3　X 线管电流调制（X-Y 轴）

2. 心电门控（ECG gating）自动 X 线管电流调制　是心脏扫描中很有价值的降低辐射剂量的技术，新推出的 MSCT 大多同时提供 ECG 后门控螺旋扫描和 ECG 前门控扫描两种不同的冠状动脉 CTA 扫描方式供选择。ECG 后门控螺旋扫描在心脏收缩期采用低毫安输出，而在舒张期采用高毫安输出（图 5-4-5）。既保证舒张期的冠状动脉成像，又不影响心功能检查，与连续使用高毫安输出的心脏检查相比可减少 50% 以上的辐射剂量。ECG 前门控扫描只在预先设定的期相内（一般设为舒张期）

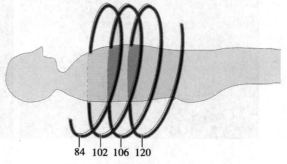

图 5-4-4　X 线管电流调制（Z 轴）

进行曝光和数据采集,其他时相不进行曝光(图5-4-6)。可以大幅降低辐射剂量,而又不影响冠脉图像的观察。

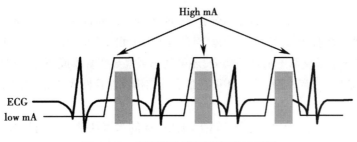

图 5-4-5　后门控心脏冠脉扫描示意图

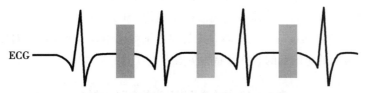

图 5-4-6　前门控心脏冠脉扫描示意图

3. 非对称屏蔽采集技术　常规扫描在成像启动阶段和结束阶段的采集并不用于成像,即在扫描开始和结束阶段会有无效射线存在,这种无效辐射随着探测器宽度增加而增多。非对称屏蔽采集技术是通过使用非对称启动关闭准直器,屏蔽扫描过程中成像前后的无效辐射,使辐射剂量降低 25% 左右(图 5-4-7)。此技术可用于全身各部位扫描。

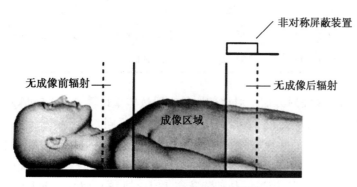

图 5-4-7　非对称屏蔽采集技术

4. 图像重建阶段应用迭代重算法降低辐射剂量　CT 图像重建的方法中,相比于常用的滤波反投影算法,迭代重建算法在 CT 固有的物理局限方面具有较大的优势,如可精确模拟系统几何学,改善多能光谱、线束硬化、散射、噪声和不完整采样数据等。因此,迭代重建算法能进一步提高图像空间分辨力和减少伪影。迭代重建算法能基于光子统计学计算多种更精确的噪声模型,在降低图像噪声方面有更佳的表现;能处理不完整数据集,从而减少图像重建所需的投影数据。以上两种优势在降低辐射剂量方面发挥着重大的作用。但由于迭代重建算法的计算复杂,将其应用于 CT 图像重建曾受到过一定的阻碍,随着计算机硬件性能和计算效率的提高,迭代重建算法以广泛应用于临床。如 GE 公司的 ASIR(adaptive statistical iterative reconstruction)技术,西门子公司 IRIS(iterative reconstruction in image space)技术,飞利浦公司 iDose 技术和东芝公司 AIDR(adaptive iterative dose reduction)技术等。均可在保证图像质量不受损的前提下,大幅降低辐射剂量。

其他技术还有先进的探测器、前置滤线器、后置滤线器及适形滤过器等,均可降低检查中的辐射剂量。

二、增强方式

静脉注射对比剂后的CT扫描称增强扫描(contrast enhancement,CE)。增强扫描增加了组织与病变间密度的差别,更清楚地显示病变与周围组织间的关系及病变的大小、形态、范围,有助于发现平扫未显示或显示不清楚的病变;还可动态观察某些脏器或病变中对比剂的分布与排泄情况,根据其特点,判断病变性质。还可观察血管结构及血管性病变等。临床应用普遍。

(一) 对比剂

1. 对比剂的类型 用于血管造影和CT增强扫描的水溶性碘对比剂与X线血管造影用对比剂基本相同,多为三碘苯环的衍生物,根据分子结构在溶液中以离子或分子形式存在分为两型,以离子形式存在的称为离子型对比剂,以分子形式存在的称为非离子型对比剂。两种类型均有单体和二聚体之分。离子单体对比剂渗透压高约1500~1600mOsm/kg,非离子型单体对比剂渗透压大约500~700mOsm/kg。二聚体对比剂渗透压均比相应单体减半。对比剂的浓度多为300~370mgI/ml。常用的对比剂的名称及特性见表5-4-1。

表5-4-1 临床常用对比剂的名称及特性

结构	渗透压(mOsm/kg)	通用名	英文名称	别名
离子型单体	1500~1600	泛影葡胺	meglumine diatrizoate	
非离子型单体	500~700	碘海醇	iohexol	碘苯六醇,欧乃派克(Omnipaque)
非离子型单体	500~700	碘普罗胺	iopromide	优维显(Ultravist)
非离子型单体	500~700	碘佛醇	ioversol	安射力
非离子型单体	500~700	碘帕醇	iopamidol	碘必乐(Iopamiro)
非离子型单体	500~700	碘比醇	iobitridol	

2. 对比剂的用量及注射方法 对比剂用量一般按体重计算,1.0~1.5ml/kg。根据不同的检查部位、扫描方法、病人的年龄、体质等,其用量、流速略有不同。

对比剂通常通过手背静脉或肘静脉注射。注射方法有两种:一种是静脉团注法,此种方法应用广泛。以2.0~4.0ml/s的流速注入对比剂50~100ml,然后进行扫描。其血管增强效果明显,消失迅速。另一种是快速静脉滴注法,快速静脉滴注对比剂180ml左右,滴注约一半时开始扫描。此方法血管内对比剂浓度维持时间较长,但强化效果不如团注法,不利于时相的选择和微小病变的显示,多用于扫描速度慢的CT机。

CT增强扫描通常使用高压注射器注入对比剂,便于准确、匀速地注入对比剂。高压注射器有注射头、控制台、机架和多向移动臂组成,对比剂和生理盐水抽入注射头上的针筒内,注射参数可在控制台上进行选择。注射参数通常包括注射顺序、对比剂注射速度(ml/s)、注射总量(ml)等。心脏冠状动脉、头颈部血管等动脉造影检查时,通常对比剂注射后需要注射生理盐水30~50ml,以便把残留在注射管道中的对比剂注入体内,并维持血管内的注射压力,以提高对比剂利用率来减少对比剂用量。

3. 对比剂毒副反应和过敏样反应 对比剂进入体内,有化学毒性、渗透压毒性、免疫反应、离子失衡、肝肾功能损害等毒性反应。尤其对肾功能的损伤较大,由于对比剂99%通过肾脏排泄,所以,检查前应该了解患者肾功能,检查后应检测患者肾功能,如果有必要重复使用对比剂,建议间隔不少于7天。

所有碘对比剂都可能发生不良反应,部分病人还可能发生过敏样反应,因为静脉内注射碘对比剂不良反应的表现通常与药物或其他过敏原的过敏性反应相同,但在多数发生反应的患者中无法识别抗原-抗体反应,因此,这一类反应被归类为类过敏反应。严重者出现休克、呼吸循环停止等。因此一般须在检查室内配备抢救药品及器材,检查中一旦发生过敏样反应,需要立即采取措施,对症治疗(详见第四章第三节)。

(二)常规增强扫描

常规增强扫描是指静脉注射对比剂后进行普通扫描。在普通 CT 机、螺旋 CT 机上均可进行。一般采用静脉滴注法或团注法注入对比剂,注射速度 2.0~3.0ml/s,注射总量 50~100ml。全部对比剂注射完毕后开始按预先设定的范围、层厚进行扫描。该法的特点是操作简单,增强效果较好,但不能观察强化过程的动态变化。

(三)动态增强扫描

动态增强扫描(dynamic contrast scanning)是指静脉注射对比剂后对感兴趣区进行快速连续扫描。对比剂采用团注法静脉注入。扫描方式有:

1. **进床式动态扫描**　通常使用螺旋 CT,对一组层面或整个脏器连续进行数次增强扫描。扫描采用螺旋扫描方式,可以进行大范围扫描。由于现在 CT 机器探测器的不断增宽,转速的不断提高,扫描范围可以很大,甚至在动脉期完成全身扫描,即注射一次对比剂完成全身 CTA 检查,而不增加对比剂用量。进床式动态扫描为现在最常用的 CT 增强检查方式。根据注射对比剂后扫描次数不同,一般分为双期和多期增强扫描。

双期和多期增强扫描是指一次静脉注射对比剂后,分别于血供的不同时期,对欲检查器官进行两次或多次扫描。利用螺旋 CT 扫描速度快的优点,在一次静脉注射对比剂后根据被检查器官的血供特点,分别于不同时期对被检查器官进行两次或多次完整的螺旋扫描。即对比剂注入后经血液循环到达扫描靶器官,首先是动脉灌注,进一步在器官的实质进入微循环,最后经静脉循环流出靶器官。选择合适的时间点进行扫描,获得靶器官的动脉期、实质期、静脉期图像,即为多期增强扫描。可根据需要选择其中双期或不同的延长时间进行扫描。多期扫描的图像,能够明确反映该器官或病变的动脉期、实质期及静脉期的血供状态,能更有效地发现小病灶并了解被检查器官及病灶的强化特点,提高病灶的检出率和定性能力。

多期增强扫描具体检查方法是患者先平扫,设定增强扫描的范围,然后根据器官或病变血供特点设定两次或多次扫描的开始时间。首次扫描也可采用实时增强监测技术触发,扫描层厚和层距与平扫相同。设置完成后经上肢或下肢静脉用压力注射器以 3~5ml/s 的速度静脉团注 300~370mgI/ml 浓度非离子型的水溶性有机碘对比剂,用量为 1.0~1.5ml/kg,注射开始后即按设置好的起始扫描时间在短时间内对被检查器官分别进行两次或多次屏气扫描,此法可用于身体各部位的检查(图 5-4-8)。

2. **同层动态扫描**　也就是所谓的 CT 灌注成像(CT perfusion imaging,CTPI),是一种特殊形式的动态扫描,是指在静脉注射对比剂的同时对选定的层面行连续多次动态扫描,以获得该层面内每一体素的时间密度曲线,然后根据曲线利用不同的数学模型计算出组织血流灌注的各项参数,并可通过色阶赋值形成灌注图像,以此来评价组织器官的灌注状态。由于扫描范围是根据探测器宽度而设定,不涉及大范围扫描移动床的时间,所以这种扫描方式可以把两次扫描时间间隔设定的很小,如采用电影扫描甚至可以连续扫描。这样就可以密切观察层面内病灶或脏器 CT 值的变化情况。如果扫描时间足够长,包括对比剂的进入和廓清过程,则可以得到层面内病灶或脏器注入对比剂后完整的时间密度曲线,根据该曲线,利用不同的灌注模型,推算出脏器或病灶的血流量、血容量、达峰时间、平均通过时间等参数,以研究该层面病变血供的动态变化特点,借以诊断及鉴别诊断。这就是 CT 灌注扫描的原理。随着新型机器的研发应用,探测器覆盖范围越来越大,320 层 MSCT 可进行 160mm 范围内的全器官动态扫描,获取全器官的时间密度曲线,观察全器官血供的动态变化特点。CTPI 能反映组织的血管化程度及血流灌注情

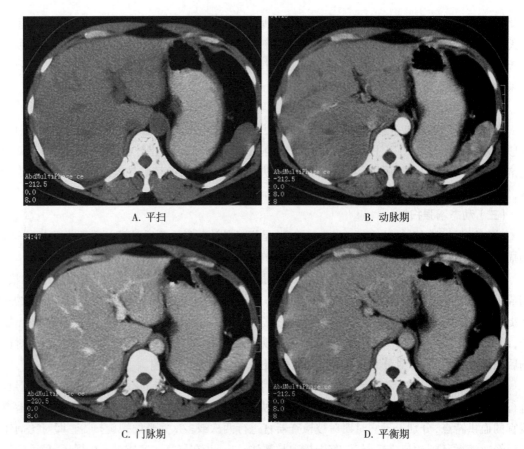

A. 平扫　　　　　　　　　　　　　　　B. 动脉期

C. 门脉期　　　　　　　　　　　　　　D. 平衡期

图 5-4-8　肝脏三期增强扫描

况,提供常规 CT 增强扫描不能获得血流动力学信息,反映的是生理功能的变化,属于功能成像范畴。

(四)延迟增强扫描

延迟增强扫描(delayed contrast scanning)是在常规增强扫描后延迟一段时间再行感兴趣区扫描的方法。根据检查目的,可延迟 7~15 分钟或 4~6 小时不等。此方法作为增强扫描的一种补充,观察组织与病变在不同时间的密度差异。可用于肝脏小病灶的检出及肝癌和肝血管瘤之间的鉴别,基本原理是正常肝细胞具有摄取和排泄有机碘的功能,静脉注入的水溶性有机碘对比剂约有 1%~2% 被肝细胞吸收后经胆管系统排泄。静脉注入对比剂数小时后正常肝实质及其周围的微细胆管的 CT 值约提高 10~20HU,而病变的肝组织不具备这种吸碘和泌碘的功能,其密度低于正常肝,从而造成病变与正常肝之间的密度差增大,使平扫和常规增强扫描中呈等密度的病灶在延迟增强扫描中表现为相对低密度,提高了肝脏小病灶的检出率。还可利用对比剂的代谢观察肾盂、膀胱的病变。对 CT 机没有特殊要求。

(五)低对比剂用量扫描

由于碘对比剂有肾毒性及过敏样反应,所以人们在满足诊断要求的情况下尽可能地降低对比剂用量,包括降低对比剂用量、降低注射速度和对比剂浓度,因为碘对比剂的所有不良反应均与碘含量有关,总的碘注入量降低了,碘对比剂在血管或脏器内的峰值浓度降低,均可以有效降低不良反应的发生率,也能降低对肾功能的损害。而这样做的弊端是由于缩短了碘对比剂在血管或脏器内的峰值持续时间,降低了峰值浓度,造成其 CT 值下降,允许的有效扫描时间窗减小。过去这种做法有很大局限性,仅在体重较小的患者或对图像要求不太高的检查时应用。而随着机器扫描速度的提高,以及一些新型技术的应用,降低对比剂用量检查应用范围越来越广。因为扫描速度的提高可以在短时间内完成大范围的扫描,对对比剂的峰值持续时间要求降低。而对于由于对比剂峰值浓度的降低造成的常规扫描时含碘脏器 CT 值下降,一般的做法是降低管电压,以提高脏器 CT 值;提高管电流,以降低由于管电压的降低引起的噪声的增加。但是该方法由于射线能量的降低,可能会引起受检者对辐射剂量的吸收比率增加,但是由于降低管电压后,辐射剂量降低幅度较大,所以患者总的吸收剂量还是降低的。现在临床上应用的能谱 CT 扫描是一种新型的扫描技术,该技术利用管电压的瞬间切换技术,可以重建出单电子能量的图像,最低可以重建出 40 电子伏的图像,可以在碘浓度很低的情况下,得到出满足诊断的血管图像。

三、CT 血管检查

CT 血管检查(CT angiography,CTA)是经周围静脉快速注入水溶性有机碘对比剂,在靶血管对比剂充盈的高峰期,用螺旋 CT 对其进行快速容积数据采集,由此获得的容积数据再经计算机后处理,即利用 3D 成像技术对血管进行重组,通常采用 MIP、SSD 和 VR,重组成 3D 血管影像,为血管性疾病的诊断提供依据。CTA 实质也是一种增强扫描,主要不同点是仅在靶血管对比剂充盈的高峰期扫描,并采用了 3D 成像技术。CTA 是一种微创性血管造影,可清楚显示较大血管的主干和分支的形态;清晰地显示血管与肿瘤的关系;从不同角度观察动脉瘤的形态、大小、位置、蒂部和血栓等情况,血管的 3D 重组图像立体结构清楚,如图 5-4-9 所示 VR 重组清晰显示动脉瘤起自左侧大脑中动脉。

CTA 具有操作方便、经济、有效、微创等优点,但单层螺旋 CT 因受扫描速度和探测器覆盖范围的限制,一次注射对比剂只能进行局部的大血管 CTA 检查,例如胸主动脉、腹主动脉等。MSCT 尤其是 64 层及以上螺旋 CT 设备,Z 轴空间分辨力明显提高,图像后处理功能更强大,扫描速度明显加快,使 CTA 图像质量更好,血管的立体观察效果更逼真,临床应用范围得到进一步扩大,优势更明显,可进行大范围的 CTA 检查。例如,一次注射对比剂就可完成胸腹部、盆腔和下肢甚至全身的 CTA 检

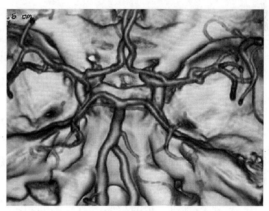

图 5-4-9　头颅 CTA 图像

查。另外,细小动脉的显影更佳,可用于手和足动脉的检查。广义上的 CT 血管检查包括动脉血管检查和静脉血管检查,临床应用较多的是动脉血管检查,而动脉 CTA 检查对机器扫描技术的要求较严格,下面介绍动脉 CTA 检查的一般注意事项。

1. 扫描条件　动脉 CTA 扫描不同于常规扫描,对扫描速度及图像质量都有特殊要求

首先,扫描速度要求快,主要指两个方面,一是扫描架转速要求快,这可以提高图像的时间分辨力,对运动部位的血管检查很有必要,例如心脏冠脉检查,要求在心脏的舒展中期内完成图像采集,因为这时冠脉血管处于相对静止阶段,成像效果好。这就要求机器的时间分辨率足够高。以往主要靠提高机架转速来提高 CT 机的时间分辨力,现在业内最高转速可以达到 0.33秒/转,时间分辨力达到 200ms 左右。这种情况下进行心脏冠脉检查时,对患者的心率要求不能太快,一般不能超过 70 次/分。由于机器本身物理性能的限制,进一步提高转速已经很困难了。于是有厂家推出了双源 CT,由于采用两个管球,因此在相同的转速下,时间分辨率可以达到 100ms 以内。这大大提高了冠状动脉的成像质量,也使心脏冠脉检查对患者心率的要求放宽,100 次/分以内的心率都能得到满足诊断的冠脉图像,提高了心脏冠脉检查的普适性。二是要求进床速度要快,这可以在相同的转速、相同的螺距下,同样的时间扫描范围更大,可以一次注射对比剂完成更大范围的检查,甚至全身 CTA 检查也可以在一次注射对比剂后一次屏气扫描完成。这主要是靠提高探测器宽度来实现,现在业内最宽的探测器可以达到 16cm。

其次,对图像质量要求高,因为CTA检查一般要做三维重建,尤其是对于一些细小的血管,如心脏冠脉,需要结合二维重组的薄层图像进行诊断。这就需要薄层图像的噪声不能太大。所以CTA检查扫描条件比一般扫描要高些,主要是有效毫安要提高一些。

2. 对比剂用量及注射速度　对比剂用量与扫描范围及扫描速度有关,因为一定量对比剂按一定速度注入人体后,在靶血管内的浓度随时间变化呈类似抛物线变化,其CT值与碘浓度密切相关,所以血管内的时间密度曲线也是这种抛物线变化。我们要求血管内CT值一般不小于250HU。血管越细,诊断要求的血管内CT值越高,比如心脏冠脉检查时,一般要求冠状动脉内CT值不能低于300HU,否则,可能会影响诊断的准确性。在这里我们把注入对比剂后靶血管的时间密度曲线上超过一定CT值的持续时间成为峰值持续时间。把曲线最高点称为峰值浓度。峰值持续时间与注射对比剂的持续时间相关,如果注射速度不变,注射对比剂时间越长,靶血管的峰值持续时间越长。而峰值浓度与注射速度及注射对比剂的碘浓度相关,注射速度越快,注射的对比剂碘浓度越高,峰值浓度越高。

明确了以上关系,我们就可以根据不同患者的情况及检查要求调整对比剂的注射方案了。由于每个患者的身体情况不同,注射方案不可能完全相同。一般按千克体重确定对比剂用量比较合适。以前由于机器扫描速度慢,同样的扫描范围扫描时间比现在要长,所以,为了维持靶血管内峰值持续时间,需要注射更多的对比剂。一般64层以下的螺旋CT对比剂用量为1.5~2.0ml/kg体重,64层或64层以上的螺旋CT对比剂用量为1.0ml/kg体重左右即可。由于含碘物质的CT值与管电压相关,同样的物质,管电压越低,CT值越高。根据这个原理,有人提出对于一些低体重的患者,可以通过降低管电压来降低对比剂用量,比如用100kV的管电压,适当增加管电流以弥补由于降低管电压造成的图像噪声的升高。用这种方法进行动脉CTA检查,甚至可以把对比剂用量降低到0.6~0.8ml/kg体重。

对比剂的注射速度主要影响峰值浓度,一般为3.0~4.0ml/s。根据检查需要可以适当增减,对于比较细小、迂曲的血管,应当增减注射速度,以提高峰值浓度,例如心脏冠脉和颅内动脉检查,对比剂注射速度应该适当提高。而对于粗大的血管检查,可以适当降低注射速度,以保证注射安全,还可以降低患者的不适感。

3. 延迟时间　指的是从注射对比剂到开始扫描的时间,延迟时间是影响动脉CTA成像的重要因素,当注射的对比剂量一定时,即靶血管内峰值持续时间固定时,延迟时间过长或过短都会导致扫描时靶血管内血药浓度不够,血管CT值低,影响诊断效果。影响延迟时间的患者自身因素包括患者年龄、性别、身高、体重、血压、心率等。而每个人的基础情况不同,延迟时间也不同。如何精确选择合适的延迟时间,是CTA检查成功的关键因素。现在临床工作中主要有以下三种方法:

(1) 小剂量对比剂预注射法:即经肘前静脉高压注射器以和检查时相同的流率注射对比剂20ml,同速追加生理盐水20ml,注药后延迟10秒在靶血管层面间隔1秒进行多次重复扫描,待此层面主动脉的CT值由低变高又由高逐渐变低后停止扫描。在靶血管内取1个感兴趣区(R01),面积约为10mm^2,由后处理软件生成时间密度曲线,根据该时间密度曲线,测算延迟扫描时间,即靶血管达峰时间加4~5秒即为正式扫描时的延迟时间。小剂量对比剂预注射法探测循环时间的优点是可以观察到靶血管注入对比剂后的完整的时间密度曲线,预测的延迟时间较准确;另外给受检者静脉内注入小剂量对比剂,可以使其适应该检查过程,避免在正式扫描过程中由于紧张导致检查失败。缺点是增加了对比剂用量,也增加了患者接受的辐射剂量。

(2) 智能监控技术:是在靶血管起始部选定一个层面设定好阈值,注射对比剂10秒后开始对这个层面进行低剂量同层动态扫描,间隔1~3秒,当管腔内浓度达到设定的阈值时,开始正式扫描。智能监控技术触发扫描的优点是节省对比剂。缺点增加了患者接受的辐射剂量;对操作熟练程度要求较高,如果操作不当容易导致检查失败。

（3）经验法：就是根据人们的经验大致估算延迟时间，注药后直接等待延迟时间后开始扫描。该方法优点是降低了对患者的辐射剂量，相对于预注射法也减少了对比剂用量。缺点是不能估算出准确的延迟时间，因为每个人的延迟时间变异较大。所以应用经验法时一般都会适当加大对比剂用量，这样可以延长靶血管内峰值持续时间，保证扫描时靶血管内血药浓度足够高，但是这样就会造成对比剂的浪费。

CT静脉成像：CTA检查除了在动脉系统成像应用外，在静脉系统也有一定应用。静脉系统成像不同于动脉系统成像，有自身特点。一般静脉系统成像分为回流法成像和首过法成像两种。

1. 回流法静脉成像　回流法静脉成像是最常用的静脉成像方法，该方法是经静脉注入对比剂后，对比剂经过体循环或肺循环后回流入静脉系统，待预成像的静脉内对比剂浓度达到峰值时，进行CT扫描，然后经过重组可以得到静脉血管影像。该方法需要对比剂量较大，按体重一般为1.5~2.0ml/kg体重。该方法可以对大部分静脉进行成像，如门静脉、腔静脉、下肢静脉、颈静脉、颅内静脉和肺静脉等。但是由于对比剂经过体循环或肺循环的稀释后，浓度不可能太高，所以血管CT值不会太高。预提高血管内对比剂浓度，只能提高对比剂注射量。该方法成像技术简单，因为注射对比剂后，对比剂浓度峰值持续时间较长，所以扫描时间窗大，一般静脉期扫描均可。回流法静脉成像虽然方法简单，但是缺点也很明显，就是需要对比剂量较大，所得图像CT值不高。

2. 首过法静脉成像　该方法主要是针对四肢静脉或锁骨下静脉成像，在预成像的静脉远心端注射稀释后的对比剂，待靶血管内对比剂峰值浓度达到峰值后进行CT扫描。该方法可以克服回流法静脉成像的缺点，使用少量对比剂即可达到较好的成像效果，靶血管内对比剂浓度峰值与体重及心排血量关系不大，主要取决于对比剂的稀释浓度及注射速度。具体方法是将对比剂稀释，一般按20%~30%的比例稀释，稀释的原则是扫描时不产生高密度伪影为佳。然后将稀释后的对比剂以2.0~3.0ml/s的速度注入静脉，10~20秒后进行扫描。

四、非血管造影CT

非血管造影CT是先对被检器官或结构进行非血管性造影，然后再作CT扫描的检查方法。常用的有CT脑池造影（CTC）、CT脊髓造影（CTM）和窦道及瘘管造影等。随着MRI设备的普及，CTC与CTM临床已很少应用。现在应用较多的是窦道及瘘管造影以及口服对比剂，或气体灌肠CT扫描。窦道及瘘管造影指经窦道及瘘管注射对比剂后进行CT扫描。口服对比剂造影常用于腹部检查时，口服对比剂以充盈胃和十二指肠，借以区分胃、十二指肠和其他器官、淋巴结，还可用于胃肠道病变的显示；盆腔检查时憋尿，并保留灌肠，以显示膀胱，区分肠道，有助于病变的发现等。气体灌肠CT扫描主要用于CT虚拟结肠镜检查，也可认为是一种非血管造影CT。有的增强扫描也可起到造影的效果，如延迟期扫描，膀胱可以充盈对比剂而显影。

第五节　图像后处理技术

CT图像是由一系列像素组成的数字化图像，计算机数据采集后，尤其是螺旋CT的容积数据采集后，还可利用丰富的软件对其进行一系列图像后处理。包括图像重建技术和图像重组技术。重建技术（reconstruction）是指使用原始数据（raw data）经计算机采用各种特定的重建算法处理得到横断面影像的一种技术。重组技术（reformation）是指不涉及原始数据处理的一种图像处理方法，或者说使用重建后的数据实施进一步后处理的技术方法。目前一般所指的图像后处理指的是后者。主要是指利用容积数据进行2D或3D的图像重组处理，此外，还包括图像数据的分割与融合等。目前，较为成熟和常用的后处理重组技术有：多平面重组（multi planar reformation，MPR）、曲面重组（curved planar reformation，CPR）、多层面容积再现（multi plane volume rendering，MPVR）、表面遮盖显示（surface shaded display，SSD）、容积再现（volume rendering，VR）、CT仿真内镜（CT virtual endoscopy，CTVE）和血管探针技术（vessel probe，VP）等。

一、重　建　技　术

可将CT图像的原始数据，改变图像的矩阵、视野，进行图像再次重建处理。还可根据所选滤波函数，改变算法，再次重建图像。比如内耳骨算法扫描后，还可改变为软组织算法再次重建图像，提高了组织间的密度分辨力，使图像更细致、柔和。也就是说，一次扫描通过不同的重建算法可以获得数套不同的CT图像，使用不同的窗值来观察，使得诊断信息更加丰富。CT机内一般都装有不同的图像重建数学演算方法软件，常用的有标准算法、软组织算法、骨算法和肺算法等。应根据检查部位的组织成分和密度差异，选择合适的数学演算方法，使图像达到最佳显示。标准演算法是最常用的图像重建算法，适用于大多数CT图像重建，使图像的空间分辨力和密度分辨力达到均衡，例如颅脑重建等；软组织演算法适用于需要突出密度分辨力的软组织图像重建，例如腹部器官的图像重建；骨算法适用于需要突出空间分辨力的图像重建，例如骨质结构和内听道的图像重建等。图像演算方式选择不当会妨碍病变的显示。

二、重　组　技　术

重组技术主要是为了改变图像的显示形式或方位，它对重建数据有一定要求，要求图像的分辨力，尤其是纵向分辨力要足够高，要达到和轴位图像即层面内分辨力相同，才能实现所谓的"各向同性"。另外，对于运动器官的扫描，如冠脉扫描，大范围胸腹部扫描等，还要求提高扫描的时间分辨力。这需要在扫描前参数设置时充分考虑。

1. 扫描参数设置

（1）单层螺旋CT参数设置：常用的扫描参数为X线管电压120kV，X线管电流200~240mA，检查床移动速度2~6mm/s，层厚1~3mm，扫描范围50~240mm，根据扫描范围选择螺距1~2；扫描时间25~40秒。胸腹扫描时患者需屏气，如果扫描时间较长，超过25秒，则需分设两处相连或相互重叠5mm的螺旋扫描程序，在两处扫描程序间隔10秒让患者呼吸。分段扫描获得的容积数据彼此之间容易出现错位。

（2）多层螺旋CT参数设置：常用的扫描参数为X线管电压120~140kV，X线管电流250~600mA，检查床移动速度12~200mm/s，层厚0.5~2mm，螺距1~1.5。根据检查目的一次完成靶器官或全身各部位扫描。64层或以上螺旋CT完成全身1750mm范围扫描仅需10秒或更短，且不会出现容积数据错位。

因CT各种机型探测器排数不同，扫描选择的参数也有所不同，可根据实际情况选择扫描参数。

（3）扫描后的数据处理：扫描结束后可将容积扫描获得的原始数据重建出有部分重叠的多幅横断层面图像。重建后显示的图像在Z轴方向的每层厚度称为重建层厚。重建层厚可等于或大于采集层厚，最大可于采集层厚多倍，最小等于最小探测器宽度。例如某一型号的64层螺旋CT采集层厚为0.625mm×64，重建层厚则介于0.625~5mm之间。MSCT扫描横断层面图像一般选择薄的采集层厚和厚层重建以提高图像的信噪比，减少显示图像数量。但以往受设备条件所限，体素Z轴方向的边长（即图像的层厚）总是大于X、Y方向的边长（即横断图像像素边长），使MPR和其他后处理获得的图像空间分辨力总是低于横断层面图像。随着设备的改进和探测器体积的缩小，重建层厚减薄，使体素的Z轴方向的边长与X、Y轴边长接近一致，基本实现了各向同性，例如显示野为36cm，矩阵为512×512，那么层面内体素的边长为0.7mm，如果扫描层厚也为0.7mm，就能够达到各向同性。Z轴空间分辨力与横断层面图像空间分辨力相近，后处理图像质量与横断层面图像基本一致。颅脑和五官检查，可用MPR图像替代直接冠状扫描图像,免除特殊体位的不适;在体部,可用不同方位的 MPR 图像弥补横断层面图像的不足,提高对正常解剖和病理改变的显示能力。MSCT 的优势不仅是检查速度的提高,更主要的是后处理功能和图像质量的提高。

2. 重组方法　目前的 MSCT 提供的重组方法很多,如二维、三维图像重组等,它们的主要不同是:二维的多平面重组图像的 CT 值属性不变,即在多平面重组的图像上仍可采用 CT 值测量,而三维图像的 CT 值属性已改变,不能做 CT 值测量。

(1)多平面重组:MPR 实际上是属于三维图像处理但显示方式仍为二维图像。其方法是将一组横断面图像的数据通过后处理使体素重新排列,使其在显示屏上能够满足诊断的需要,显示为任意方向的二维断面图像。它的显示形式有矢状面、冠状面、斜面等。要求连续扫描层面不少于 6 层,扫描层厚小于 5mm。层厚越薄,层数越多,重组图像越清晰、平滑。螺旋扫描后的 MPR,图像质量明显优于普通 CT。但当层厚与螺距选择不当时,容易造成阶梯状伪影。MPR 方法简单、快捷,适用于全身各个部位,可较好地显示组织器官内复杂解剖关系,有利于病变的准确定位。一般 MSCT 机都具有此项功能,常作为横断面图像的重要补充而广泛应用(图 5-5-1)。

具体操作步骤:①在主机或工作站上选择薄层图像。②选择重建软件 Reformat,进入重建程序,该程序一般显示四个窗口,分别为冠状位、矢状位、横轴位和斜位,四幅图像是连动的。在冠矢轴任意图像上画一条直线,系统将沿该画线将原始图像的二维体积元层面重组得到斜位图像。一般我们以预显示的病灶为中心,旋转不同角度,就可得到不同角度的图像。选择最佳显示角度的图像保存,可以单幅保存,也可以利用批处理技术批量存储多幅图像。

(2)曲面重组:是 MPR 的一种特殊形式,是指在容积数据的基础上,沿感兴趣器官划一条曲线,计算指定曲面的所有像素的 CT 值,并以二维的图像形式显示出来的一种重组方法。可将扭曲重叠的血管、支气管等结构伸展拉直,显示在同一平面上,较好地显示其全貌,是多平面重组的延伸和发展。但曲面重组对于所画曲线的准确与否依赖性很大,有时会造成人为的假像;同时由于存在变形操作,曲面重组图像有时不能真实反映被显示器官的空间位置和关系(图 5-5-2)。

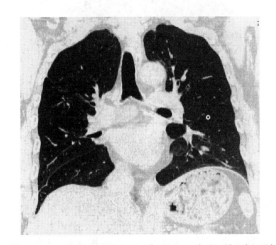

图 5-5-1　肺冠状面 MPR,清晰显示肺纹理与叶间裂

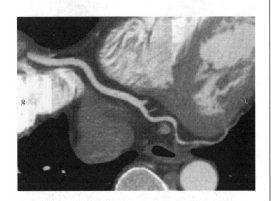

图 5-5-2　冠脉 CPR,完整显示前降支全长

具体操作步骤:①在主机或工作站上选择薄层图像。②选择重建软件 Reformat,进入重建程序,在斜位图像的显示框内将"oblice"选项改选为"curve"选项,则进入曲面重建程序。③按住"Shift"键,在冠矢轴图像上任意连续选点,系统将沿选点路径将原始图像的二维体积元层面重组得到曲面图像。层面的角度和厚度可调节。选择最佳显示角度的图像保存即可。

(3)多层面容积再现:MPVR 是将一组层面或称为一个厚片(slab)的容积资料进行重建,由于图像上每一点包括多个体素,所以在显示该点 CT 值时,需要将该点所有体素的 CT 值进行特定的运算。比如采用最大密度投影(maximum intensity projection,MIP)、最小密度投影(minimum intensity projection,MinIP)或平均密度投影(average intensity projection,AIP)进行运算,得到重组2D图像,这些2D图像可从不同角度(3D)观察和显示。或采用容积重组(volume reformation,VR)进行运算,得到重组3D图像。如果缩小层面厚度至最薄,即图像的每一个点只有一个体素,该体素的CT值即为图像上该点的像素值,所得图像即为MPR图像。

1)最大密度投影:MIP是通过计算机处理,从不同方向对被观察的容积数据进行数学线束透视投影,仅将每一线束所遇密度值高于所选阈值的体素或密度最高的体素投影在与线束垂直的平面上,并可从任意投影方向进行观察(图5-5-3)。MIP在临床上常用于显示和周围组织对比具有相对较高密度的组织结构,例如注射对比剂后显影的血管、明显强化的软组织肿块、肺小结节等(图5-5-4)。当组织结构的密度差异较小时,MIP的效果不佳。

2)最小密度投影:MinIP是仅将每一投影线束所遇密度值低于所选阈值的像素或密度最低的体素投影到与线束垂直的平面上。主要用于显示密度明显低的含气器官,如胃肠道、支气管等(图5-5-5)。

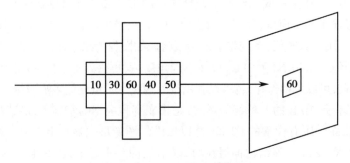

图5-5-3 MIP重建示意图

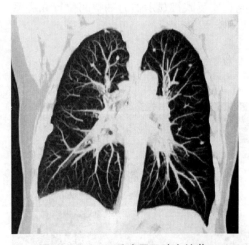

图5-5-4 MIP重建显示肺小结节

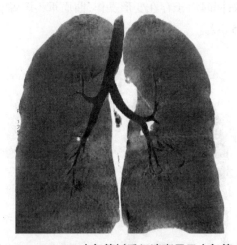

图5-5-5 Min-IP支气管树重组清晰显示支气管走向

3)平均密度投影:Average是将每一投影线束所遇全部体素密度值平均后投影到与线束垂直的平面上。此法因组织密度分辨力较低,临床上很少应用。

具体操作步骤:①在主机或工作站上选择薄层图像。②选择重建软件Reformat,进入重建程序,该程序显示四个窗口,分别为冠状位、矢状位、横轴位和斜位,四幅图像是连动的。这时斜位图像的层厚一般是最薄的,即为MPR图像。如果将层厚增加,则进入MPVR重建模式,此时在显示层厚的数值后面显示重建模式选项,包括MIP、MinIP、Average甚至VR等选项。选择不同选项即可得到不同重建模式的图像。然后和MPR重建,在冠失轴任意图像上画一条直线,将得到不同角度的斜位图像。再进行保存即可。

（4）容积再现技术（volume reformation，VR）：属于 3D 重建技术，VR 是利用螺旋 CT 容积扫描的所有体素数据，根据每个体素的 CT 值及其表面特征，使成像容积内所有体素均被赋予不同颜色和不同的透明度，通过图像重组和模拟光源照射，从而显示出具有立体视觉效果的器官或组织结构的全貌。VR 图像不仅可以显示被观察物的表面形态，而且可根据观察者的需要，显示被观察物内部任意层次的形态，帮助确定病灶与周围重要结构间的位置关系。VR 图像的主要特点是分辨力高，可以分别显示软组织及血管和骨骼，3D 空间解剖关系清晰，色彩逼真，可任意角度旋转，操作简便和适用范围广，是目前 MSCT 3D 图像后处理最常用的技术之一。VR 图像适于显示骨骼系统、血管系统、泌尿系统、胆道系统和肿瘤等。缺点是数据计算量大，不能显示内部细微结构和微小的病变。目前，MSCT 的 VR 应用比较广泛。多用于观察头颅和脊柱四肢骨关节外伤、畸形性疾病，脑血管、冠状动脉、颈部血管、内脏大血管、四肢血管等血管性病变，胆管病变，尿路病变，以及肿瘤性病变（图 5-5-6）。采集容积数据时，薄层扫描、良好的血管增强效果是获得优质的 VR 图像的基础；在后处理操作中，准确选择预设的 CT 值上下限十分重要，过高或过低的阈值都可能影响图像的清晰度和真实性。

具体操作步骤：①在主机或工作站上选择薄层图像。②选择重建软件 Volume Rendering，进入 VR 重建程序。该程序针对不同的部位及图像特点有很多预设好的模板，比如骨骼或血管重建，空腔脏器或软组织重建等。根据需要选择响应程序。程序会显示四个窗口，分别为冠状位、矢状位、横轴位和 VR 图像，四幅图像是连动的。可以选择显示的图像 CT 值上限和下限以及透明度，即可得到不同显示内容及形式的图像。还可以根据像素 CT 值不同赋予不同颜色，使显示更加直观逼真。③VR 图像可以自由旋转，根据需要可以单幅保存或采用批处理软件进行批量存储。

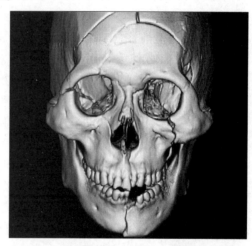

图 5-5-6　头颅外伤 VR 图

（5）表面遮盖显示：通过计算被观察物体的表面所有相关像素的最高和最低 CT 值，保留所选 CT 阈值范围内的像素影像，将超出 CT 阈值的像素透明处理后重组成三维图像。SSD 空间立体感强，解剖关系清晰，有利于病灶的定位。多用于骨骼系统、空腔结构、腹腔脏器和肿瘤的显示（图 5-5-7）。SSD 受 CT 阈值选择的影响较大，选择不当，容易失去利于定性诊断的 CT 密度，使细节显示不佳。比如 CTA 时，CT 阈值过高，选中的组织多，空腔管径显示窄；反之 CT 阈值过低，细微病变就可能漏掉，管径显示宽。SSD 重建和 VR 重建图像相似，但 VR 重建图像更加细腻逼真，而 SSD 重建图像由于受阈值选择的影响较大，所以

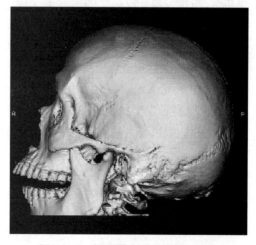

图 5-5-7　颅面骨表面三维重组图像

不如 VR 图像操作灵活方便，所以现在 SSD 重建应用较少。

具体操作步骤：①在主机或工作站上选择薄层图像。②选择重建软件"Surface Shaded Display"，进入重建程序。③根据提示选择 CT 值的阈值范围，即可得到 SSD 重建图像。④图像保存，可以单幅保存，也可以批量保存。

（6）CT 仿真内镜：是容积数据同计算机领域的虚拟现实结合，重组出空腔器官内表面的

立体图像,类似于纤维内镜所见的影像。螺旋CT连续扫描获得的容积数据重组的立体图像是CTVE成像的基础。在此基础上调整CT值阈值及透明度,使不需要观察的组织透明度为100%,消除伪影,需要观察的组织透明度为0,保留其图像。再行伪彩色编码,使内腔显示更为逼真。还可利用计算机远景投影软件功能调整视屏距、视角、透明方向及亮度,以管道内腔为中心,不断缩短物屏距(调整Z轴),产生目标物体不断靠近观察者和逐渐放大的多幅图像。随后以电影回放速度连续显示这些图像,即可产生类似纤维内镜进动和转向的动态观察效果。从其检查的微创性,图像的直观性和整体性以及CTVE与纤维内镜图像的一致性来看,CTVE具有良好的临床应用前景(图5-5-8)。不足之处是容易受伪影的影响,颜色为伪彩色,不能真实反映组织表面颜色,另外就是不能进行组织活检。

具体操作步骤:①在主机或工作站上选择薄层容积数据。②选择仿真内镜软件(CTVE),进入仿真内镜后处理软件。③选择显示模式及预置,④根据提示进行操作,保存电影模式或单幅保存。

(7)CT血流灌注(CT perfusion,CTP):属于CT功能成像技术,是指用CT动态增强来分析局部器官或病变的动态血流变化,并以图形和图像的形式将其显示出来的一种功能性成像技术。需在MSCT机上进行扫描,并使用专用软件进行处理和分析。CTP的检查过程:经外周静脉快速团注水溶性非离子型碘对比

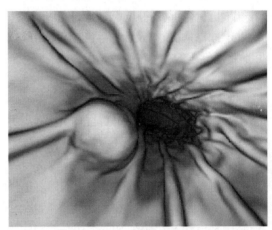

图5-5-8 CTVE显示胃壁占位

剂后,对选定的层面进行同层动态扫描,获得该层面内每一像素的时间-密度曲线(time-density curve,TDC),根据该曲线利用不同的数学模型计算出脑血流量(cerebral blood flow,CBF)、脑血容量(cerebral blood volume,CBV)、对比剂峰值时间(time to peak,TTP)和表面通透性(permeability surface,PS)等。CBF的单位是ml/(100g·min),是指单位体积组织(100g)、在单位时间内的血液供应量,与组织器官或病变的血容量、组织耗氧量、静脉引流和淋巴回流状况等因素有关;CBV单位是ml/100g,是指组织微血管内所含有的血量占整个组织的体积比,反映了组织或器官的血液灌注量,与脉管系统的容量及毛细血管开放的数量有关;MTT单位是秒,是指对比剂由供血动脉进入组织并到达引流静脉所需时间的平均值;PS单位是ml/(min·100g),是指对比剂单向通过毛细血管内皮进入组织间隙的传输速率,反映毛细血管内皮细胞完整性及血管壁通透性。

CTP是一种定量的检查方法,目前应用较多的是脑血流灌注,对缺血性脑梗死的早期诊断具有明显优越性;在肿瘤病变的鉴别诊断和分级诊断以及其他方面的应用也具有较好的应用前景。

具体操作步骤:①选择灌注扫描数据。②在工作站上选择灌注软件(Perfusion),进入灌注后处理软件。根据灌注部位及可疑病变,选择不同灌注模板。③根据提示进行操作。④保存图像可以批量保存或单幅保存。

(李锋坦)

第六节 CT检查技术的临床应用

由于MSCT的出现,CT的扫描速度及分辨率大幅的提升,可以应用于全身各个部位疾病的检查和诊断。临床应用选择时,既要满足临床的诊断要求,较好地显示病变的全貌及特征,又

要考虑尽可能减少被检者的X线剂量,做到合理达到最低剂量(as low as reasonably achievable,ALARA)的辐射防护最优化原则。一般应首先选择能解决诊断问题的最简单的扫描方法,而后选择复杂和费用高的检查方法。

人体各部位的CT检查技术依据以下基本原则:病变范围扩大时,要根据需要扩大扫描范围;病变较大时,可以用较大层厚扫描及重建;病变较小时,则需较小层厚扫描和重建;拟扫描后进行重组时,需要用1~2mm的薄层扫描、薄层重叠重建等。病变情况多重多样,需要根据不同情况采用不同的处理方法。

检查前准备:①去除检查部位的金属异物。②扫描过程中患者需保持不动,对于不配合的患者或婴幼儿,可以采用外固定或药物镇静。③胸腹部检查扫描时需要患者屏气配合,应提前做好呼吸训练;腹部检查应提前做好胃肠道准备。急诊患者除外。④增强检查前需要患者或家属碘对比剂应用签署知情同意书,并向患者讲解注入对比剂后的一些正常身体上的反应,如全身发热、感觉恶心等属于正常反应,减少患者紧张情绪,使之能够配合检查。

一、颅　脑

CT检查技术最早就是从颅脑检查发展起来的,目前在许多颅脑疾病的诊断中仍然发挥重要的作用,有些疾病还是首选的检查方法。比如脑出血、外伤等。原因为CT扫描速度快、检查时间短、费用低、小出血灶检出率高等。但在配备有MR的大中型医院,头颅MR也越来越受到重视。颅脑CT检查方法有横断面扫描、冠状面扫描、增强扫描、CT血管造影和脑血流灌注等。颅脑扫描易于制动,通常采用非螺旋扫描,也称轴位扫描。CT血管造影等特殊检查方式通常采用螺旋扫描。

(一)横断面扫描

1. 适应证　CT平扫可应用于颅脑外伤、急性脑出血、脑梗死、脑先天性畸形、脑萎缩、脑积水等疾病。

2. 检查体位和扫描范围　被检者常规取仰卧位,头先进,头置于头架中,下颌内收,使头颅正中矢状面与床面中线重合,正中冠状面与扫描定位水平线重合。听眦线垂直于床面,两侧外耳孔与台面等距。体位要摆正对称,使每层图像两侧对称,以准确地反映该层面的解剖结构且便于双侧对照。扫描范围从枕骨大孔到颅顶,自足侧向头侧扫描(图5-6-1)。

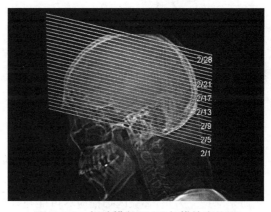

图5-6-1　颅脑横断面CT扫描的定位图

3. 扫描方式和参数　常规以听眦线为扫描基线,即眶耳线(orbitomeatal line,OML)眼外眦与外耳孔的连线。听眉线是眉上缘中点与外耳道的连线,经该线扫描对显示第四脑室和基底节区组织结构显示较好;听眶线是眶下缘与外耳孔的连线,作为扫描基线时,断面经过眼窝、颅中凹和颅后凹上部(图5-6-2)。被检者摆好位置后,要进行体表定位,移动检查床将被检者头部送入扫描孔内,使扫描机架上的指示灯定位线定位于扫描范围的上方。采用侧位定位像,非螺旋扫描,层厚5~10mm,扫

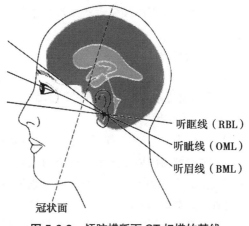

听眶线(RBL)
听眦线(OML)
听眉线(BML)

冠状面

图5-6-2　颅脑横断面CT扫描的基线

描视野（field of view，FOV）250mm。

4. 图像后处理　观察脑组织结构时取窗宽75~90HU，窗位35HU左右；观察颅骨结构时取窗宽1500~2500HU，窗位400~700HU。对于颅脑外伤的被检者，常规要拍摄骨窗CT片，以免遗漏骨折的诊断。

（二）冠状面扫描

1. 适应证　当疑有垂体瘤、鞍区占位、颅底病变、小脑病变以及大脑凸面病变时可做冠状面扫描。冠状面扫描的缺点是由于病人体位不适，容易动，难固定，同时由于厚的颅底及鼻窦、鼻腔等含气结构的X线吸收差别较大，容易产生伪影而影响图像质量，一般不作为颅脑的常规扫描方法。鞍区扫描则常规采用冠状面扫描，但随着颅脑MR在垂体诊断中的优越性，CT已不是垂体检查的首选。

2. 检查体位和扫描范围　颅脑冠状面扫描取仰卧位或俯卧位，头部过伸，头先进。仰卧位时取颏顶位，俯卧位时取顶颏位，两者均要求使扫描层面与OML垂直（图5-6-3、图5-6-4）。一般顶颏位较常用，病人也比较容易配合，要求以下颌为支点，头颅两侧基本对称。颅脑冠状面扫描范围应从额叶到枕叶。鞍区扫描范围应视蝶鞍大小而定，原则上包括蝶鞍前床突和后床突，有较大的占位性病变时应扩大扫描范围完整显示病变。

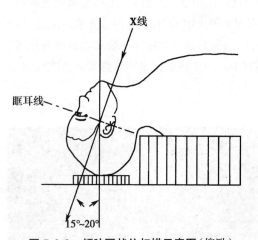

图5-6-3　颅脑冠状位扫描示意图（仰卧）

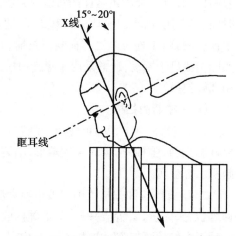

图5-6-4　颅脑冠状位扫描示意图（俯卧）

3. 扫描方式和参数　均采用头颅侧位定位片，非螺旋扫描：①颅脑扫描应倾斜扫描机架使扫描层面尽可能与OML垂直，以层厚、层距8~10mm，FOV 200~250mm连续逐层扫描，直至脑实质全部扫完为止；②鞍区扫描应尽可能与蝶鞍后床突平行或与鞍底垂直，层厚、层距1~3mm，FOV 150~200mm进行连续逐层靶扫描。

4. 图像后处理　颅脑冠状面观察条件同常规横断面，鞍区显示窗宽250~300HU，窗位50~70HU。

（三）增强扫描

1. 适应证　在平扫的基础上，对怀疑血管性、感染性及占位性等病变，均需加做增强扫描；临床怀疑垂体微腺瘤的被检者可以不做平扫，而直接进行冠状位薄层的增强扫描；有时脑瘤术后随访也可直接增强扫描。

2. 检查体位、扫描范围、扫描方式和参数均同常规平扫

3. 对比剂的使用　成年人一般用量为50~70ml，儿童按体重用量为1~1.5ml/kg。用高压注射器静脉给药，注射速率1.5~3ml/s。注射完成即行增强扫描。

（四）脑血管CTA

1. 适应证　可应用于脑动脉瘤、脑血管畸形、急性脑卒中、脑血管狭窄或血管闭塞性疾病等

的诊断,具有较高的阳性检出率和确诊率,对于直径 5~30mm 的动脉瘤显示满意,与 DSA 结果具有很好的一致性。检查创伤小,又可进行全方位观察(图 5-6-5)。

2. 检查体位和扫描范围　脑血管 CTA 常规取仰卧位,头先进,头部用绑带固定于头架上以减少移动伪影。扫描范围从舌骨水平到颅顶,由足侧向头顶侧扫描。为了获得优质的脑血管 CTA 图像,应使用至少 4 层以上多层螺旋 CT(multi-slice spiral CT,MSCT)。

3. 扫描方式和参数　采用侧位定位像,螺旋扫描,螺距为 1~1.5,层厚、层距 1mm,FOV 250mm,使用高压注射器静脉团注对比剂

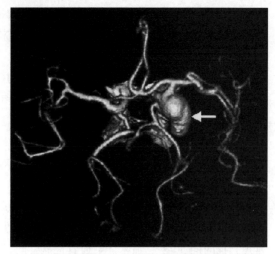

图 5-6-5　CTA 显示大脑动脉瘤

50~70ml,生理盐水 20~50ml,注射速度 3.5~5ml/s,常采用对比剂团注追踪及智能触发技术进行扫描,将感兴趣区置于颈内动脉,设定 CT 值阈值 80~100HU。也可以通过小剂量对比剂同层动态测试,获得颈动脉层面的时间 - 密度曲线(TDC),制订出延迟时间。通常延迟时间为 15~18 秒。

对于脑实质有病变者,在 CTA 扫描结束后可以再行颅脑常规增强扫描,既可了解脑血管情况,也可了解脑组织及其他结构的情况。

4. 图像后处理　扫描结束后,可进行 MIP、CPR、SSD、VR 等多种方式的重组,重组时可以通过裁剪去除骨骼的影响。脑血管 CTA 图像一般可以清晰显示四级以上脑血管,并可以旋转图像多角度观察,获得多种二维、三维图像。

(五)脑 CT 灌注成像

1. 适应证　CTP 技术已较成熟地应用于临床许多疾病的诊断与器官功能的评价,对脑梗死的早期诊断具有明显的优越性,可半定量分析及动态观察脑内缺血性病变的位置、范围、程度等,在脑肿瘤的诊断与鉴别诊断以及肿瘤放化疗疗效的评价方面显示很大的优势。

2. 检查体位和扫描范围　检查体位同脑血管 CTA。扫描时应先行横断面平扫,根据平扫图像及临床要求,选择好合适的感兴趣区层面(通常为 10~20mm),应包括一条大的血管(如上矢状窦),以利于参数计算。

3. 扫描方式和参数　使用高压注射器经肘静脉团注 50ml 碘对比剂、20ml 生理盐水、注射速度通常宜大于 5.0ml/s,注射开始后 5~7 秒对选定的层面进行连续多次扫描,层厚 5mm,FOV 150mm,共扫描 40~50 次,然后在后处理工作站利用专用的软件计算出各灌注参数值并可制成彩色功能图。

4. 图像后处理　CTP 在工作站的技术操作过程如下:首先在工作站的浏览表中选中检查病人的增强灌注图像并点击灌注软件,进入 CT 灌注模式选择界面,根据临床检查要求选择不同算法和不同功能灌注模式,然后进行图像校正以减少图像在 X,Y 方向的运动,下一步是调整 CT 值的阈值,再选感兴趣区和附近的代表动脉与静脉的兴趣区域,则软件自动描绘出各兴趣区的 TDC,设置最后一幅增强前的图像和第一幅增强后的图像,点击下一步即可重建出各种血流灌注参数的功能图。如果选择的是脑卒中灌注软件并以彩图模式观察,则可以分别得到 CBV、CBF 和 MTT 功能彩图,如果选择的是脑肿瘤的灌注软件,则可以得到 CBV、CBF、MTT 和 PS 功能彩图。

二、头 颈 部

头颈部 CT 检查包括五官和颈部的 CT 扫描,常规采用横断面扫描,眼眶、鼻咽、鼻窦可加做

冠状面扫描,内耳、颞骨CT检查可用横断面扫描和(或)冠状面扫描,喉部常规为横断面扫描,还可结合冠状位与矢状位重组图像进行喉部结构与病变的观察。

(一)眼眶

1. 适应证　眼眶CT主要用于眼球突出的病因诊断,对眼内肿瘤,眼肌肥大,炎性假瘤和血管性疾病的诊断有很大价值,也常用于眼外伤和眶内异物的检查。

2. 检查体位和扫描范围　被检查者取仰卧位,头先进,下颌稍抬起,听眶线与床面垂直,两外耳孔与床面等距,正中矢状面与床面中线重合,嘱咐被检者在扫描时保持眼球固定不动。由于听眶线与视神经走向大体一致,使用该线扫描显示视神经和眼外肌较好,故常用听眶线为扫描基线。扫描范围从眶底至眶顶。

3. 扫描方式和参数　采用侧位定位像,螺旋扫描,层厚2~5mm,FOV 150~250mm。CT平扫如发现眶内病变,尤其是占位病变或疑有血管性病变时应加做增强扫描。扫描条件与平扫相同,延迟扫描时间50秒。临床怀疑血管性病变时,还可用动静脉双期扫描,对比剂用量60~80ml,注射速度3ml/s,延迟扫描时间为动脉期25秒,静脉期60秒。

4. 图像后处理　MSCT能够获得很好的冠状和矢状面图像。如需要更好地显示眶壁的情况,可以将容积数据进行1mm薄层重建并进行MPR图像重组,作为横断面图像的补充(图5-6-6)。

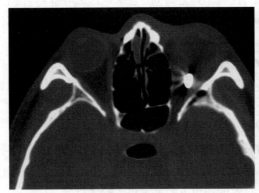
A. 眼眶横断面扫描

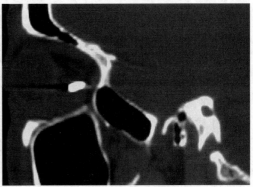
B. 眼眶矢状面重组

图5-6-6　眼眶MSCT检查

(二)耳部

1. 适应证　先天性耳畸形、中耳炎性疾病、肿瘤性疾病、颞骨外伤等。

2. 检查体位和扫描范围　横断面扫描时被检者取仰卧位,头先进,听眶线与床面垂直,两外耳孔与床面等距,正中矢状面与床面中线重合。扫描范围为颞骨上缘到颈静脉孔下缘。冠状面扫描时病人头先进,体位采取仰卧或俯卧,头尽力后仰或顶颏位,并使听眶线与床面平行,保持两外耳孔与床面等距,正中矢状面与床面中线重合,应有效地固定头部不动。在头颅侧位定位像上,以扫描层面平行于下颌骨升支后缘,从岩骨前缘扫到后缘。

3. 扫描方式和参数　用薄层靶扫描或高分辨率扫描(high resolution CT,HRCT)。采用侧位定位像,非螺旋扫描,层厚1~2mm,FOV 200mm。若要显示面神经管水平段和膝部、外半规管、前庭窗、圆窗和前庭导水管等,可采取扫描层面平行于外耳道至眶上缘的连线(定位基线为听眉线)进行扫描。仅观察中内耳结构平扫即可,临床疑有听神经瘤或血管病变时,须加做增强扫描。

4. 图像后处理　窗宽3000~4000HU,窗位600~800HU。由于颞骨内结构排列方位不同,在不同位置的层面上同一结构显示程度有差别,因此应根据具体要求选择适当的体位。一般轴位扫描可较好显示外耳道前、后壁,听小骨,鼓室的前、后、内、外壁,乙状窦壁以及颞颌关节等;冠状面扫描可清晰显示鼓膜嵴,上鼓室,听小骨,水平半规管,卵圆孔,内耳道横嵴,鼓室底,颈静脉窝等结构。扫描后可将数据进行MPR重组(图5-6-7)。

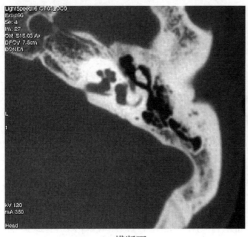
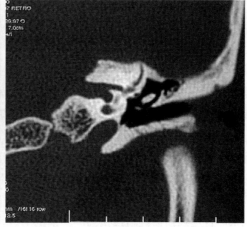

A. 横断面　　　　　　　　　　　　　　B. 冠状面

图 5-6-7　耳部 CT 扫描

（三）鼻和鼻窦

1. 适应证　可用于鼻和鼻窦的肿瘤、炎症、外伤等疾病的检查。在没有 MSCT 之前通常采用冠状面扫描,可整体性观察鼻腔及其周围结构,对鼻窦病变的上下关系显示较好。对齿槽、腭部、眶底、筛上颌窦角和前颅窝底的显示也以冠状面扫描为首选。由于部分被检者不能很好地配合冠状面扫描,有时图像效果不理想。MSCT 出现后多以螺旋扫描、薄层重建、冠状面重组的方式进行处理。

2. 检查体位和扫描范围　被检者取仰卧位,头先进,头部正中矢状面与床面中线垂直,下颌稍内收。扫描范围为硬腭扫描至额窦。

3. 扫描方式和参数　采用侧位定位像,螺旋扫描,层厚 3~5mm,FOV 250mm,重建算法为标准重建和骨算法重建。如有需要则进行冠状面扫描,被检者头先进,采取仰卧位或俯卧位。仰卧位时头后伸,体位摆成颏顶位;俯卧位时头尽量前伸,成顶颏位;两外耳孔与床面等距,听眶线与床面平行,可适当倾斜机架角度,采用侧位定位像,以扫描层面尽可能与听眶线垂直或平行于上颌窦后缘为原则,扫描范围从蝶窦后壁起至额窦前壁,包括额窦、筛窦、上颌窦、蝶窦和鼻腔,扫描条件与横断面扫描相同。对怀疑脑脊液鼻漏的被检者应以层厚 1~2mm 的薄层扫描寻找漏口。对鼻外伤怀疑鼻骨骨折的被检者,以扫描层面平行于鼻根至鼻尖的连线,沿鼻背部作冠状面薄层扫描(图 5-6-8)。

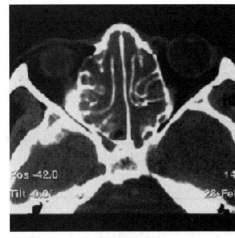
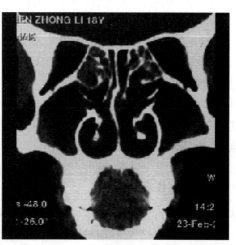

A. 横断面　　　　　　　　　　　　　　B. 冠状面

图 5-6-8　鼻窦 CT 扫描

4. 图像后处理　扫描完成后可进行层厚、层距 1mm 的薄层重建,并做冠状面重组以获得冠状面图像,便于诊断。

(四)颌面部

1. 适应证　颌面部 CT 扫描主要用于颌面外伤、整形、肿瘤、炎症及治疗后复查等,还应用于腮腺肿瘤与炎症检查。常规为横断面平扫,发现病变通常要加做增强扫描,以提高病变组织与邻近正常组织间的密度差别并提供更多诊断信息。

2. 检查体位和扫描范围　被检者取头先进,仰卧位,扫描范围应包括眉弓至舌骨平面。如鼻咽部扫描时,扫描基线与硬腭平行,从上牙槽突扫描至鞍底;腮腺扫描时从外耳孔扫描至下颌角。

3. 扫描方式和参数　扫描时嘱被检者平静呼吸,不要吞咽。采用侧位定位像,螺旋扫描,层厚 3~5mm,FOV 250mm,重建算法为标准重建。增强扫描的扫描范围、扫描条件与平扫相同,注射结束即行增强扫描。增强扫描的扫描范围、扫描条件与平扫相同,注射结束即行增强扫描。

4. 图像后处理　颌面部病变常累及骨组织,需分别显示和拍摄软组织窗与骨窗。观察软组织结构时取窗宽 250~300HU,窗位 35~50HU 左右;观察骨结构时取窗宽 1500~2500HU,窗位 400~700HU。扫描完成后行层厚、层间隔 1mm 的薄层重建,再进行 SSD 或 VR 三维重组,颌面部的三维重组图像可直观显示整个骨结构,并可旋转各个角度,全方位显示颌面部的病变,尤其是骨折的情况,为术前诊断或颌面整形提供可靠的信息(图 5-6-9)。

(五)颈部

1. 适应证　颈部 CT 主要适用于颈部淋巴结观察,喉部及甲状腺病变的检查,颈血管的 CTA 等。颈部组织结构较为复杂,包括大量的软组织,如肌肉、筋膜、软骨、淋巴组织及血管等,以上组织在 CT 平扫上均为软组织密度影,有时难以区分正常的血管结构与增大的淋巴结或结节性病变。因此,颈部 CT 检查往往需要加做增强扫描,以提高病变组织与邻近正常组织间的密度差别。

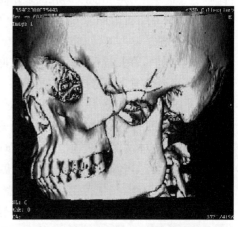

图 5-6-9　SSD 显示颌面部

2. 检查体位和扫描范围　被检者取头先进,仰卧位,头部稍后仰,以减少下颌骨与颈部的重叠,同时两肩放松,两上臂置于身体两侧,以减少肩部骨骼结构对下颈部扫描的影响,尽量使颈部与扫描层面垂直:①喉部扫描范围从第四颈椎向下至环状软骨下缘 1cm,扫描时可让病人连续发"E"音,使声带内收,梨状窝扩张,此时可较好显示声带结构、梨状窝尖端、咽后壁及杓会厌襞的形态及病变,如发现肿块可加扫至颈根部;②甲状腺扫描范围从舌骨下缘至主动脉弓上缘,当用于检查和鉴别甲状腺结节或肿块的性质时,多采用平扫加增强扫描,甲状腺的炎性病变与甲状腺肿大也可做 CT 检查。

3. 扫描方式和参数　采用侧位定位像,螺旋扫描,层厚 3~5mm,FOV 200mm,重建算法为标准重建。如需增强扫描则在注射完成后即行增强扫描。

4. 图像后处理　喉部与甲状腺横断面图像经冠状面、矢状面重组,可以更好显示解剖结构与病变(图 5-6-10)。喉部仿真内镜可增加喉部病变的直观性和提高诊断率。

(六)颈部血管 CTA

1. 适应证　颈部血管疾病,颈动脉粥样硬化,颈动脉间隙内的恶性肿瘤,颈动脉瘤,副神经节瘤,神经鞘瘤和神经纤维瘤;咽旁、咽后、椎前间隙的良、恶性肿瘤等可选择颈部 CTA 检查。

2. 检查体位和扫描范围　体位同颈部常规扫描。扫描范围从主动脉弓上缘至颅底(包括 Willis 环)。

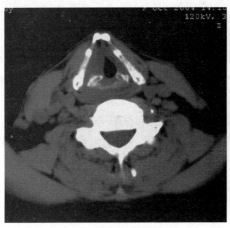
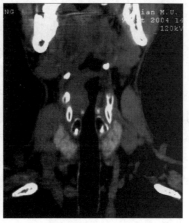

A. 喉部横断面 CT 扫描　　　　　　B. 喉部冠状面 CT 重组图像

图 5-6-10　喉部 CT

3. 扫描方式和参数　采用颈部侧位定位像,螺旋扫描,层厚 1~2mm,层间隔 0.5~1mm,FOV 200mm,重建算法为标准重建,螺距 1~1.5,以 3~4ml/s 注射速度静脉团注对比剂 70~100ml,开始注药后 15~18 秒开始扫描,或使用对比剂团注追踪技术自动触发扫描,感兴趣区常置于主动脉弓,设定阈值 80~100HU。

4. 图像后处理　颈部血管 CTA 经 MIP 与 CPR 等后处理技术重组所得到的二维、三维图像,可清晰显示颈部血管的形态、走行,有助于颈动脉与椎动脉狭窄或扩张、动脉炎及动脉畸形等的诊断(图 5-6-11)。

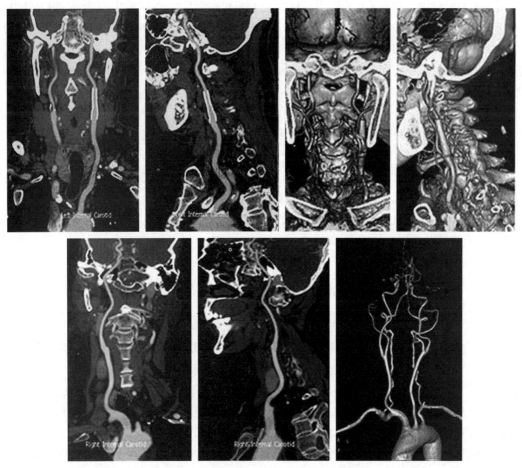

图 5-6-11　颈部 SSD,CPR 显示颈动脉

三、胸 部

胸部肺组织内含丰富气体,使肺脏与其邻近的组织形成良好的天然对比,因而常规胸部X线检查是肺部病变的首选检查方法,但胸部X线平片是重叠的影像,有大约20%区域的病变被遮挡而容易漏诊,此外密度分辨率也比较低。与常规X线比较,CT密度分辨率很高,组织器官不重叠,对X线平片不易显示的区域,如胸膜下、近横膈区和纵隔旁的病变显示清楚;对于毛玻璃病灶、小结节病灶和肺间质病变显示也十分敏感,还可进一步确定胸片上发现病变的部位和性质。随着16排以上MSCT的快速发展与应用,不仅成为肺、气管与支气管、纵隔以及肺间质性疾病检查的重要方法,而且在心脏、冠状动脉与大血管疾病的检查与诊断中也发挥越来越重要的作用。

(一)平扫

1. 适应证 肺部急、慢性炎症,肺弥散性病变,胸部外伤及术后随访等,仅需平扫即可。

2. 检查体位和扫描范围 被检者仰卧,头先进,身体置于床面中线,双臂上举,以减少肩部组织及双上肢产生的线束硬化伪影。扫描范围一般从肺尖至肺底,包括整个肺组织及肋膈角。有时为了排除肺后部因通气不足和肺血分布的影响而造成的炎症假象,或更好地观察后肋膈角区病灶,可采取俯卧位CT扫描。

3. 扫描方式和参数 采用胸部正位定位像,常规螺旋扫描,层厚5~10mm,FOV300~350mm,重建算法为标准重建。嘱被检者自然呼吸,当听到屏气指令后,应该在深吸气末屏住呼吸并保持一段时间以配合CT完成扫描。深吸气末屏气扫描的好处是可以减少肺内支气管、血管的聚集和肺血的坠积效应,并且减小运动伪影。

4. 图像后处理 胸部CT常使用三种窗技术来观察组织结构与病变:①肺窗:窗宽1400~1600HU,窗位 –450~–600HU;②纵隔窗:窗宽250~350HU. 窗位30~50HU;③骨窗:窗宽1000~1500HU,窗位250~350HU。16层及以上MSCT的扫描数据,进行层厚1mm重建还可获取冠状面和矢状面的重组图像,其图像质量与横断面基本相同,能够多角度、多方位的观察病灶以做出更准确的诊断。

(二)增强扫描

1. 适应证 肺肿瘤性及血管性病变的诊断及鉴别诊断常需增强扫描。

2. 检查体位和扫描范围 检查体位及扫描范围同常规胸部扫描。

3. 扫描方式和参数 扫描参数同平扫。开始注射对比剂后25~30秒扫动脉期,55~60秒扫静脉期,或使用对比剂团注追踪技术自动触发扫描。

4. 图像后处理 通过层厚、层距1mm的重建获取病变与血管的关系,也可通过测量CT值观察病变是否强化以明确诊断。

(三)高分辨率CT扫描

1. 适应证 胸部HRCT适应证包括:肺部小结节病变;肺部间质性病变;肺部囊性病变;支气管扩张;胸膜病变等。

2. 检查体位和扫描范围 检查体位及扫描参数同常规胸部扫描。

3. 扫描方式和参数 ①采用薄层扫描,根据病变大小,层厚1~2mm。当病变呈弥散性分布,如肺间质纤维化,为避免被检者接受大量X线,需行间隔薄层扫描,层间距5~10mm,或者螺旋扫描后采用高分辨率算法重建;②当病变范围较局限时,可以缩小扫描视野进行放大扫描或靶扫描,以提高观察效果;③适当增大扫描条件,即提高管电压和电流以降低由于层面减薄而引起的图像噪声。

4. 图像后处理 由于提高了图像的噪声可以通过调节窗宽和窗位以获得最佳观察效果。

（四）低剂量螺旋 CT 扫描

1. 适应证 在不明显降低图像质量且满足诊断需要的前提下，尽量降低 X 射线剂量进行 CT 扫描的技术。随着 MSCT 技术的不断发展，低剂量螺旋 CT 扫描在成人胸部健康体检、肺癌普查、肺小结节病变随访、眼眶、鼻窦及儿童颅脑中的应用越来越受到重视并发挥很大的作用。

2. 检查体位和扫描范围 检查体位及扫描范围同常规胸部扫描。

3. 扫描方式和参数 X 线管电流（mA）是决定辐射剂量最重要的参数，目前国外常用的低剂量螺旋 CT 扫描参数为管电压 130kV，管电流 50mA，层厚 10mm，以 50mA 作为低剂量标准。国内采用的低剂量螺旋 CT 扫描的参数各家不同，与检查目的以及使用设备不同有关，管电压在 110~120kV，管电流在 20~50mA 之间（图 5-6-12）。

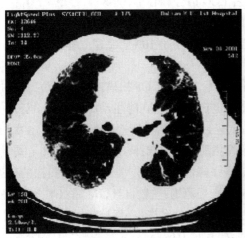

A. 胸部常规 CT 扫描 200mA　　　　　　　　B. 肺低剂量 30mA

图 5-6-12　胸部 CT

4. 图像后处理 降低剂量会造成图像噪声增加，应适当调整窗宽和窗位以便于诊断。

（五）肺功能定量分析扫描

1. 适应证 主要适用于慢性阻塞性肺疾病（chronic obstructive pulmonary disease，COPD）如慢性支气管炎、肺气肿等，还可用于弥散性肺气肿、肺减容手术及肺大疱切除术后的疗效评估。该种方法与临床测定肺容积的金标准肺功能实验的指标具有很好的相关性，在预测和筛查 COPD 病人中具有较高的临床应用价值。

2. 检查体位和扫描范围 检查体位及扫描范围同常规胸部扫描。

3. 扫描方式和参数 采用胸部正位定位像，常规螺旋扫描，层厚 5~10mm，FOV 300~350mm，重建算法为标准重建。于深吸气末和深呼气末进行两次常规扫描。

4. 图像后处理 分别对深吸气末及深呼气末的横断面图像分别逐层测定，由肺定量分析软件自动将肺组织与其他结构勾画出来，并计算出每一层肺组织的面积和容积数据，在此基础上再分别得出深吸气末与深呼气末的全肺体积，并计算肺容积差、肺容积变化率和容积比等参数，以反映肺的功能情况。

（六）心脏与冠状动脉 CTA

1. 适应证 ①冠状动脉各种先天性变异的诊断；②冠状动脉狭窄、闭塞的筛选与诊断；③冠状动脉斑块稳定性的诊断与评价；④冠状动脉内支架术后对支架通畅情况的评价；⑤冠状动脉搭桥，术前帮助制定手术计划以及术后桥血管通畅程度的评价；⑥心脏功能分析与评价；⑦心脏各类肿瘤与先天性心脏病的检测与诊断等。

2. 检查体位和扫描范围 患者仰卧，身体置于床面中间，双手上举，体轴中心线偏左侧，使心脏尽量位于扫描区域的中心。扫描范围从气管隆嵴下 1cm 至心脏膈面下方，怀疑冠状动脉异位起源或者冠状动脉-肺动脉漏时,应向上扩大扫描范围;冠状动脉搭桥术后复查者自锁骨下缘至心脏膈面下方;胸痛三联症检查者自主动脉弓至心脏膈面下方。扫描前的病人准备对心脏与冠状动脉 CT 成像质量非常重要,是检查成败关键技术之一:①检查前 12 小时内不服用含咖啡因饮料,4 小时内不宜吃固体食物,鼓励饮水,不做任何运动。②为取得最佳成像效果,检查前需确认受检者为窦性心律且心率稳定在 70 次以下(以 60 次左右为最佳,双源 CT 可不用控制心率),静息心率过快和心律不齐者应于检查前 1~7 天在临床医生指导下服用 β-受体阻滞剂等药物,检查当日病人仍需自带控制心率的药物。③向患者介绍检查过程及可能出现的反应,消除患者紧张情绪(必要时可吸氧及服用镇静剂),使其能够顺利配合检查。④检查前嘱患者去掉外衣、紧身内衣和胸部金属饰物,仰卧于检查床上并处于舒适放松状态。⑤按要求连接导线和放置电极。观察心电监测仪所显示的患者 ECG 信号和心率,确认屏气状态下 R 波信号能够被准确识别。⑥对患者进行反复的屏气训练,确保曝光期间被检者胸腹部均处于静止状态;并观察屏气状态下的心率变化。屏气期间心率变化应小于 10%。⑦建立静脉通道,连接高压注射器。

3. 扫描方式和参数 病人做好检查前准备工作后,按胸部 CT 扫描进行摆体位,然后按以下步骤进行操作:①先做胸部正定位像扫描。②确定扫描时间:在降主动脉中段水平任选一个层面,经肘部静脉以 5ml/s 的速度注射对比剂 15ml,延迟 10 秒后在所选层面进行 10~15 次扫描,扫描间隔时间为 1 秒。然后在 CT 横断面图像的降主动脉腔内选择一个兴趣区并测定其时间-密度曲线(TDC),将对比剂开始注射至降主动脉增强峰值的时间作为冠状动脉扫描的延迟时间。其次也可以根据经验确定其延迟时间。③确定扫描范围:一般自气管隆嵴水平至心脏膈面下 2cm。④设置扫描参数:采用回顾性心电门控技术,如条件允许(心率控制好,屏气配合等)也可选择前瞻性心电门控技术、单或双扇区重建算法;层厚 0.6~1mm;采集视野(FOV)250mm;矩阵 512×512;X 线管电压和电流分别为 120~140kV 和 300~700mA。⑤对比剂为非离子型高浓度碘剂,使用高压注射器经肘部静脉以不低于 5ml/s 的速度注射对比剂 60~90ml;⑥扫描过程中要求患者正常吸气后屏气。

4. 图像后处理 横断面图像按平滑或标准算法重建,选择相应的图像相位窗,一般取舒张末期 75% 或者 45% 相位窗进行横断面 CT 图像重建。在上述二个相位窗上对左、右冠状动脉及其主要分支进行多重曲面重组(MPR)、最大密度投影(MIP)、容积再现(VR)及仿真内镜(CTVE)等(图 5-6-13D)。

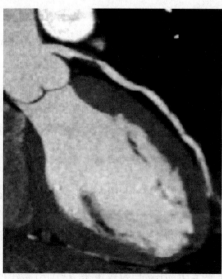
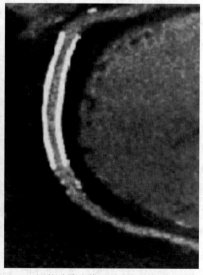

A. 冠状动脉 MPR 成像　　　　　　　　　B. 冠状动脉成像显示支架内部通畅

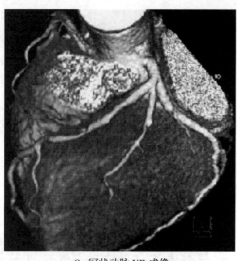
C. 冠状动脉 VR 成像

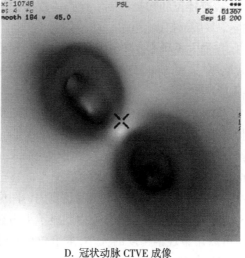
D. 冠状动脉 CTVE 成像

图 5-6-13　冠状动脉 CT

(七) 肺动脉 CTA

1. 适应证　肺动脉 CTA 常用于肺动脉栓塞的检查。肺动脉栓塞 (pulmonary embolism, PE) 是指内源性或外源性栓子栓塞肺动脉及其分支, 引起肺循环障碍的一种临床病理综合征, 其发病率逐渐上升。目前 MSCT 增强扫描及后处理技术已成为 PE 早期诊断和指导治疗的重要方法。

2. 检查体位和扫描范围　检查体位及扫描范围同常规胸部扫描。

3. 扫描方式和参数　采用正位定位像, 螺旋扫描, 层厚、层距 1mm, FOV 300mm, 重建算法为软组织重建。经肘部静脉以 3~4ml/s 的速度注射对比剂, 扫描延迟时间为开始注射对比剂后 14~18 秒, 或采用对比剂团注追踪技术自动触发扫描。由于下肢静脉血栓 50% 以上可以引起 PE, 所以在 CT 增强图像上发现 PE 后, 可再次对盆腔以下的双下肢进行 CT 扫描, 可以同时获得下肢静脉的增强图像, 有助于同时发现下肢静脉的血栓。

4. 图像后处理　肺窗主要用于观察肺脏的改变, 如肺梗死实变影等; 纵隔窗主要显示增强的肺动脉有无栓子, 其直接征象为肺动脉内的充盈缺损影 (图 5-6-14)。在后处理工作站还可做三维图像重组, 常用的方法有 MPR、MIP 和 VR 等。

(八) 支气管仿真内镜检查

1. 适应证　主要用于气管与支气管病变的检查和中心型肺癌显示病变与支气管的关系, 判断支气管狭窄程度等。

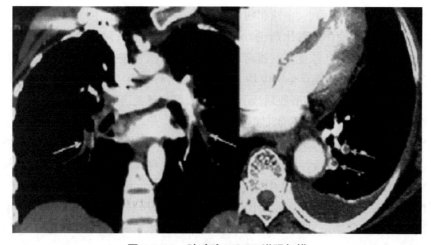

图 5-6-14　肺动脉 MSCT 增强扫描

2. 检查体位和扫描范围　检查体位及扫描范围同常规胸部扫描。

3. 扫描方式和参数　采用正位定位像，螺旋扫描，层厚、层距 1mm，FOV 300mm，重建算法为标准重建。

4. 图像后处理　图像送工作站行仿真内镜重组，选择重建程序 Navigator Smooth，由于器官内为气体，CT 值低，所以阈值模式设为 Black in White，调节阈值为 –500~–800，然后把光标移至预观察的气管腔内。即可得到气管仿真内镜图像（图 5-6-15），再行伪彩色编码，使内腔显示更为逼真，还可以调整观察角度的大小，重组效果与纤维支气管镜相似。

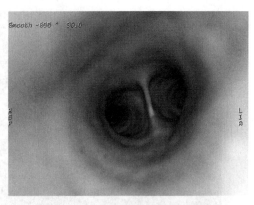

图 5-6-15　肺支气管仿真内镜成像

（九）肋骨

1. 适应证　肋骨骨折及肋骨其他病变。

2. 检查体位和扫描范围　检查体位同常规胸部扫描。扫描范围自锁骨到 12 肋骨完全扫描结束。

3. 扫描方式和参数　采用正位定位像，螺旋扫描，层厚、层距 1mm，FOV 300mm，重建算法为标准重建。

4. 图像后处理　扫描完成后利用 MPR、MIP、CPR、VR 等进行三维重组以明确诊断（图 5-6-16）。

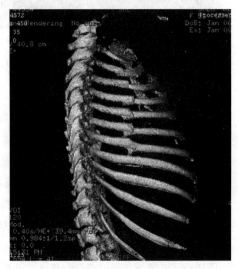

图 5-6-16　肋骨骨折

四、腹　　部

　　腹部包括许多重要的脏器和器官，但它们均为中等密度组织，缺乏良好的密度对比。CT 图像具有很高的密度分辨率，随着 MSCT 扫描速度的不断加快和空间与密度分辨率的不断提高，CT 检查在腹部疾病的发现与诊断中越来越发挥极其重要的作用。但由于腹部的特殊性，在 CT 检查前应充分做好胃肠道准备工作。

　　（一）对比剂

　　胃肠道常用对比剂包括阳性、中性和阴性对比剂。

　　1. 阳性对比剂　常使用碘对比剂，利用碘对比剂（泛影葡胺、碘海醇等）加水配制而成，离子型或非离子型对比剂均可，浓度不宜过高，一般 1%~2%，CT 值在 70~120HU 为宜，浓度过高时容易产生线束硬化伪影。其优点是密度均匀，性质稳定，胃肠道吸收少，对比良好，临床工作中最常使用。对比剂少量被胃肠道吸收后，经肾脏排泄，可在肾盂、肾盏、膀胱内显影。

　　2. 中性对比剂　中性对比剂为水，优点是简单、方便、安全、口感好，患者易接受，密度均匀，不会引起图像伪影，与胃肠道壁有一定的对比度，显示效果好。缺点是与腹腔内囊性病变容易混淆；其次是水的吸收速度快，容易排空，一般采用临检查时口服 300~500ml，如遇特殊情况，解决办法是可在水中加入 20mg 山莨菪碱同时口服。

　　3. 阴性对比剂　主要为脂肪密度对比剂或气体。口服脂肪密度对比剂较少使用。气体为空气和二氧化碳，多用于肠道 CT 仿真内镜检查、透明显示重组等，使用二氧化碳气体可减少肠痉挛的发生率。

（二）平扫

1. 适应证　检查前应尽可能食用少渣饮食,特别不能服用含有金属的药品,或进行消化道钡剂造影等。临床怀疑肝外胆管结石或输尿管结石的被检者不宜口服阳性对比剂,以防漏诊。检查当日禁食 4~6 小时,检查前 15~120 分钟口服阳性对比剂 500ml,检查前即刻再口服 300~500ml。检查肝脏、胰腺、脾脏时,扫描前 15 分钟口服对比剂;检查肾脏、肾上腺时,提前 20~30 分钟口服对比剂;检查腹膜后及肠道时,需提前 60~120 分钟口服对比剂。胃肠道内充盈对比剂,易于与肠道外组织分清,如血管断面、淋巴结、肿瘤等,避免误诊及漏诊;另外,胃肠道对比剂还可以扩张胃肠道,拉伸胃肠壁组织,易于显示胃肠道病变。

2. 检查体位和扫描范围　病人取仰卧位,身体置于检查床中间,双臂上举。腹部范围大、脏器多,在 CT 扫描前,应根据临床的要求和 CT 机性能,对检查部位进行准确的定位。如:①肝脏、胆囊、脾扫描范围是从膈顶开始扫至肝右叶下缘,脾大者应扫完全部脾。②胰腺扫描范围自肝门向下扫至肾门水平,钩突显示完为止。但胰腺癌的扫描上缘应至膈顶,下缘应视淋巴结范围而定,一般应扫至肾下级平面。急性胰腺炎上缘包括下胸部,有助于观察有无胸腔积液。层厚、层距应为 5mm,无间距逐层扫描。③肾脏扫描范围自肾上腺区开始扫至肾下极下缘。④肾上腺扫描范围自第 11 胸椎椎体扫描至左肾门水平,但临床高度怀疑嗜铬细胞瘤而肾上腺未发现病变时,应扫描全腹部。层厚与层距为 3~5mm,无间距逐层靶扫描。⑤胃和十二指肠扫描范围自膈顶扫至脐部,部分病人视需要可扫描至盆腔。⑥小肠检查时病变部位明确的可做病变部位扫描,病变部位不明确时应做全腹扫描。⑦腹膜腔和腹膜后病变扫描范围根据病变所在的部位可分别做上、中、下腹部扫描,病变部位不确定时则自剑突开始向下扫至髂嵴水平。

3. 扫描方式和参数　采用正位定位像,螺旋扫描,层厚、层距 5mm,FOV 300~400mm,重建算法为标准重建。与胸部 CT 相似,腹部也易受呼吸运动影响,因此,扫描前应训练被检者的呼吸与屏气,如果为非螺旋 CT 扫描,要求每次扫描在呼气末期屏气,呼吸幅度要基本一致,避免出现漏层和重复扫描;如果为 MSCT 检查,则一次屏气基本可完成一个部位的扫描。没有 MSCT 的医院,如果螺旋扫描时一个部位扫描时间超过 25 秒,可划分为两个稍重叠的范围,间隔 5~10 秒让被检者呼吸,再进行第二个范围扫描,以免病人屏不住气引起呼吸伪影和层面的移位。

4. 图像后处理　腹部 CT 图像观察和照相的窗宽与窗位因脏器不同而异,肝脏窗宽为 180~250HU,窗位 30~60HU;胰腺窗宽 250~350HU,窗位 35~50HU;肾脏窗宽 250~350HU,窗位 35~45HU;肾上腺窗宽 250~350HU,窗位 10~45HU;腹腔及腹膜后窗宽 300~400HU,窗位 20~40HU;根据脏器和疾病的需要可适当调窗。

（三）增强扫描

1. 适应证　腹部的组织器官多为软组织密度,CT 平扫有时可遗漏呈等密度的病变,为了提高病变的检出率,常进行增强扫描。目前应用较多的是双期或多期增强扫描。团注对比剂 60~100ml,注射速度 2.5~4.0ml/s。

2. 检查体位和扫描范围　检查体位和扫描范围同常规平扫。

3. 扫描方式和参数

（1）肝脏:肝脏 CT 增强扫描通常为三期,即动脉期、门脉期和平衡期。在肝脏平扫基础上,设置增强扫描各期的扫描范围与扫描参数,扫描条件与平扫相同。①动脉期:对比剂注射开始后 25~30 秒让被检者屏气,开始全肝螺旋连续扫描,根据肝脏的大小,扫描时间约为 5~10 秒。一般肝脏动脉期的持续时间约为 10~33 秒。扫完肝脏动脉期后,让被检者恢复呼吸;②门静脉期:对比剂开始注射后 60~70 秒让被检者再次屏气进行全肝的第 2 次螺旋连续扫描,即为肝脏门静脉期扫描,扫描结束后让被检者恢复呼吸;③平衡期:对比剂注射后 120~150 秒进行全肝扫描,即为肝脏平衡期或实质期,此时对比剂在血管内外均衡分布,肝内血管影消失。如只进行肝脏的动脉期和门脉期增强扫描,则称为双期扫描,有时还可根据病变的需要(如肝脏海绵状血管瘤)做不同时间的延迟增强扫描,延迟时间通常 5~15 分钟(图 5-6-17)。

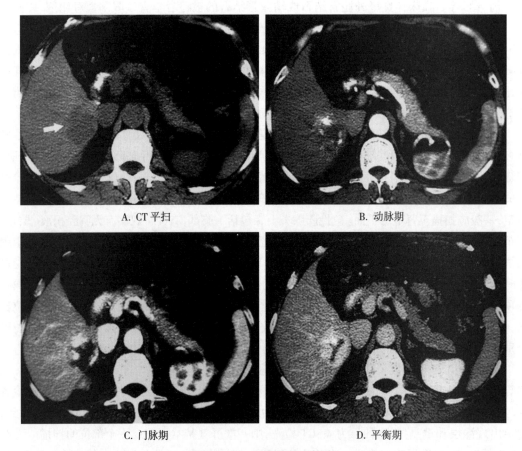

A. CT 平扫　　　　　　　　　　B. 动脉期

C. 门脉期　　　　　　　　　　D. 平衡期

图 5-6-17　肝海绵状血管瘤

　　肝脏的三期增强扫描对于肝内低密度占位病变具有很高的鉴别诊断价值。由于肝实质20%~25% 由肝动脉供血,75%~80% 由门静脉供血,在肝脏动脉期扫描时肝实质尚未明显增强,而此时以肝动脉供血为主的病灶(如原发性肝癌),出现明显增强呈高密度影(图 5-6-18)。肝脏门静脉期扫描时肝实质已明显增强,密度增高,而此时血供较少或只有肝动脉供血的病灶密度下降至低密度,对比剂显示"快进快出"的特点。因此有助于了解肝内病灶的供血情况,同时可提高肝内病灶的检出率。

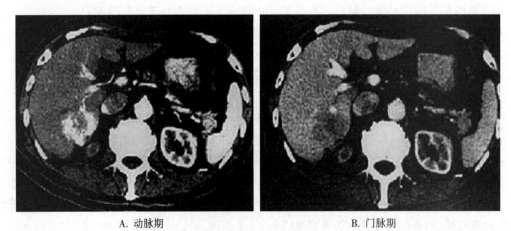

A. 动脉期　　　　　　　　　　B. 门脉期

图 5-6-18　原发性肝癌

（2）胰腺:胰腺疾病的CT增强扫描多进行双期扫描,其扫描时间与肝脏的动脉期和门脉期的时间相同,称为胰腺的动脉期和实质期增强扫描。在动脉期正常胰腺的增强程度明显高于实质期,胰腺的动脉期扫描有利于发现胰腺小病变,也有利于观察胰腺周围血管和淋巴结的情况。比如胰腺癌为少血供肿瘤,在动脉期正常胰腺组织明显强化,而胰腺癌病灶强化不明显,表现为相对低密度结节或肿块影;此外双期增强扫描对诊断胰岛素瘤也很有价值,胰岛素瘤在动脉期比胰腺增强明显,而到门静脉期密度明显下降,与胰腺实质基本相同,但低于增强的血管。

（3）肾脏:在平扫基础上设置好肾脏增强各期的扫描范围,扫描参数与平扫相同。一般肾脏的增强扫描包括三期:①肾皮质期:是指对比剂注射后25~30秒让病人屏气后进行的第一次扫描,扫完肾皮质期让病人恢复呼吸。②肾实质期:是指对比剂开始注射后70~120秒让病人屏气进行的第二次扫描。肾皮质期对显示多血供的小肾癌、肾血管及肾肿瘤的动脉血供情况优于肾实质期。到肾实质期皮髓质均已增强,使增强程度低的病灶与肾实质间有良好的对比,因此对增强不明显的小病灶的发现率肾实质期高于肾皮质期(图5-6-19A、B)。③肾排泄期或肾盂期:是指对比剂开始注射后5~10分钟进行的第三次扫描,其作用可以了解肾的排泄功能和协助肾盂、肾盏病变的诊断。

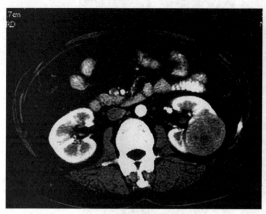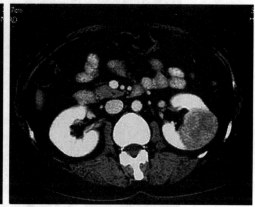

A. CT增强肾皮质期　　　　　　　　　　　　B. CT增强肾实质期

图5-6-19　左肾癌

4. 图像后处理　一般需测量病变部位的CT值,同时需要测量其大小。

（四）常规增强扫描

对于没有MSCT设备的医院,或没有条件进行双期或多期增强扫描者,在腹部增强扫描时,也可行常规增强扫描,即在平扫的基础上选择病灶最大层面为增强扫描第一层,以3~4ml/s的注射速度,静脉团注80~100ml对比剂后,立即扫描。而后视病灶情况向上或向下逐层扫描并补充完整该脏器的全部增强扫描,有时要对病灶行5~8分钟延迟扫描,必要时可延长到15分钟,以利于鉴别诊断。

（五）腹部CT血管造影

1. 腹部大血管CTA

（1）适应证:腹部大血管因其管径大非常适合作CTA检查,能够清晰直观显示血管的大体解剖形态与疾病的病理改变,显示能力达到主动脉3~4级分支。对血管畸形,血管狭窄,血管闭塞和血管瘤以及主动脉夹层等的诊断可以得到与DSA血管造影类似或更优的图像。

（2）检查体位和扫描范围:检查体位同常规腹部扫描。扫描范围根据临床需要选取。

（3）扫描方式和参数:采用正位定位像,螺旋扫描,层厚、层距1mm,FOV 350mm。注射速度3~4ml/s,注射剂量80~100ml,生理盐水20~50ml,注射对比剂后25~30秒启动扫描,或采用对比剂智能跟踪技术自动触发扫描。

（4）图像后处理：血管成像的各种后处理重组技术对血管病变的诊断价值和意义有所不同，例如 MIP 和 CPR 能很好地显示血管腔、管壁及钙化，对血管瘤，血管畸形与血管狭窄等血管病变的显示也很有价值，但直观性不如 SSD 和 VR；要了解肿瘤与血管之间的立体关系时，可加用 SSD 和 VR。主动脉瘤 VR 在显示主动脉大小、范围与分支的关系以及血管自身的变异较好。加上伪彩色有助于区分各种结构，但不能显示血管腔和腔内支架；而 MIP 和 MPR 可弥补 SSD 和 VR 的不足。主动脉夹层也是一种较常见的急、重症大血管病变，其 CT 诊断是以横断面图像为基本观察方法，再辅以 MPR 和 CPR 可清晰显示内膜片，真、假腔，附壁血栓与钙化等，还可评价大分支是否起源于真、假腔以及部位和继发的改变等，但缺乏空间关系，不易显示撕裂内膜与主动脉弓分支血管的关系（图 5-6-20）。因此成像方法的选择，应根据部位，病变性质和临床要求有所侧重。由于 CTA 扫描时间短，所以即使是急性破裂或接近破裂的不稳定动脉瘤和急性主动脉夹层病人也能比较安全完成检查，但最好有临床治疗医生的陪同，以防万一，及时抢救。也就是说，对于十分危重病人的 CT 检查，尤其是增强检查，影像检查技师应该有安全和抢救的意识，把检查的医疗安全摆在最重要的位置。

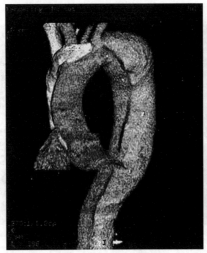
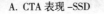
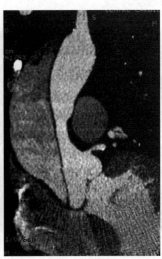

A. CTA 表现 –SSD　　　　　　　B. CTA 表现 –MPR

图 5-6-20　主动脉夹层

2. 肾动脉 CTA　检查前准备同腹部大血管 CTA，层厚 1~2mm，重建间隔 1mm，注射速度 4~5ml/s，注射剂量 80~100ml，延迟时间 23~28 秒。扫描范围从第 11 胸椎下缘至第 5 腰椎。将容积扫描的原始数据重建出部分重叠的多幅横断层面图像，应用图像后处理重组技术，选择 MIP 等成像方法，即可多角度旋转观察，有助于肾动脉闭塞、狭窄及动脉瘤的诊断（图 5-6-21）。

（六）胃肠道 CT 仿真内镜

CT 仿真内镜（CT virtual endoscopy，CTVE）技术不断成熟，在人体许多腔道疾病的筛查与诊断中发挥了重要的作用。其中胃肠道 CTVE 安全，病人痛苦小，简单易行；能从不同角度和从狭窄或阻塞远端观察病灶；还能改变透明度，透过管腔观察管外情况，在疾病普查和影像诊断方面显示出巨大潜能。

1. 扫描方法　胃肠道 CTVE 的基础是螺旋 CT 连续扫描获得的容积数据重组出的胃肠道立体图像，所以在检查前病人做好胃肠道准备十分关键，否则残留粪便会造成假象。病人检查前准备包括，前一天晚餐开始禁食直到次日检查，并须服用泻药如硫酸镁、甘露醇、番泻叶等，以达到彻底清洁肠道目的。也可在检查当日清洁灌肠，但要等 1.5 小时后才能进行 CTVE 检查，以免肠道内残留水分遮盖病灶。扫描前 5~10 分钟肌内注射山莨菪碱注射液 20mg。

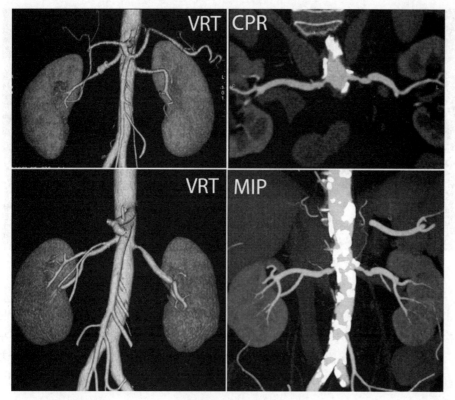

图 5-6-21　肾动脉

胃内对比剂引入方法有三种:①扫描前口服产气剂 6~9g;②扫描前口服 1000~1500ml 浓度为 1.0%~1.5% 的对比剂稀释液;③口服 1000~1500ml 水。

肠道 CTVE 检查则无须口服对比剂,亦无须静脉注射对比剂。但要让病人侧卧位,先经肛门注入适量(1000~1500ml)空气或二氧化碳气体,待病人觉腹部饱胀时,改成仰卧位,双手上举,再扫描腹部正位定位像,从定位像上观察到胃肠道充气足够时,即行螺旋 CT 扫描。扫描条件为管电压 120kV,管电流 200~240mA,层厚 1mm,重建间隔 0.5~1.5mm,螺距为 1~1.5,一次屏气扫完全腹。如果扫描时间超过 25 秒,则需分设两个相连或 5mm 重叠的螺旋扫描程序,在两个程序间隔 5~10 秒,让病人呼吸。如果同时做仰卧位和俯卧位扫描,可避免因肠道内残留水分遮盖病灶,也可有助于鉴别活动的残留粪便和息肉。特别注意的是,萎陷的肠道是无法进行肠道仿真内镜成像的,因此肠道内充盈足够的气体是 CTVE 检查成功的重要保证。

2. 图像后处理　完成扫描后用 CTVE 软件重组。因结肠行走迂曲,重组仿真内镜图像时,为保持观察方向始终与肠腔一致,需小幅调整视向。根据计划观察的肠道长短,可重组为 20~90 幅主三维图像,再利用计算机内部功能,在相邻主图像间自动插入 3~4 幅过渡图像,并存入硬盘中。根据范围不同,共产生 80~300 幅图像。最后用电影功能以 15~30 帧 / 秒连续依次回放图像,获得仿真内镜效果,对老年人结肠息肉和结肠癌的发现与诊断起到一定的作用(图 5-6-22)。但仿真内镜观察到的毕竟是肠腔内病变的影像,缺乏组织特异性,有时不易区分肠道内残留粪便和病变,也不能获得组织学结果,因此尚不能取代纤维结肠镜检查,还有待于进一步探索和获得更多的临床经验。

五、其 他 部 位

(一) 盆腔

盆腔 CT 扫描能准确地显示盆腔内诸器官的解剖结构,是检查子宫、卵巢、膀胱、精囊、睾丸、前列腺和直肠病变的主要手段。扫描前,与腹部 CT 一样,也需要做好胃肠道准备。

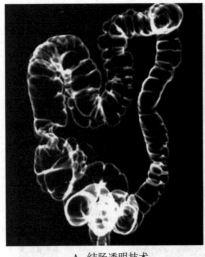
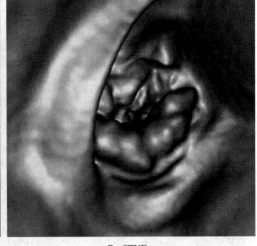

A. 结肠透明技术   B. CTVE

图 5-6-22   结肠癌 CT

1. 扫描前准备   盆腔 CT 检查前准备比较复杂,在检查前 1 周,不能进行胃肠道钡剂造影检查。检查前一晚,应口服 1%~2% 阳性对比剂 1000ml,每间隔 1 个小时服用 250ml,使小肠、结肠充盈。也可在检查前行保留灌肠,使盆腔内的小肠、直肠和乙状结肠显影。同一被检者,口服对比剂和保留灌肠的对比剂最好选择一致。行膀胱 CT 扫描者,还应在检查前大量饮水、憋尿,使膀胱充盈。

2. 扫描方法   盆腔 CT 常规采用横断面螺旋平扫,必要时行增强扫描。其方法是:①被检者取仰卧位,头先进,双手上举。由于盆腔器官较少运动,很少受呼吸运动的影响,不需要训练被检者屏气,扫描时请被检者平静呼吸即可;②先扫描获取正位定位像以确定扫描范围。盆腔扫描范围自耻骨联合下缘至髂前上棘,如果病变很大,则相应增加扫描范围,直至扫完病变为止。FOV 300~400mm,层厚 5~10mm,检查精囊和前列腺时可选层厚 3~5mm;③有时为了确定膀胱内息肉样病灶的基部,鉴别膀胱肿瘤、结石、肿块,以及为获得更多盆腔内器官间复杂解剖关系的资料,可加做俯卧位扫描;④发现病变或必要时可行增强扫描。注射对比剂后即行扫描。此时膀胱充盈尚无对比剂,而膀胱壁或膀胱内肿瘤组织已增强,病变显示清楚,5 分钟后行延迟扫描,膀胱内充盈对比剂,此时可观察膀胱内肿瘤与充盈膀胱的关系或观察到膀胱内肿瘤引起的充盈缺损。

（二）脊柱

脊柱 CT 检查常规做横断面扫描,通过重组可获得冠状面和矢状面图像。由于骨质结构与邻近组织的密度差异较大,一般 CT 平扫即可。当平扫发现占位性病变时,可以加做增强扫描。

1. 适应证   临床最多用于椎间盘的检查,也可用于脊柱肿瘤、结核、炎症、骨折、骨转移等病变的检查。

2. 扫描方法   被检者采取仰卧位、头先进。根据病情需求,可从颈椎到骶椎分段摄取各自的侧位定位像,骶髂关节摄取正位定位像,再在定位像上选择各自的扫描范围、扫描参数。为了减少脊柱正常生理弯曲形成的曲度,颈段扫描取前屈位,胸段、腰段扫描取双膝屈位。椎间盘扫描可以采用横断面非螺旋扫描或者螺旋扫描;骨骼及关节一般采用螺旋扫描;对于骨小梁等细微结构的观察,必须采用高分辨率扫描。

（1）椎体扫描:常用于检查脊柱外伤引起的骨折、脱位,结核或肿瘤引起的骨质破坏等病变,扫描范围要包括整个病变部位,采用螺旋扫描,层厚 3~5mm,FOV 150~200mm。脊柱结核性病变扫描视野要大,以利于观察椎旁脓肿等。视病变范围的大小与体形情况,可选用较高的扫描条件（图 5-6-23）。

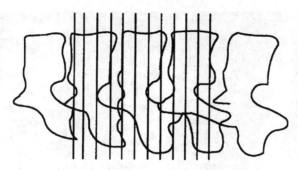

图 5-6-23　脊柱椎体横断面 CT 扫描定位图

（2）椎间盘扫描：扫描时多采用非螺旋薄层靶扫描，FOV 150~200mm，扫描层面须与椎间隙平行，一般每个椎间盘扫 3~5 层，包括椎间盘及其上下椎体的终板上缘或下缘，中间至少一个层面穿过椎间隙，且不包括椎体前后缘。颈椎、胸椎椎间盘较薄，可选用层厚、层距 2mm，逐层连续扫描；腰椎间盘较厚，可选层厚，层距 3mm，逐层连续扫描。腰椎间盘扫描常规扫描 L_3~L_4、L_4~L_5、L_5~S_1 三个椎间盘（图 5-6-24）。

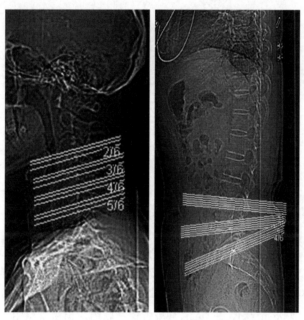

图 5-6-24　颈、腰椎间盘 CT 扫描定位图

（3）骶髂关节：骶髂关节应摄取正位定位像，完整包括骶髂关节范围，层厚 3~5mm，逐层连续扫描或螺旋扫描。采用高分辨率骨算法重建。

3. 图像后处理　脊柱 CT 扫描图像的显示一般均选用骨窗和软组织窗同时观察。骨窗的窗宽为 1500~2000HU，窗位 400~600HU；软组织窗的窗宽 300~350HU，窗位 45HU。通过重组技术（MIP、SSD 等）可以获得脊柱 CT 检查的冠状和矢状面图像以及三维立体图像。对于脊柱肿瘤或复杂骨折的病人，利用二维、三维重组技术从不同的角度显示肿瘤与周围组织关系和骨折内固定治疗的情况很有临床实用价值（图 5-6-25）。

（三）四肢骨关节

人体四肢部位也具有良好的自然密度对比，X 线平片在四肢骨骼疾病的检查与诊断中发挥重要的作用。近年来，CT 检查以其高密度分辨率和丰富的后处理重组技术在四肢病变检查中的应用有逐渐增多的趋势。

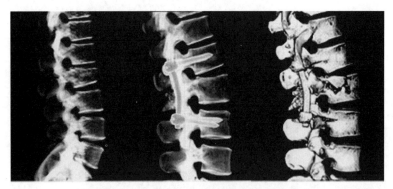

图 5-6-25　CT 后处理技术在脊柱骨折中应用

1. 肩关节、胸锁关节及锁骨　被检者采取仰卧位、头先进。两臂自然下垂手心向上置于身体两侧,身体置于检查床中间并保持不动。采用正位定位像、螺旋扫描、扫描范围自肩峰至肩胛骨结束、FOV 400~500mm、层厚 3~5mm、常规骨窗和软组织窗来观察组织结构与病变(图 5-6-26)。

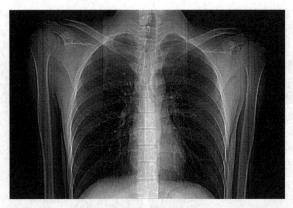

图 5-6-26　肩关节定位像

2. 肘关节　被检者采取仰卧位、头先进;①被检侧手臂上举与身体呈双 90° 角,手心向上平放于检查床(图 5-6-27);②被检侧手肘 90° 位或随势置于胸前,扫描时需屏住呼吸(肘关节骨折或病理状态时)(图 5-6-28);采用正位定位像、螺旋扫描、扫描范围自肘关节上方 10cm 至肘关节下方 10cm;FOV 150~200mm、层厚 2~3mm、常规骨窗和软组织窗来观察组织结构与病变。

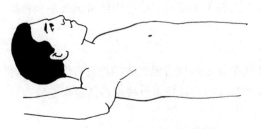

图 5-6-27　肘关节检查体位和姿势

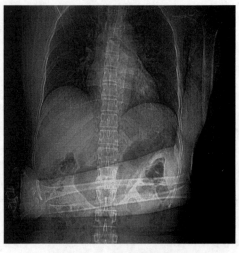

图 5-6-28　肘关节胸前位

3. 腕关节、手　被检者采取俯卧位、头先进;两臂或患侧手臂上举平伸手心向下固定于扫描床或头架上;采用正位定位像、螺旋扫描、扫描包含临床所需范围、FOV 150~200mm、层厚 2mm、常规骨窗和软组织窗来观察组织结构与病变(图 5-6-29)。

4. 髋关节　被检者采取仰卧位、头先进;两臂上举,身体置于检查床中间,双侧大腿内旋,两足尖并拢;采用正位定位像、螺旋扫描、扫描范围自髋臼上方 10cm 至股骨粗隆下 10cm;FOV 300~400mm、层厚 3~5mm、常规骨窗和软组织窗来观察组织结构与病变(图 5-6-30)。

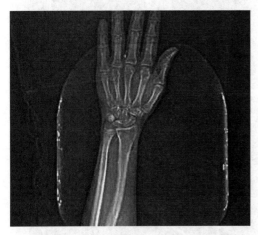

图 5-6-29　腕关节

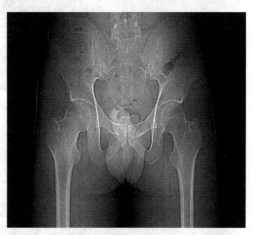

图 5-6-30　髋关节

5. 膝关节　被检者采取仰卧位、足先进;两腿伸直并拢,膝关节下稍垫高使关节稍弯曲呈 25~30° 角;采用正位定位像、螺旋扫描、扫描范围自膝关节上方 10cm 至膝关节下方 10cm;FOV 300~400mm、层厚 3~5mm、常规骨窗和软组织窗来观察组织结构与病变(图 5-6-31)。

6. 踝关节、足　被检者采取仰卧位、足先进;①踝关节:两腿伸直并拢平放于检查床,(双侧同时扫描);②足部:患者端坐于检查床上,膝部弯曲(大于 120°)两脚靠拢平放于检查床上,(双侧同时扫描)。采用正位定位像、螺旋扫描、扫描包含临床所需范围、FOV 150~200mm、层厚 2~3mm、常规骨窗和软组织窗来观察组织结构与病变(图 5-6-32)。

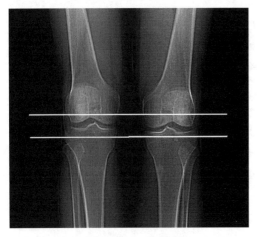

图 5-6-31　膝关节

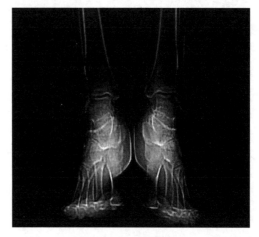

图 5-6-32　踝关节

四肢骨关节 CT 越来越多的应用于临床的骨肿瘤、结核、炎症、骨折、骨转移等病变的检查。在四肢长骨扫描时需根据临床医生的具体要求确定扫描范围,但必须包括一侧关节以便于诊断。四肢 CT 检查常规做横断面螺旋扫描,一般均需要重建层厚 1mm,间隔 1mm 的图像以便做冠状和矢状面的重组(图 5-6-33)。

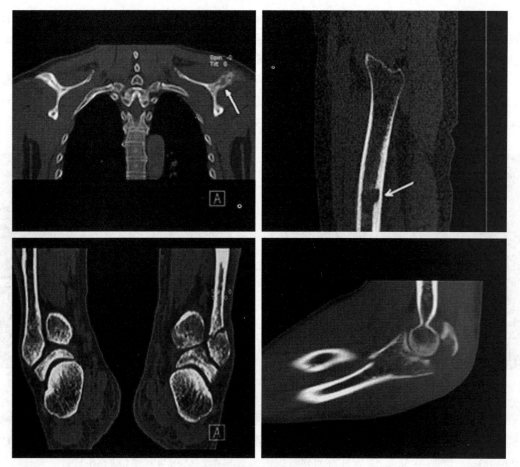

图 5-6-33　骨二维重组

（李　骋）

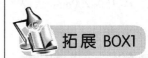拓展 BOX1

宝　石　CT

　　GE 公司生产,冠以"宝石"之名是因为该 CT 机的探测器材料是由全新的宝石闪烁体构成的,而宝石探测器又是 CT 能谱成像及低剂量成像最重要的硬件基础之一。宝石能谱 CT 能够提供目前业内最高的空间分辨力和密度分辨率,与常规 CT 相比,具有能谱成像、低剂量、高清图像及动态 500 排四方面的显著特征,在临床应用中有效提高了诊断精度和安全性,将影像诊断成功率提高到一个全新的高度,为疾病的早发现、早诊断、早治疗提供诊断依据。能谱成像为宝石能谱 CT 的创新设计,凭借其单光子成像与物质分离技术,提高了常规 CT 不能发现的小病灶、早期病灶的检出率,使医生能够早期对病变作出诊断。同时,能谱分析可对肿瘤性病变进行鉴别诊断,在提供水、碘、钙基不同成像条件下,实现初步的物质分析,提高影像诊断的水平。

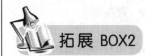拓展 BOX2

双　源　CT

　　双源 CT,顾名思义即装配有 2 个球管和对应的 2 个探测器系统的 CT,最早的关于双(多)源 CT 的专利构想分别由德国西门子公司、美国 GE 公司及荷兰飞利浦公司分别提出。由于工程和技术方面的原因,目前仅西门子一家公司将此构想实现为产品。

　　传统螺旋CT由于仅有一套X射线发生装置和一套探测器系统,所以在扫描高速运动物体时(比如冠状动脉)将会显得力不从心。通常情况下,工程师通过加快CT的旋转速度来提高CT对运动物体的捕捉能力,但是受限于工业水平和CT旋转时产生的巨大离心力,目前最快的CT也只能达到0.27秒旋转一圈。双源CT系统同时使用了2个射线源和2个探测器系统,能够以100ms以内的时间分辨率采集与心电图同步的心脏和冠状动脉图像。该系统能够在不需要控制心率的情况下,对高心率、心率不规则甚至心律不齐患者进行心脏成像。同时,2个射线源能够输出不同能量的X射线。利用双能曝光技术明显改善CT的组织分辨力。

本章小结

　　自从1972年英国工程师GN.Hounsfield研制成功首台CT机以后,X线的临床应用得到很大的扩展,使平片(包括数字成像)检查所不能观察的人体细微结构在CT图像上能很好地观察,这是诊断疾病的基础。从非螺旋扫描到单层螺旋扫描,发展为多层螺旋扫描,现在又出现双源CT和能谱CT,技术的发展使CT的应用前景更加广阔。随着CT扫描技术的发展,CT的后处理功能更加强大,可作多重算法的图像重建,图像重组模式更加丰富灵活,使病变和解剖结构显示得直观和更清楚,对病灶的定位和定性更准确。多层螺旋CT的应用,对于运动器官的成像提供很好的基础。在短时间内对整个器官(或大部分)扫描,使对器官形态、功能的评价更具有优势。

　　尽管CT是诊断疾病的强力工具,但在使用时要避开其不利之处,与MRI比较主要的应用限度有:在显示脊髓病变方面不如MRI敏感;在中枢神经的显示、颅脑早期脑梗死、判断半月板、骨软骨病变和早期骨坏死方面不如MRI敏感;并且有辐射损伤等。

思考题

1. 名词解释:CT值;窗口技术;部分容积效应;螺距。
2. 简述CT检查前准备。
3. 简述CT检查常用参数及其意义。
4. 简述CT扫描方式的类型和意义。
5. 简述CT增强扫描的方式和意义。
6. 多层螺旋CT的后处理技术及其临床应用有哪些?
7. 叙述头部CT检查的技术要点与图像后处理技术的应用。
8. 头颈部的CT检查包括哪些器官或部位? 其CT检查有何技术要求?
9. 胸部CT检查有哪些技术? 叙述心脏与冠脉CT检查的准备与技术操作。
10. 叙述肝脏与肾脏疾病CT增强三期扫描的技术操作要点。
11. 叙述脊柱CT扫描的技术要点与注意事项。

第六章　MRI 检查技术

学习目标

1. 掌握:MRI 检查的禁忌证;各部位 MRI 检查操作步骤;MR 血管成像和 MR 水成像的临床应用。

2. 熟悉:MR 成像基本参数;常用脉冲序列组成;脉冲序列特点;脉冲序列的临床应用;影响 MR 图像质量的参数;成像参数的选择及 MR 检查方法和 MR 对比剂及临床应用、MRI 检查特点、扫描前的准备。

3. 了解:MR 扫描的适应证、伪影。

磁共振成像(magnetic resonance imaging,MRI)是以核磁共振(nuclear magnetic resonance, NMR)现象作为物理学基础的一门新兴影像学科。相对于其他影像学技术,虽然起步较晚,但由于其无电离辐射、软组织分辨力高、多参数成像等优点,已经成为临床一种常用的检查方式,是医学影像技术中重要的组成部分,在医学诊断中发挥至关重要的作用,其检查领域几乎包括身体任何部位,适合各年龄段检查。近几年来,磁共振成像技术飞速发展,随着磁共振成像系统硬件及软件的不断发展,MR 图像质量不断提高,各种新技术不断涌现,MRI 检查技术在医学领域的应用已经十分广泛,除能进行形态学研究外,还能进行功能成像、生理生化代谢分析和分子影像等方面研究,成为目前发展速度最快的医学影像技术之一,为医学影像的发展揭开了崭新篇章。

第一节　MRI 检查概述

一、MRI 检查前的准备

在进行 MRI 检查前需要做以下各种准备工作:

1. 仔细阅读申请单　认真核对被检者相关信息,明确检查部位、检查目的和要求,对填写不清的申请单,应与临床医师核准正确后方可进行检查。

2. 查询有无禁忌证　详细询问检查者有无检查禁忌证,如有禁忌证者严禁进行 MRI 检查。

3. 去除磁性物品　进入检查室前,要求检查者和陪同家属去除身上所有可能影响检查结果、危及生命安全或造成仪器损坏的磁性物品,如义齿、发卡、钥匙、硬币、手表、小刀、耳环、项链、戒指、信用卡、手机等,并进行妥善保管。

4. 腹部脏器准备　腹部及盆腔检查者,应提前进行胃肠道和泌尿系准备,对子宫腔内置有金属节育器而又必须进行盆腔检查者,应嘱咐检查者先取出节育器再进行检查。

5. 签署检查同意书　需进行增强扫描者应向检查者及家属解释所用对比剂的安全性和可能发生的不良反应,取得检查者和家属的同意并签字后方可进行检查。

6. 说明检查过程　检查前向检查者讲解检查过程,告知检查所需大约时间,解释检查过程中制动的意义,进行呼吸和屏气训练,对检查时所产生的噪声要事先说明,并用专用耳罩或在外耳道内填塞棉球等减少噪声,尽可能消除检查者恐惧心理。检查过程中如有不适情况应及时联系工作人员。

7. 必要时使用镇静剂　对烦躁不安、幽闭恐惧症、婴幼儿患者,应适量使用镇静剂,且必须在相关医务人员的指导和陪同下进行,以免发生意外。

8. 应对危重病人　对急、危、重者一般不行 MRI 检查,如确实需要时,应在临床医师陪同下进行,并备齐所需急救药品及抢救器械,以便发生意外时及时开展抢救工作。

二、MRI 的临床应用特点及限度

(一) MRI 的临床应用

MRI 是一种多参数、多序列、多方位成像的检查技术,具有软组织分辨力高、无电离辐射特点,临床上应用已相当广泛,涵盖了全身各大系统的检查和疾病诊断。

1. 中枢神经系统　MRI 对颅脑肿瘤、外伤性病变、感染性病变、脑血管病变、脑白质病变、颅脑先天发育异常、脑室及蛛网膜下腔病变,椎管肿瘤、脊髓血管性病变、脊椎先天发育异常、脊椎感染、椎体及脊髓外伤等,均具有很高的临床诊断价值。对颅底、颅后窝、颅颈交界区、椎管及脊髓病变已为首选检查方法。同时 MRI 还能对脑组织存活性、白质纤维束走行、脑功能活动定位和脑组织生化分析进行研究。颅脑磁共振血管成像(magnetic resonance angiography,MRA)技术对了解脑血管形态结构起到重要作用。

2. 头颈部　MRI 对眼眶、内耳、鼻窦、咽喉部、甲状腺及颈部软组织、淋巴结病变的诊断有较高临床价值。除此之外,头颈部磁共振血管成像、内耳迷路水成像等特殊技术也是对疾病诊断的重要检查方法。

3. 心血管系统　MRI 可用于评价心脏大血管解剖学形态、血流动力学变化、心肌存活性。对大血管病变如,主动脉瘤、主动脉夹层、肺动脉栓塞及肺动静脉瘘等血管发育异常进行诊断。也用于心肌病、先天性心脏病、心血管肿瘤及心包病变的诊断,但由于心脏大血管具有周期性搏动,会产生搏动伪影干扰,需应用心电门触发技术方可得到较为清晰的图像。

4. 呼吸系统　肺为含气器官,缺乏氢质子,MRI 在肺部应用受到限制。对于肺部病变仍首选 CT 检查,但在显示纵隔病变及肺门淋巴结方面有较大价值。

5. 消化系统　MRI 对肝脏、胆囊、胆管、胰腺疾病的诊断有较高的临床价值。磁共振胰胆管成像(magnetic resonance cholangio-pancreatography,MRCP)对胆囊和胰胆管疾病的诊断有类似 ERCP 的效果。在胃肠道方面的疾病,尤其是肿瘤方面的疾病,在结合磁共振胃肠道水成像(magnetic resonance gastrointestinal hydrography,MRGIH)、扩散加权成像(diffusion weighted imaging,DWI)等特殊技术的应用,除提高对肿瘤本身定位、定性诊断的同时,还能清楚显示肿瘤浸润程度、邻近脏器侵犯、淋巴结转移等情况。为避免产生呼吸运动伪影,常用呼吸门控技术提高影像清晰度。

6. 泌尿生殖系统　MRI 对肾、输尿管、膀胱疾病的诊断有较高临床价值。磁共振尿路成像(magnetic resonance urography,MRU)对肾盂、输尿管、膀胱的显示近似 IVP,对泌尿系梗阻的诊断有重要诊断价值。在生殖系统 MRI 可清楚显示前列腺、子宫等脏器的各层结构,提高了疾病的定位、定性诊断。

7. 肌肉骨骼关节系统　MRI 对软组织病变、关节和关节周围病变(含肌肉、肌腱、韧带、软骨)、骨骼及骨髓腔病变有重要临床诊断价值,是其他影像学检查所无法比拟的。

8. 乳腺　MRI 对乳腺良、恶性肿瘤的诊断和鉴别诊断,对乳腺癌分期、肿瘤血管生成评估及术后随访有重要临床诊断价值,通过对病灶时间 - 信号强度曲线的分析可提高对疾病诊断的准确性。

（二）MRI 的特点

由于 MRI 的成像原理与 X 线成像、超声成像及核素成像的原理不同,所以 MRI 图像具有自身的特点,主要体现在以下几方面:

1. 成像参数多 MRI 成像性能参数多,可提供丰富的诊断信息。

2. 软组织对比度高 氢质子在体内的分布极为广泛,主要存在于体液、脂肪、蛋白质和其他化合物中。由于这些组织中氢质子的 MR 信号强度不同,且各种组织中含水量不同,导致磁共振图像上产生组织对比度。MRI 的软组织对比度明显高于 X 线及 CT。

3. 任意方位断面成像 MRI 获得不同方位扫描层面的方法是通过改变梯度磁场的方向,而不是靠变化或移动病人的体位。通过梯度磁场方向的改变,获得冠状位、矢状位、横轴位及任何方向图像,从而可以从三维空间上观察人体。

4. 无须对比剂的血管成像 利用血液的流动所产生的时间飞跃效应和相位对比敏感性,进行磁共振血管造影。它与传统的血管造影法相比,最大优点为无创伤性,无须对比剂,不但能提供血管的形态信息,还可了解血流的方向、流速、流量等定量信息。

5. 提供人体生理和生化信息 研究表明各种病变在出现形态学变化之前,往往首先出现生理或生化方面的改变。既往的影像学检查方法对病变的认识多是基于形态学的改变,在只有生理或生化方面的改变,未发生形态改变时,则不能被发现。而 MRI 是影像学从分子生物学水平上认识疾病,即使还没有发生形态学的变化,只要有生理或生化方面的改变就可以在 MR 图像中表现出来,为疾病的早期诊断提供依据。

6. 无电离辐射 MRI 对生物体不存在电离作用,MRI 的这种优势为其在临床各领域的应用创造了条件,一定条件下可进行 MRI 介入性治疗。

7. 无骨性伪影干扰 MRI 可以消除骨性伪影的干扰,从而使后颅凹等的解剖结构和病变的观察更为清晰。

（三）MRI 的限度

MRI 应用到现在,得到了长足的发展,检查技术日趋完善,虽然在临床上应用广泛,但目前为止仍存在一定限度,主要表现为:①对体内带有铁磁性物质和有幽闭恐惧症的检查者不能进行检查;②对钙化显示不敏感;③对质子密度低的结构如肺、致密骨的细节显示不佳;④急危重者不宜进行检查;⑤与 CT 相比 MRI 检查时间较长,费用较高,普及率不及 CT 和超声;⑥图像易受多种伪影影响。

（四）MRI 的禁忌证

对于熟悉 MRI 的禁忌证相当重要,在临床中如未能严格掌握 MRI 的禁忌证,不仅可能会危及人的生命安全,也会对设备造成损害,主要禁忌证包括:①体内有铁磁性物质者,如事故及战争中遗留的金属弹片、眼球金属异物等;②安装心脏起搏器和心脏手术后人工金属瓣膜置换者;③手术后有金属圈、金属夹、金属支架存留者;④金属假肢、金属关节等置换者;⑤电子耳蜗植入者;⑥有体内药物灌注泵、神经刺激器置入者;⑦怀孕三个月以内孕妇。

三、MRI 的生物效应及安全性

MRI 系统应用于临床以来,从大量临床和实验研究表明,其检查是安全的,但随着 MRI 磁场强度的不断升高,MRI 新技术不断涌现,MRI 的生物效应及安全性仍不容忽视,如处理不当,不仅会导致仪器设备损毁,也可能危及检查者和工作人员的安全,因此只有熟悉 MRI 各项技术功能、检查注意事项,规范操作,才能更好更安全使用 MRI 仪,使之发挥最大功效。

（一）MRI 的生物效应

MRI 的生物效应主要包括静磁场生物效应、梯度场生物效应和射频脉冲生物效应。

1. 静磁场生物效应 静磁场是磁共振成像系统的重要组成部分。静磁场对人体的影响主要包括三个方面，即温度效应、磁流体力学效应和中枢神经系统效应。许多研究结果显示，不超过4.0T的磁场不会产生有害的生物效应，包括不改变细胞的生长和形态、DNA结构和遗传因子的表达、胎儿期的繁殖和出生后的生长、视觉功能、神经的生物电活动、心脏血管的动力学和血液学指数等。

2. 梯度磁场生物效应 MRI在检查过程中，梯度场的反复切换可以在人体组织中产生诱导电流。诱导电流的生物效应包括热效应和非热效应。通常认为由梯度场切换引起的热效应在MRI检查过程中非常轻微，对人体的影响可以忽略。而非热效应可能引起神经或肌细胞的刺激，诱发心室颤动、血脑屏障增加等，但引发神经刺激和心室颤动的电流阈值要比MRI检查中所测算的电流高很多。因此日常的MRI检查中极少诱发电流的非热效应导致的不良后果。

3. 射频脉冲生物效应 射频脉冲生物效应主要是其致热效应，一般用特殊吸收率（SAR）表示，即人体组织吸收射频脉冲的能量可导致组织温度升高，常为体表组织产热明显，而深部组织产热不明显。组织温度升高的程度与射频脉冲的持续时间、能量沉积速率、环境温度、湿度及检查者体温调节系统的状态有关。热效应可引起视觉、听觉、内分泌、神经、心脏血管、免疫、生殖、发育等功能的改变。但实验研究表明目前用于临床检查的MRI所引起的体温升高明显低于造成组织器官损伤的温度阈值。

（二）MRI的安全性

1. 铁磁性物质 物质按其在磁场中的磁化特性分为顺磁性、抗磁性和铁磁性。顺磁性和抗磁性物质仅有微弱磁性，不足以干扰磁场的均匀性，在磁场中不发生移动。铁磁性物质有强烈的磁性，铁、镍、钴是仅有的几种铁磁性物质。当铁磁性物质靠近磁体时，因受到磁场吸引而以很快的速度向磁体方向运行，称投射效应或导弹效应。常见的铁磁性物品有镊子、剪刀、手术刀片、发卡、钥匙、硬币、担架、轮椅、氧气瓶等。在MRI检查过程中严禁将铁磁性物质带入磁共振室内。

2. 体内置入物 体内置入物是指通过各种方式置入人体内并长期留于体内的异物。随着生物工程和临床医学的发展，体内置入物的应用越来越广泛。常见的体内置入物有：血管夹、支架、静脉滤器、心脏起搏器、人工瓣膜、人工耳蜗、置入性药物泵、人工关节等。一般来说，体内具有铁磁性置入物的检查者不能进行MRI检查。这是因为在磁场中体内置入物会发生扭曲、移动、功能失灵和发热等情况，会对检查者产生严重危害。对于弱磁性置入物（如某些支架、螺旋圈、滤器、房室间隔缺损和动脉导管未闭闭塞物等），检查者可在术后6~8周进行MRI检查，而对于非铁磁性不锈钢或钛合金材料，可进行MRI检查。在这里需要说明的是，以前有关体内置入物安全方面的研究主要针对1.5T或更低场强磁共振系统，在1.5T磁体内为弱磁性，在1.5T以上磁体内可能为强磁性。因此在进行1.5T以上磁共振检查之前有必要对置入物进行体外试验以确定其是否具有潜在危险性。

3. MRI的热效应 MRI在检查过程中由于导体间形成传导环可能会出现局部发热问题，造成检查者一、二度甚至三度灼伤，如不恰当使用MRI相容性监护设备，造成磁体与检查者间有导线连接时会产生这种问题。为避免灼伤的发生，在检查时需做到监护设备电线的绝缘完整性。在检查者与传导材料间放置隔热式绝缘体，当检查者感到热或烫时，应立即终止检查。

4. MRI噪声 磁共振梯度磁场中梯度线圈快速变化所致的电流改变是产生噪声的主要来源，梯度磁场越强，噪声越高。噪声既影响医患沟通，又可能会对检查者造成损害，如暂时性听力下降、恐惧心理的加剧等。降低噪声包括主动和被动技术。被动噪声控制就是佩戴专用耳罩或外耳内填塞棉球。主动噪声控制是通过主动应用噪声消除技术或抗噪声技术。

5. 幽闭恐惧症 在MRI检查过程中个别检查者会出现幽闭恐惧症，这主要原因是磁体扫描孔径空间受限，检查者长时间在密闭空间内检查，不能忍受狭小空间限制而引起，而噪声刺激也是引起原因之一。临床上常表现为心悸、呼吸困难、震颤、恐惧、窒息或濒死感等表现。以下措施可减少幽闭恐惧症的发生：①检查前向受检者简单说明检查的相关信息（如检查时间、噪声程度、磁体孔内环境等），消除紧张恐惧心理；②允许一位家属陪伴在受检者身边；③使用MRI专用耳罩或耳塞，以减少噪声；④允许情况下改变体位，如头先进改为足先进；⑤磁体孔内安置镜子，使之可看到磁体孔外环境；⑥检查时闭眼或戴眼罩，使检查者不知在密闭环境中；⑦MRI系统内使用风扇，改善通风；⑧适当采用镇静药物。

6. 妊娠　目前没有足够的证据表明MRI检查对胎儿或胚胎有害。基于安全考虑，妊娠三个月内应避免MRI检查，因前三个月是胎儿发育非常敏感的时期，强磁场可能对发育中的胎儿产生生物效应，干扰细胞正常分化。同时妊娠三个月内的MRI工作人员也应遵守上述守则。

7. 制冷剂　超导磁共振制冷剂用液氦和液氮。当发生失超（超导磁体失去超导特性，变为常温导体）时，液氦和液氮因温度升高变成气体释放到空气中，从而引起检查者冻伤乃至窒息，氮气还可造成检查者中毒。因此一旦发生制冷剂泄漏，所有人员必须立即撤离，等充分通风后才能返回。在磁体室内还必须安装氧气检测报警器。

（胡劲松）

第二节　MR装置的基本操作

一、开关机程序

各厂家MR设备由于使用不同的计算机操作系统（UNIX、Windows、Linux等），导致其应用软件系统的不同，由此造成开关机程序也不尽相同，但总体来讲还是相似的。作为日常工作前的开机顺序，简单地讲即：主系统、射频系统、梯度系统通电开机。但在实际工作中，各个厂家从自身设计考虑，各设备每日关机不是关闭全部系统。根据关闭程度大体分为三类，全部关机、部分关机、休眠待机。

（一）全部关机状态启动

1. 打开电源柜开关。

2. 启动主系统电源。

3. 启动射频系统电源。

4. 启动梯度系统电源。

5. 启动操作台主电脑电源。

6. 等待电脑开机以后，输入开机密码进入扫描操作界面。

需要注意的是：

①有些厂家开机方式为一键式开机，但实际上也是按照上面的顺序由电脑自动完成（图6-2-1）。其开关机顺序为：

开机：只需按下图6-2-1A中面板左侧 SYSTEM ON 钮，等待设备自动完成即可。

关机：在扫描状态时如图6-2-1B先行退床，其他状态则直接如图6-2-1C操作，点屏幕上方System的下拉菜单中End Session，退出系统关机，最后按下图6-2-1C中的 SYSTEM OFF 钮。

②这里所说的全部关机状态（又称大关机）实际上也只是部分关机。超导型磁共振为维持其超导状态，冷头、氦压机、水冷机、空调等附属设备均保持24小时不间断地工作，只有在极其特殊的情况下如：设备检修、医院或院外供电动力电路临时倒闸或是供电电路突然断电时，这些设备才能停止工作一段时间。而这时如果要重新开机工作时，应按照厂家要求的开机顺序先完成上述设备的通电后再完成常规的开机动作。

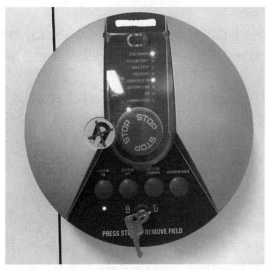

A. 开机面板

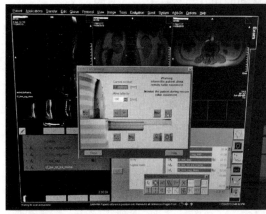

B. 先行退床

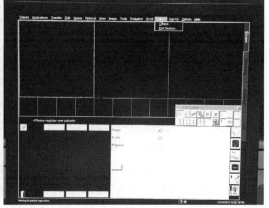

C. 退出系统

图 6-2-1 某型 MR 设备开关及顺序

一般来讲,附属设备的开机顺序是:空调、水冷机、氦压机、冷头,关机顺序刚好相反。

（二）部分关机状态启动

这种开机方式是指设备的主电源、射频系统、梯度系统（部分设备梯度关闭）等不关机,只是主控电脑关闭。这样只要完成两步即可:

1. 启动操作台主电脑电源,电脑机箱电源。

2. 等待电脑开机以后,输入开机密码进入扫描操作界面（图 6-2-2）。

3. 如果梯度系统之前关闭,则会自动通电进入待机状态。

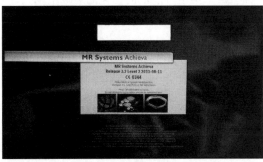

A. 待机界面

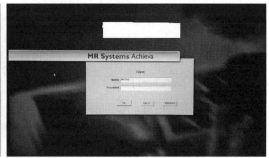

B. 输入开机密码

图 6-2-2 进入扫描界面

（三）休眠待机状态启动

该方式是指之前所有设备均不关机,设备只是进入类似个人电脑的休眠状态,当需要工作时,只要轻碰鼠标或键盘即可进入开机界面输入开机密码进入扫描界面,也可不输入密码直接进入扫描界面。

需要指出的是,该种方式对于供电系统不稳定的医院是较为危险的,因为设备随时会因突然断电而造成损坏。虽然已有一些厂家从节能环保的角度考虑,设计出当设备超过一定时间不进行扫描,其梯度系统会自动进入待机状态降低能耗,该种方式本身也不是设备厂家推荐使用的。

二、基本参数选择

（一）成像参数与图像质量

脉冲序列是由一系列参数构成的,有些参数是可以直接设定的称为初级参数,如 TE、TR、NEX、翻转角等。由这些初级参数导出并加以限定的参数称为二级参数,如图像对比度、空间分辨力和信噪比等。了解这些参数的作用及它们彼此间的相互关系是十分重要的。

1. 信号噪声比　信号噪声比(signal to noise ratio,SNR)是描述在检测到的信号中 MR 信号与随机噪声对 MR 图像影响的二级参数,SNR= 信号值 / 噪声值。提高信号值,降低噪声值是提高 SNR,改善图像质量的关键。MRI 的噪声主要来源于磁体内的被检组织和系统的背景噪声。

（1）被检组织特性的影响:被检查区内质子的密度影响信号量。质子密度高的脑、软组织,能产生高信号,故 SNR 高;质子密度低的致密骨、肺,仅能产生低信号,因而 SNR 低。具有短 T_1 和长 T_2 值的组织,因其在不同的加权图像上信号强度较高,也可获得较高的 SNR。

（2）体素大小的影响:构成 MR 图像的基本单位是像素(pixel)。像素面积取决于视野(field of view,FOV)的大小和矩阵的大小,即像素面积 =FOV/ 矩阵。矩阵的大小是由所选择的频率编码次数和相位编码次数决定的,即图像矩阵 = 频率编码次数 × 相位编码次数,例如频率编码次数为 256、相位编码次数为 192 时,则矩阵为 256×192。当 FOV 一定时,增加矩阵的行数或列数,将使像素变小,其内包含的质子数减少,产生的信号减弱,SNR 降低。体素容积 = 像素面积 × 层厚。任何可改变体素容积大小的参数,也都将影响 SNR 的增减。FOV、层厚、像素面积与体素容积成正比,因而与 SNR 也成正比;矩阵大小与像素面积、体素容积成反比,因而也与 SNR 成反比。需要注意的是层厚增加所导致的部分容积效应可使图像质量下降。

（3）TR、TE 和翻转角度的影响:TR、TE 和翻转角度除决定图像信号的加权外,也影响 SNR,从而也影响图像质量。

1）TR:TR 延长,质子可以充分弛豫,因而在下一次激励时将有更多的横向磁化,产生的信号量多,SNR 增加;短 TR 则相反,仅有部分纵向磁化得到恢复,并在下一次激励时转变为横向磁化,产生的信号量少,SNR 降低。

2）TE:TE 决定着进动质子失相位的多少。TE 越长,采集信号前横向磁化的衰减量越大,回波幅度减小,产生的信号量少,SNR 下降(图 6-2-3)。

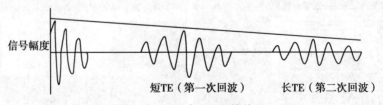

图 6-2-3　TE 与 SNR 的关系
短 TE 时获取的信号量多,SNR 高;长 TE 时获取的信号量少,SNR 低

　　3）翻转角:在 RF 脉冲的激励下,组织的宏观磁化矢量将偏离静磁场的方向,其偏离的角度称为翻转角(flip angle)。翻转角度控制着将有多少纵向磁化能转变为横向磁化,并在接收线圈内感应出信号。翻转角度为 90° 时,纵向磁化完全转变为横向磁化,产生的信号量最大,SNR 最高;反之,角度越小,产生的信号量越少,SNR 越低(图 6-2-4)。在 SE 脉冲序列中使用 90° RF 脉冲,使全部纵向磁化均转变为横向磁化,而 GRE 脉冲序列使用小于 90° 的 RF 脉冲,仅使部分纵向磁化转变为横向磁化。此外,SE 脉冲序列使用 180° 相位重聚脉冲,比 GRE 脉冲序列通过梯度翻转产生的相位重聚更有效。因而 SE 脉冲序列获取的信号量更多,SNR 也更高。

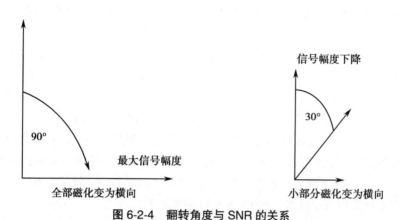

图 6-2-4　翻转角度与 SNR 的关系

90° 时纵向磁化完全转变为横向磁化,产生的信号量最大,SNR 最高;角度越小,信号量越少,SNR 越低

　　(4)NEX:NEX 又称激励次数、信号平均次数,指数据采集的重复次数。在采集的数据中,既有信号成分也有噪声成分。噪声与信号同向时,其强度增加;相反,则信号强度减弱。信号是由被扫描物体的固有特征决定,具体信号总是发生在同一空间位置上,而噪声在发生时间上具有随机性,因而发生的位置可能不同。通过增加数据采集次数,可降低噪声对图像的影响,增加SNR。但增加 NEX 不一定是增加 SNR 的最好方法,因为 SNR 的变化与 NEX 的平方根成正比。例如,当 NEX 增加到 4 次时,才能使 SNR 增加一倍,而扫描时间则需延长 3 倍。

　　(5)接收带宽的影响:接收带宽是指读出梯度采样频率的范围。减少接收带宽,将使接收到的噪声量相对减少,SNR 增高。例如将接收带宽减少到原来的一半时,SNR 大约增加 40%,但同时延长采样时间,并增加化学位移伪影(chemical shift artifact)。一般情况下,系统的接收带宽是固定的,例如 ±16kHz,仅在少数情况下需作调整。

　　(6)线圈类型的影响:射频线圈的几何形状和尺寸对 SNR 也有影响。信号受噪声干扰的程度与线圈包含的组织容积有关,而线圈的敏感容积取决于线圈的大小和形状。在常用的体线圈、头线圈和表面线圈中,体线圈的容积最大,检查时病人身体的大部分位于敏感区内,线圈接收的噪声较多。同时线圈与成像组织间的距离也大,减弱了接收信号强度。表面线圈较小,置于组织体表,可最大限度地接收 MR 信号,所以使用表面线圈的 SNR 要比其他类型线圈高。在成像时线圈的选用合适与否直接影响信号的接收量,也影响 SNR。MRI 检查时应选择合适的线圈。

　　2. 图像对比度　图像对比度是两种组织间信号差别的反映,也可用对比噪声比(contrast to noise ratio,CNR)来表示。CNR 是指图像中相邻组织、结构间 SNR 的差异性,即 CNR=SNR(A)-SNR(B),式中 SNR(A)、SNR(B)分别为组织 A、组织 B 的 SNR。脉冲序列和决定图像信号加权的成像参数均对图像对比度有直接影响。

　　(1)TR 的影响:TR 是 RF 脉冲结束后纵向磁化恢复所需的时间。TR 对图像对比度的影响分为 T_1 对比度和 T_2 对比度两个方面。

　　1)对 T_1 对比度影响:TR 值越长,纵向磁化就恢复得越充分,但当所有组织都充分弛豫后,各种组织将发出没有差别的信号,组织间的对比度就无法建立。因此,对于 T_1 对比度来说,TR

的选择应短。TR 短时,只有短 T_1 组织得到了弛豫,而长 T_1 组织尚未来得及恢复,下次激发时前者就会较后者产生更强的信号,从而取得图像的 T_1 对比度。

2)对 T_2 对比度影响:TR 较长时可以得到 T_2 加权像。实际上,这时图像中仍有 T_1 对比度和质子密度对比度存在。以脑白质和脑灰质成像为例,由于灰质中运动质子的密度高于白质,TR 长的序列比 TR 短的序列能有更好的灰、白质对比度。所以,用长 TR 得到的 T_2 加权像中,T_2 对比度不仅与组织的 T_2 值有关,还会受到质子密度的影响。组织的 T_2 值对场强的变化不太敏感。

(2)TE 的影响:从 MRI 成像原理中可以了解到 TE 是 T_2 加权像的控制因素。也就是说,改变序列的 TE 值将主要影响图像的 T_2 对比度。当 TE=T_2 时,信号强度衰减至初始值的 37%;当 TE=2T_2 时,信号进一步衰减至初始值的 14%。TE 越长,信号的衰减就越严重,意味着回波出现之前已有更多的质子失相位。它虽然使组织的信号幅度降低,但由于组织的 T_2 不同,一定组织间的对比度(如脑脊液和白质)则随 TE 的延长而增加。在长 TE 序列中,长 T_2 的含液体组织信号强度高,短 T_2 的韧带肌腱等组织信号强度低。T_2WI 的形成也有 TR 的作用。

T_1 对比度主要是在短 TR 的条件下取得的,实际上还应使 TE 尽可能短,以减少图像中 T_2 弛豫的影响。缩短 TE 比较困难,这是因为脉冲序列在 TE 间期内要完成一系列的工作。缩短 TE 将导致两种后果,一是超短的 TE 有利于得到比较"纯"的 T_1WI;另一结果是有可能导致 SNR 降低。质子密度对比度应取尽可能长的 TR 和尽可能短的 TE。

(3)TI 的影响:在 IR 序列中,图像的对比度主要受 TI 的影响。因为质子(例如脂肪和水)在 180° 反转脉冲后都完全饱和,继而将以不同的弛豫速度(T_1)恢复纵向磁化,反转时间 TI 的长度决定了它们在纵向磁化恢复量上的差异(T_1 对比),从而决定了 90° 脉冲后信号强度的对比。为了抑制脂肪信号时,TI 的取值应非常短。如果成像的目的是为了区分 T_1 值相当接近的组织时,TI 值就应很长(与被区别组织的 T_1 平均值相当),这样就可产生 T_1 对比很强的图像。

(4)翻转角的影响:在 GRE 序列中,翻转角的大小决定 RF 激发后横向磁化分量的大小。小翻转角主要产生 T_2^* 加权效应,增加翻转角可使短 T_1 组织进行弛豫,这时的图像的 T_1 加权效应更明显。

3. 空间分辨力 图像的空间分辨力是指图像中可辨认的邻接物体空间几何长度的最小极限,即对细微结构的分辨率。空间分辨力取决于体素的大小。当体素容积小时,能分辨出细微结构,空间分辨力高;当体素容积大时,则不能分辨细微结构,空间分辨力低。体素容积大则空间分辨力低是因为部分容积效应的结果,即体素的信号强度(以像素的亮度表示)是体素内部的平均信号强度。

体素的大小取决于成像层面厚度、FOV 和像素矩阵的大小。成像层面越薄则空间分辨力越高;成像层面越厚则部分容积影响越显著,空间分辨力就越低。当 FOV 一定时,像素矩阵越大(细矩阵),则空间分辨力越高;像素矩阵越小(粗矩阵),则空间分辨力越低。当像素矩阵一定时,FOV 越小空间分辨力越高;FOV 越大则空间分辨力越低。

在实际检查中,有时仅需矩形 FOV 即可包括检查区,为此许多系统专门设置了矩形 FOV 功能。例如在腰椎矢状位成像中选用 24cm 矩形 1/2 FOV、256×256 矩阵时,FOV 在频率方向上为 24cm,频率编码次数为 256,而在相位方向上为 12cm,实际相位编码次数为 128,既保持了高的空间分辨力又因相位编码次数的减少而使扫描时间节省了一半。

选用薄的成像层面、大矩阵、小 FOV 将提高图像的空间分辨力。但必须指出,当其他成像参数不变时,空间分辨力的提高总是伴随着 SNR 的下降。此外,为了获取薄层面、大矩阵和小 FOV 则需要增加空间编码梯度的斜度,使梯度上升时间相对延长,从而使 TE、层面选择和编码时间延长,TR 期间内可激励的层数减少。

4. 扫描时间 扫描时间是指完成数据采集的时间。以 SE 序列为例,扫描时间 =TR × 相位

编码次数 × NEX。因此扫描时间与 TR、相位编码次数、NEX 成正比。扫描时间越长则发生运动伪影的机会越多，在连续采集方式（sequential acquisition）时仅影响正在采集的层面，而在 2D 和 3D 容积采集时，将影响所有层面。

5. 伪影　伪影是指图像上不真实反映组织结构的影像,伪影会使图像质量降低,严重时会导致无法观察,有关伪影的叙述见本章第五节。

（二）成像参数的选择

由于脉冲序列的各参数间存在着广泛的交互影响，为达到最佳成像效果而合理选用各参数是十分困难的。例如，重复时间 TR 主要是反映图像对比度的参数，但它与成像时间、SNR 的关系也非常密切。从前述中可以看到一种参数的改善总是不可避免地伴有另一种、甚至一种以上参数的损失。为了提高图像的空间分辨力，加大扫描矩阵，将不可避免地导致成像时间延长和 SNR 的降低，这需要在分辨率和 SNR 两者中作出选择。

理想的图像质量应当具有高的 SNR 和 CNR、高的空间分辨力以及很短的扫描时间。因此需要根据具体检查部位、检查目的权衡选择成像参数。表 6-2-1 列出了调整具体成像参数时的利与弊。

表 6-2-1　调整成像参数的利弊

调整参数		利	弊
TR	↑	SNR↑,成像层数↑	扫描时间↑,T_1加权↓
	↓	扫描时间↓,T_1加权↑	SNR↓,成像层数↓
TE	↑	T_2加权↑	SNR↓
	↓	SNR↑	T_2加权↓
NEX	↑	SNR↑	扫描时间↑
	↓	扫描时间↓	SNR↓
层厚	↑	SNR↑,扫描范围↑	空间分辨力↓
	↓	空间分辨力↑	SNR↓,扫描范围↓
FOV	↑	SNR↑,扫描范围↑	空间分辨力↓
	↓	空间分辨力↑	SNR↓,扫描范围↓,包裹伪影↑
矩阵	↑	空间分辨力↑	扫描时间↑,SNR↓
	↓	扫描时间↓,SNR↑	空间分辨力↓

另一方面,通过调整序列参数来改善图像的尝试,又会受到机器某些方面性能的限制。例如,在同样的序列条件下,有些机器可以用较薄的层面,因而使空间分辨力提高,有些机器则不能。扫描层面的厚度主要受 MRI 梯度系统性能的限制。

在实际工作中,由于各种型号的 MRI 设备性能相差很大,因此具体成像参数没有统一的标准,但每一设备均附有操作手册,其中列出了具体成像序列和成像参数的清单,可直接参照使用。

为了保证良好的图像质量,在选择成像参数时应当注意以下几点:

1. 提高扫描效率　扫描效率是指单位时间内获得的图像信息量。总扫描时间应以图像满足临床诊断目的为宜,在尽量减小 TR、NEX 和相位编码次数的同时调整其他参数,使信息量不减少。

2. 选择合适的参数　应根据检查目的和检查部位选择合适的脉冲序列、图像信号的加权参数和扫描平面(轴、冠、矢、斜)。合适的成像序列和图像信号的加权参数是获取良好 SNR 和

CNR 的基本条件。

3. 注意信噪比(SNR) 在设置成像参数时应特别注意 SNR 是影响图像质量的最重要因素。一般情况下,图像 SNR 高时,多能同时满足对 CNR 的要求。不应为追求过高的空间分辨力而牺牲 SNR,如选择 3mm 以下的层厚、很大的矩阵或很小的 FOV(如 8cm)。有时层厚减少 1mm 并不能明显提高空间分辨力,却可能造成 SNR 的严重丧失,而当 SNR 很低时,再高的空间分辨力也将失效。

4. 尽量缩短扫描时间 尽量采用短的扫描时间,全部检查时间一般不宜超过 30 分钟。不应为追求更高的 SNR 或空间分辨力而使扫描时间延长。因为病人在磁体内很难长时间保持不动。咳嗽、打喷嚏、微小的移动均可使图像质量显著下降。

5. 注意解剖部位的信号差异 应当注意人体不同解剖部位信号强弱的差异。信号较强的部位,如头部,使用较大的矩阵、很少的 NEX 即可获得满意 SNR 和 CNR;而信号较弱的部位,如肺,则应当使用较小的矩阵并增加 NEX 的次数。

(三)特殊检查方法

特殊检查方法是指在 MRI 检查时为了达到理想的成像效果,使用一些特殊技术配合成像的方法。在特定部位成像时借助这些方法可获得优良的图像效果:

1. 心电触发及门控技术 心电触发技术是利用心电图的 R 波触发信号采集,使每一次数据采集与心脏的每一次运动周期同步。心电触发技术属于前瞻性心电门控技术,在 R 波波峰被探测后,经过一个延时,相当于心室舒张中期时刻,MR 序列被触发启动,进行射频激发和信号采集,到下一次心室收缩前夕 MR 序列被暂停,这个时期是心脏运动相对静止期,可明显减少运动伪影(图 6-2-5)。因此为有效去除和减少心脏大血管搏动伪影,检查前对心率和心律需进行一定的控制,一般要求心率控制在 75 次/分以下,心律整齐。检查前应详细了解检查者病情,消除其紧张情绪,必要时适量给予药物治疗。而门控技术则是采用域值法,根据心电图与心动周期的关系设上下阈值,即"门",所有数据采集都在"门"内进行,超出"门"则不采集。心电门控技术属于回顾性心电门控,在整个心动周期中 MR 射频激发和信号采集都在进行,把每个心动周期中相似时相的 MRI 信号用于重建一幅图像,来减少运动伪影,即采用域值法,根据心电图与心动周期的关系设上下阈值,所有数据采集都在阈值内进行,超出阈值则不采集;安放心电图导联时,一般采用与心电轴一致的方法,心电轴一般与心脏的长轴一致,即从右、后、上指向左、前、下方。不同的 MRI 设备可能导联的连接方式不同,通常在胸骨右缘第二肋间,左锁骨中线第五肋及左腋前线第六肋间处依次安放三个导联。

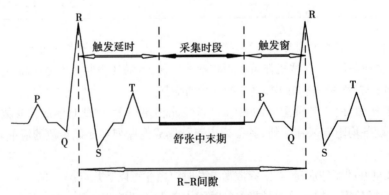

图 6-2-5 心电触发技术示意图

心电门控容易受射频脉冲和梯度磁场变化的干扰,会影响到图像质量,脉搏门控(外周门控)技术可以进行弥补。外周门控可用于补偿小血管搏动产生的相位重影和脊髓成像中脑脊液搏动性流动产生的相位重影。方法是在病人手指上使用一种光学传感器,检测毛细血管中血流的搏动,激发 RF 脉冲每一次均在心脏周期的同一时相发射,每一层面的数据采集均在同一时相进行。

心电触发及门控技术主要应用于心脏大血管的 MR 成像,在心脏 MRI 电影检查时,常应用回顾性心电门控技术。

2. 呼吸触发及门控技术　呼吸门控技术,是利用探测到的呼吸波来减少呼吸运动伪影技术,包括呼吸补偿技术和呼吸触发技术。呼吸波触发及呼吸门控技术与心电触发及门控技术相似。触发技术是利用呼吸波的波峰固定触发扫描,从而达到同步采集。门控技术则是将数据采集控制在呼吸波的一定阈值的上限和下限,从而达到每次采集的同步技术:①呼吸补偿技术可采用多种方法,最常用的是呼吸秩序相位编码技术,它是通过压力传感器把检查者的呼吸波信号融合到 MR 扫描系统中,一般在呼气末期后的平台期利用低频相位编码采集对运动较为敏感的 K 空间中心区域信息,而在呼吸周期的其他时相则利用高频相位编码采集对运动相对不敏感的 K 空间周边区域信息,这样原来呼吸运动引起随机的相位偏移,因呼吸信号整合并进行相位重新排列后变成规律性变化,具有高频随机性的伪影信号被推挤到视野边缘或视野外,从而减少或消除视野内的运动伪影;②呼吸触发技术属于前瞻性呼吸门控技术;一般情况下一次平静呼气末到下次吸气前有一段时间为呼吸运动相对停止的平台期,触发技术一般以呼气末为触发点,开始采集信号,到下次吸气前停止采集,使 MRI 信号采集时段发生于呼吸运动相对停止的平台期,从而减少呼吸运动伪影。呼吸门控技术要求检查者的呼吸频率和幅度保持相对稳定,这将会明显提高图像质量的清晰度,否则呼吸运动伪影发生几率会明显升高(图 6-2-6)。因此检查前应做好呼吸运动实验,一般要求做到均匀而较缓慢呼吸。

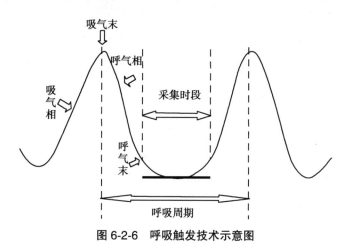

图 6-2-6　呼吸触发技术示意图

呼吸感应器用于感应呼吸状态产生的呼吸运动幅度,即呼吸波。由于男女性的呼吸方式不同,在安放时男性将呼吸感应器安放于上腹部,女性则应安放在下胸部。感应器两端围绕患者胸腹部的系带的松紧度应适中,过紧、过松都会导致感应信号变形。

呼吸触发及门控技术对消除呼吸运动伪影十分有效,可以在许多部位的检查中使用。

3. 饱和成像技术　在 MRI 检查时,为了更好地显示目标组织,常采用一些特殊的方法使某部分或某种组织的信号减弱或消失。饱和成像技术是最常用的手段。

(1)局部饱和技术:局部饱和技术是最常用的饱和技术。它是对某一区域的组织在射频脉冲激发前预先施加非选择性预饱和射频脉冲,使其该区域的组织原子核能量被饱和。随后立即进行目标区的激发及数据采集,使被饱和区的组织无法产生磁共振信号。

这种技术常用于垂直于层面的流动信号的饱和。如腹部横断面成像时,需在成像区以上及以下加预饱和而不产生流动伪影。在 MR 血管成像中常在静脉流入端加预饱和而只显示动脉影像,显示静脉时则在动脉流入端加预饱和带。

（2）水 - 脂反相位饱和成像技术：人体 MRI 的信号主要来源于两种成分，分别为水和脂肪，正常情况下水中的氢质子的进动频率要比脂肪中的氢质子稍快，两者相差约 3.5ppm，相当于 150Hz/T。这种差异随着场强的增加而增大，例如在 1.5T 场强中，水中的氢质子进动频率比脂肪中的氢质子进动频率快 220Hz，因此横向磁化中水中氢质子与脂肪中氢质子的相位呈同相与反相交替出现，MR 信号幅度也呈波动状态，同相时两者信号相加，反相时两者信号相减，使信号幅度低者消失或下降。因此，在反相位图像上出现以下特点：①同时含水和脂肪的混合组织信号明显下降；②纯脂肪组织的信号无明显下降；③勾边效应：表现为水、脂交界处的脏器边缘出现一条黑线。此技术常用于肾上腺病变的鉴别，肝脏脂肪浸润检查等。

（3）化学位移频率选择饱和技术：同一种元素的原子由于化学结构的差异，在相同强度的磁场中其拉莫尔频率不同，这种频率的差异称为化学位移。如前所述人体里水中的氢质子与脂肪中的氢质子的进动频率有一定差异，使用特殊频率的 RF 脉冲激励两者之一，使之预饱和，可消除脂肪或水的信号。化学位移频率选择饱和技术是常用的脂肪抑制或水抑制技术。

4. 空间编码技术　在成像中一般将被扫描物体在图像中的解剖长轴设置为频率编码方向，将短轴设置为相位编码方向。例如，在轴位成像中，体部层面解剖长轴平行于磁体的水平方向，因此设定磁体的 X 轴方向的梯度线圈完成频率编码。而在头部，其轴位层面解剖长轴一般平行于磁体的垂直方向，因此设定磁体的 Y 轴方向的梯度线圈完成频率编码。在具体操作中也可根据需要交换这两个编码方向。正交平面成像中磁体 X、Y、Z 轴三个方向梯度的空间编码见表 6-2-2。

表 6-2-2　正交平面成像中 X、Y、Z 轴方向梯度的空间编码

扫描方位	层面选择	相位编码	频率编码
矢状位成像	X 轴	Y 轴	Z 轴
轴位成像（头部）	Z 轴	X 轴	Y 轴
轴位成像（体部）	Z 轴	Y 轴	X 轴
冠状位成像	Y 轴	X 轴	Z 轴

5. 其他特殊成像技术　如 MR 电影成像检查、MR 螺旋扫描、相控阵线圈技术、MR 水成像技术、MR 波谱技术等，这些检查方法的出现，都是伴随着 MRI 系统的不断进步而产生的，相信新的检查技术将会不断涌现。

（张　晨）

第三节　常用成像序列及其应用

在 X 线检查时，除了组织器官的密度和厚度这些生物学特性影响成像外，选择合适的管电压和管电流等技术参数对成像也是非常必要的。同样在 MRI 检查时，只有选择适当的脉冲序列才能使磁共振固有成像参数（如组织的质子密度、T_1 弛豫时间和 T_2 弛豫时间）及影响图像对比的有关因素巧妙、有机地结合，得到良好的组织对比和信噪比的 MR 图像。MRI 的脉冲序列是 MR 扫描仪形成图像的时序指令，是指射频脉冲、梯度场及信号采集时间等相关各参数的设置及其在时序上的排列。

一、脉冲序列的分类及参数

MRI 的脉冲序列实际上是各种参数测量技术的总称，并由此决定图像的加权、图像质量以

及对病变显示的敏感性。由于 MRI 成像可调整的参数很多,对某一参数进行不同的调整将得到不同的成像效果,目前已开发设计出了种类繁多的各种脉冲序列,可供影像技师根据临床检查不同的需要进行选择。不同的生产厂家在脉冲序列的命名上各有差异,为了便于大家学习,表 6-3-1 中列出一些厂家生产的 MRI 系统中脉冲序列的名称,供参考、对照。对于大多数放射技师来说,不一定有机会设计或改进一个脉冲序列,但需要每位放射技师深刻理解各种成像序列,特别是常用脉冲序列,才能在临床应用中合理选择成像序列,并正确调整成像参数。

表 6-3-1　脉冲序列名称对照表

序列	通用电器	飞利浦	西门子	东芝	日立	岛津
自旋回波序列	SE	SE	SE	SE	SE	SE
快速自旋回波	FSE	TSE	TSE	FSE	FSE	TSE
反转恢复序列	MPIR	IR	IR	IR	IR	IR
短 TI 反转恢复序列	STIR	SPIR	STIR	STIR	STIR	STIR
梯度回波序列	GRE		GRE	FE	GE	GE

（一）脉冲序列的分类

脉冲序列的开发是与 MRI 技术的进步相关的,新的序列不断出现,旧有的序列仍在广泛使用,造成其种类繁多,命名不一。归结起来脉冲序列可有以下几种分类方法。

1. 按检测信号类型分类　是目前最常采用的一种脉冲序列的分类方法。MRI 系统使用的成像信号有三种形式,即自由衰减信号（FID）、自旋回波信号（SE）和梯度回波信号（GRE）。所以可以将脉冲序列分为以下四类:

（1）FID 类序列:指采集的 MR 信号是 FID 信号,如部分饱和序列。

（2）SE 类序列:指采集到的 MR 信号是利用 180° 复相位脉冲产生的 SE 信号,包括常规的自旋回波序列、快速自旋回波序列及目前临床中常用的反转恢复序列（IR）。

（3）GRE 类序列:指采集到的 MR 信号是利用读出梯度场切换产生的梯度回波,包括常规梯度回波序列、扰相梯度回波序列、聚相梯度回波序列、稳态进动成像序列等。

（4）杂合序列:指采集到的 MR 信号有两种以上的回波,通常是自旋回波和梯度回波,包括快速自旋梯度回波序列、平面回波成像序列等。

2. 按序列用途分类　MRI 脉冲序列可分为通用序列和专用序列两大类。通用序列包括自旋回波序列、梯度回波序列等。专用序列是指各种专门用途的扫描序列,如心脏电影成像序列、脂肪抑制序列、水抑制序列、伪影补偿序列等。

3. 按成像速度分类　根据扫描速度,MRI 脉冲序列又可分为快速成像序列和普通成像序列两大类。常规检查所用的脉冲序列可称为普通成像序列。快速成像序列如快速自旋回波序列、快速反转恢复脉冲序列、回波平面成像序列等。快速成像序列与普通成像序列的扫描时间长短是一个相对值,随着 MRI 技术进步,各种序列的扫描速度将会更快。

（二）脉冲序列参数

影响磁共振信号强度的因素是多种多样的,如组织的质子密度、T_1 值、T_2 值、化学位移、液体流动、水分子扩散运动等都将影响其信号强度,如果所有的因素掺杂在一起,通过图像的信号强度分析很难确定到底是何种因素造成的信号强度改变,不利于影像诊断。我们需通过调整脉冲序列参数,来确定何种因素对于组织信号强度及图像的对比起决定性作用。实际上 MRI 图像信号采集时,可以调整的主要参数有射频脉冲、梯度场及信号采集时刻。射频脉冲的调整包括带宽（频率范围）、幅度（强度）、何时施加、持续时间等;梯度场的调整包括梯度场施加方向、梯度场场强、何时施加、持续时间等。

这些MR成像参数决定着MR图像的信噪比、对比度、对比度噪声比、空间分辨力、扫描时间等。每个成像参数改变都会有一个新的脉冲序列的产生。为了更好地理解和应用脉冲序列，要进一步了解这些成像参数的定义及其对图像质量的影响和相关的几个概念。

1. 翻转角 翻转角的大小取决于RF的能量，是由RF的强度和作用时间所决定的。常用的翻转角有90°和180°两种，相应的射频脉冲分别被称为90°和180°脉冲。在快速成像序列中，经常采用小角度激励技术，其翻转角小于90°。用小翻转角激励时，激发后组织纵向弛豫所需要的时间短，系统的恢复较快，因而能够有效提高成像速度。

2. 射频脉冲 射频(radio frequence,RF)脉冲在脉冲序列中施加的时间和能量不同，其发挥的作用也不同。按照其在脉冲序列中发挥的作用可分为三类，分别是激励脉冲、复相位脉冲、反转脉冲。激励脉冲，作用是使成像质子产生磁共振跃迁，并产生MR信号；在SE序列和IR序列中常用90°脉冲，在GRE序列中可用小于或大于90°的脉冲。复相位脉冲，作用是剔除主磁场的不均匀，使质子相位重聚产生SE回波；在产生SE回波的序列中常用180°脉冲，其角度也可小于180°，角度的大小与剔除主磁场不均匀的程度相关，180°时可完全剔除，角度减小剔除不完全。反转脉冲，作用是将宏观磁化矢量翻转到负Z轴上；在反转恢复类脉冲序列中应用180°脉冲。RF脉冲的频率不是唯一的，而是在一定范围内变化，所以RF脉冲的带宽指的是RF脉冲频率的变化范围。RF脉冲的带宽与MRI成像的层厚相关，在层面选择梯度场一定时，带宽越窄，在层厚方向上激励的质子越少，层面越薄；反之，亦然。

3. 重复时间 重复时间(repetition time,TR)是指从第一个RF激励脉冲开始到下一周期同一脉冲出现时所经历的时间间隔；也可定义为脉冲序列执行一遍所需要的时间。TR与信噪比、图像对比度和扫描时间相关，TR越长，SNR越高，T_1对比度越小，扫描时间越长；TR越短，SNR越低，T_1对比度越大，扫描时间越短。

4. 回波时间 回波时间(echo time,TE)是指从第一个RF到回波信号产生所需要的时间间隔。TE在多回波序列中，RF脉冲至第1个回波信号出现的时间称为TE_1，至第2个回波信号的时间叫做TE_2，依此类推。TE与SNR和CNR相关，TE越长，在TE时间内Mxy衰减的越多，剩余的Mxy越少，SNR越低，T_2对比度越大；反之，亦然。

5. 有效回波时间 在快速序列中，一次激励后会产生并采集多个回波。有效回波时间(effective echo time,ETE)是指在最终图像上反映出来的(或与最终图像对比最相关的回波对应的)回波时间，即填充在K空间中央区域的回波对应的回波时间。当相位编码梯度的幅度为零或者在零附近时，所采集信号的回波时间就是ETE。ETE一般位于回波链的中点，如果3个回波ETE分别为30ms、60ms和90ms时，则ETE为60ms。选用不同的ETE将得出不同的图像对比度。

6. 回波链长度 回波链长度(echo train length,ETL)是指快速自旋回波序列每个TR时间内用不同的相位编码来采样的回波数，即在1个TR时间内180°脉冲的个数或一次激励脉冲激发后所产生和采集的回波数目，也称为快速系数。ETL是快速成像序列的专用参数，也称时间因子。对于自旋回波序列，每个TR中仅有一次相位编码，在快速自旋回波序列中，每个TR时间内可进行多次相位编码，使数据收集的速度成倍提高。即ETL越长，所需扫描时间越短。

7. 回波间隔时间 回波间隔时间(echo train spacing,ETS)是指快速自旋回波序列回波链中相邻两个回波之间的时间间隔，亦称回波间隙(echo spacing,ES)。回波链中的ES是一定的，ES越小，整个回波链采集所需的时间越短，可间接加快采集速度，提高图像的信噪比；并且ES越小还可缩小回波之间信号强度的差异，减小图像的模糊。

8. 反转时间 反转时间(inversion time,TI)仅出现在具有180°反转预脉冲的脉冲序列中，是指180°反转脉冲与90°激励脉冲之间的时间间隔。反转恢复脉冲序列的检测对象主要是组

织的 T_1 特性,因此 TI 的长短对信噪比和图像对比度都有很大影响。TI 越长,SNR 越高,T_1 对比度越小;反之,亦然。

9. 激励次数　激励次数(number of excitations,NEX)也称信号平均次数(NSA)或信号采集次数(NA)。它是指每次相位编码时收集信号的次数或指脉冲序列中每一个相位编码步级采集信号的重复次数。NEX 增加有利于减少图像伪影和增加图像信噪比,但同时也增加了扫描时间。NEX 的取值与被检部位的固有信噪比(即质子密度)及脉冲序列的采集速度相关,在快速序列中一般 NEX=1 或 0.5,而在固有信噪比低的部位或普通序列中 NEX 可取值为 2 或 3。

10. K 空间　K 空间(K-space)是指傅里叶变换的频率空间。通常把 K 空间作为原始数据填写空间,在数据采集时,依次将原始数据写入 K 空间,对 K 空间的数据进行一次傅里叶变换就得到所需的图像数据。填充在 K 空间中央区域的 MR 信号主要决定图像的对比,填充 K 空间周边区域的 MR 信号主要决定图像的解剖细节。

11. T_2^* 效应　T_2^* 效应是指在梯度回波序列中,翻转梯度不能剔除主磁场不均匀所致的质子失相位,致使横向弛豫加快,信号的衰减是由于磁场不均匀和质子 T_2 共同作用的结果。亦可认为 T_2^* 效应是受主磁场不均匀干扰后的 T_2 弛豫,即 T_2^* 弛豫。组织的 T_2^* 值仅为 10ms 左右,明显短于 T_2 值的 100~200ms。

12. 饱和现象　饱和现象是指在 RF 作用下低能态的核吸收能量后向高能态跃迁,如果高能态的核不及时回到低能态,低能态的核减少,系统对 RF 能量的吸收减少或完全不吸收,从而导致磁共振信号减小或消失的现象。当质子趋向饱和时,产生的 Mz 趋向于零,RF 激励后产生的 MR 信号将减小或消失。

二、常用脉冲序列及其应用

MRI 检查的目的是为临床提供满足诊断要求、利于解剖定位的灰度图像,不同的脉冲序列就是为这一目的而设计的。一般脉冲序列由五部分组成,即射频脉冲、层面选择梯度场、相位编码梯度场、频率编码梯度场及 MR 信号。脉冲序列组成的后四部分为所有序列所共有的,在序列构成中不再重复。在脉冲序列中 RF 脉冲是 MR 信号的激励源,它的能量由自旋核系统吸收后又以 RF 波的形式释放。梯度脉冲(也称梯度场)的作用主要是空间定位和信号的读取,在某些序列中也参与激励。在脉冲序列中既要对 RF 脉冲和梯度脉冲的顺序进行规定,还要对脉冲参数和时序进行设置,所以脉冲序列的设计极为复杂。不同脉冲序列的幅度、宽度、间隔时间以及施加顺序是有区别的,这些因素将直接影响到信号的产生和空间编码过程。MRI 脉冲序列相当多,在此仅介绍最常用的序列有自旋回波脉冲序列、反转恢复脉冲序列、梯度回波脉冲序列、回波平面成像序列等。

(一)自旋回波脉冲序列

自旋回波(spin echo,SE)脉冲序列是 MR 扫描最基本、最常用的脉冲序列,是 MR 成像的经典序列,其他序列的结构和特点均需要与 SE 序列进行比较。SE 序列的特点就是在 90° 脉冲激发后,利用 180° 复相位脉冲,以剔除主磁场不均匀造成的横向磁化矢量衰减。

1. SE 脉冲序列

(1)序列构成:该序列是由一个 90° 脉冲后随一个 180° 聚焦脉冲组成。90° 脉冲为射频激励脉冲,它为处于主磁场中的成像质子即原子核提供共振能量,使原子核在主磁场中的自旋状态发生改变,当 90° 射频激励脉冲停止后,开始由于自旋原子核具有自旋频率和相位一致性,可释放出部分能量,这就是自由感应衰减。由于主磁场的不均匀和梯度磁场的作用,各质子自旋速率很快失去一致性,每个质子所处的相位也就失去一致性,称失相位,自由感应衰减很快消失。180° 聚焦脉冲为相位重聚脉冲,剔除了主磁场不均匀造成的横向磁化矢量的衰减,使失去相位的质子产生相位重聚而释放能量,这个能量是自旋原子核所释放,称自旋回波,该序列组成

217

称自旋回波序列。

在 SE 脉冲序列中,在 90° 脉冲后可使用一次或两次 180° 相位重聚脉冲,则可以取得一次或两次回波,称为单回波 SE 序列或双回波 SE 序列。单回波 SE 序列在实际工作中常被用于获取 T_1 加权图像;双回波 SE 序列可得到质子密度加权图像和 T_2 加权图像。

(2)临床应用:常规 SE 脉冲序列是临床用途最广泛的标准成像序列,适用于绝大多数行 MRI 检查的病人。T_1WI 适于显示解剖结构,SE 序列多用于获得 T_1WI,是颅脑、骨关节、软组织、脊柱脊髓等部位的常规 T_1WI 序列;其中因为顺磁性对比剂具有缩短 T_1 的增强效应,在 T_1WI 上更易于进行增强前后信号强度变化的比较,所以也是增强检查的常规序列。对于体部特别是腹部,如果患者呼吸均匀可配合呼吸补偿技术,利用 SE 序列获得质量较高的 T_1WI。但对于呼吸不均匀的患者,图像容易产生呼吸运动伪影且 SE 序列采集时间较长,不能利用其进行动态增强扫描,可用 GRE 序列替代 SE 序列作为腹部常规 T_1WI 序列。T_2WI 则更易于显示水肿和液体,而病变组织常含有较多水分,在 T_2WI 上显示为高信号,因而更易于显示病变。PDWI 常可较好地显示出血管结构。

(3)扫描参数:对于被检组织,若 TR 为一定长度,TE 远远小于 T_2 时,T_2 的作用减小,信号强度取决于 T_1 和质子密度;若 TR 远远大于 T_1,这时的信号强度与 T_1 基本无关,而取决于 T_2 和质子密度。如图 6-3-1 示 a、b 两种组织,a 组织的 T_1=200ms、T_2=30ms,b 组织的 T_1=400ms、T_2=60ms。图 A 中 TE 固定为 10ms,在 TR 为 200ms 时,a、b 两种组织间的 T_1 对比度最大,此时反映了两种组织间的 T_1 值的差别;图 B 中 TR 固定为 1000ms,在 TE 为 40~80ms 时,a、b 两种组织间 T_2 对比度最大,此时反映了两种组织间的 T_2 值的差别。

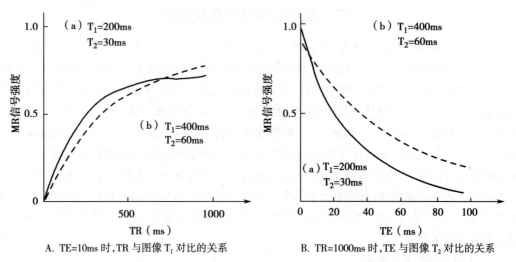

A. TE=10ms 时,TR 与图像 T_1 对比的关系　　B. TR=1000ms 时,TE 与图像 T_2 对比的关系

图 6-3-1　SE 脉冲序列信号强度与 TR、TE 的关系

选择不同的 TR、TE 可获得不同的加权图像(图 6-3-2)。①T_1WI:短 TR,300~600ms;短 TE10~25ms。②T_2WI:长 TR>2000ms;长 TE,60~80ms。③PDWI:长 TR>2000ms;短 TE,10~25ms。

(4)优缺点:SE 脉冲序列可以克服外磁场不均匀造成的许多弊端,对常见的伪影不敏感,尤其是磁敏感伪影。主要优点是图像信噪比高,图像组织对比良好,伪影少,用途广,可获得对显示病变敏感的 T_2WI。主要缺点是扫描时间相对较长,一次激发仅采集一个回波,序列采集时间较长,尤其 T_2WI 时,需较长的 TR,完成扫描常需十几分钟以上;难以进行动态增强扫描;体部 MR 成像时容易产生伪影,为减少伪影,NEX 常需要 2 以上,进一步增加扫描时间。

2. 快速自旋回波脉冲序列　快速自旋回波脉冲序列(fast spin echo,FSE)是在 SE 序列的基础上开发出来的序列,其基本特征与 SE 脉冲序列相同,但扫描时间显著缩短。

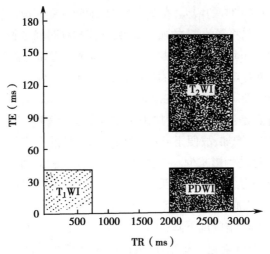

图 6-3-2　SE 脉冲序列 TR、TE 选择对 T₁WI、T₂WI、PDWI 的影响

短 TE,短 TR 产生 T₁WI;长 TE,长 TR 产生 T₂WI;短 TE,长 TR 产生 PDWI

（1）序列构成:该序列是由一个 90° 脉冲、多个 180° 聚焦脉冲组成。FSE 序列在一次 90° RF 后施加多次方向相同的 180° 相位重聚脉冲产生多个自旋回波即形成回波链,回波链中的每个回波的相位编码不同,填充在 K 空间的不同位置。在一个 TR 期间内能完成多条 K 空间线（即自旋回波或 MR 信号）的数据采集,回波链长度越长,MRI 成像时采集成像层面 MR 信号所需 90° RF 激励脉冲重复的次数就越少,采集时间将成比例缩短。在 FSE 脉冲序列中产生的一系列回波,因其 TE 各不相同,信号的成分也不相同。需要选择 ETE,系统将根据所选 ETE 的不同调整每次 180° 脉冲后相位编码梯度的斜度,使 ETE 附近取得的回波最强,将其填充在 K 空间的中央区域对图像的加权起主要作用,而其他 TE 取得的回波则对图像加权不产生重要影响（图 6-3-3）。

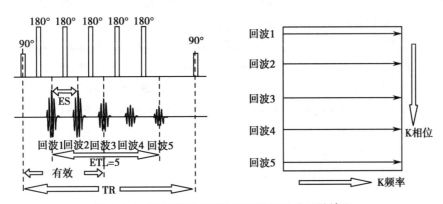

图 6-3-3　FSE 脉冲序列的回波链及 K 空间的填充

在一次 90° 激励脉冲后,连续用 5 个 180° 聚相位脉冲,产生 5 个自旋回波（ETL=5）,每两个回波间的间隔称回波间隙（ES）。回波链（ETL）中的 5 次回波相位不同,分别填充于 K 空间的不同位置上

（2）临床应用:可用于对 T₁ 对比要求不高或对 T₂ 对比要求较高的部位,如颅脑、体部、脊柱、骨关节等。FSE 图像与 SE 图像非常接近,只是在 FSE 的 T₂WI 上脂肪仍显示为高信号,必要时可用脂肪抑制技术进行补偿。此外,FSE 脉冲序列通常不能与呼吸补偿联用,在胸部、腹部检查时图像中伪影增加。应用 FSE 脉冲序列时,获得不同加权像要选择合适 ETL 值,ETL 值越大,扫描时间就越短,但回波次数的增多使得信号成分更加混杂。这种混杂信号成分对 T₂WI 的影响并不显著,因为来自最短 TE 的信号成分与来自最长 TE 的信号成分在图像中互相补偿。但在 T₁WI 和 PDWI 上,ETL 过大,将产生过多的 T₂ 加权成分,是图像中信号加权混乱,因此一般选择

较小的 ETL 值。此外,随着 ETL 的增大,在每一个 TR 期间内能完成的扫描层数则减少,如为增加扫描层数而延长 TR 时,又将影响 T_1 的加权效果,并使扫描时间延长。FSE 和 SE 序列均可选用很长的 TE 获取重 T_2WI,可用于 MR 胆胰管造影、诊断血管瘤和囊肿等。

（3）扫描参数:① T_1WI:短 TE,<20ms;短 TR,300~600ms;ETL 2~6。② T_2WI:长 TE,100ms;长 TR,4000ms;ETL 8~20。③ PDWI:短 TE,20ms;长 TR,2500ms;回波链长 8~12。

（4）优缺点:主要优点是:①成像速度加快,扫描时间显著缩短,因而便于使用大矩阵、增加 NEX;②序列使 T_2 信号成分增加,故便于显示病变;③对磁场的不均匀性不敏感,磁敏感伪影减小;④自主性运动产生的运动伪影减少。主要缺点是:①流动和运动伪影增加,主要表现在胸腹部检查时(因不能与呼吸补偿技术联用所致);②在 T_2WI 上脂肪信号高而难与水肿等鉴别,且回波链越长,回波间隙越小,脂肪信号强度增加越明显;③快速系数大时信号成分复杂,且回波信号的幅度不同导致图像模糊、清晰度下降;④磁敏感效应降低,不利于一些能够增加磁场不均匀的病变(如出血等)的检出;⑤能量沉积增加,因使用多个 180° 脉冲而引起人体能量的累积,特殊吸收率(SAR)增加,可引起体温升高等不良反应。

（二）反转恢复脉冲序列

反转恢复脉冲序列(inversion recovery,IR)指一类具有 180° 反转预脉冲的序列,包括普通 IR 脉冲序列、短 TI 反转恢复脉冲序列(short TI inversion recovery,STIR)、液体衰减反转恢复脉冲序列(fluid attenuated inversion recovery,FLAIR)、快速反转恢复脉冲序列(fast inversion recovery,FIR)等。

1. IR 脉冲序列

（1）序列构成:IR 脉冲序列构成是由一个 180° 反转脉冲、一个 90° 激励脉冲、一个 180° 聚焦脉冲组成。180° 反转脉冲使宏观磁化矢量反转 180°,经过 TI 时间后施加 90° 射频激励脉冲使已恢复的纵向磁化矢量偏转为横向磁化矢量,之后再施加 180° 聚焦脉冲,取得 SE 回波,实际上就是在 SE 序列前施加一个 180° 反转预脉冲。由于 180° 反转脉冲后组织纵向弛豫过程延长(即从 -Mz 向 Mz 弛豫),组织间的纵向弛豫差别加大,T_1 对比增加,相当于 90° 脉冲的 2 倍左右;IR 脉冲序列中 T_1 对比和权重不是由 TR 而是由 TI 决定的。

（2）临床应用:IR 脉冲序列主要用于获取重 T_1WI,以显示解剖。IR 脉冲序列还可用于增强检查中,使顺磁性对比剂的短 T_1 效果更明显。在 IR 序列中,使用了长 TE,使长 T_2 病变显示为高信号,产生的图像不仅解剖结构清晰且能较好的显示病变,这种图像称为病理加权像。

（3）扫描参数:①重 T_1WI:中等 TI,400~800ms,短 TE,10~30ms;② PDWI:长 TI,1800ms,短 TE,10~20ms;③病理加权像:中等 TI,400~800ms,长 TE,70ms。每个序列的 TR 均在 2000ms 以上,因而 IR 脉冲序列平均扫描时间都在数分钟。

（4）优缺点:IR 脉冲序列的优点是 T_1 对比效果好,SNR 高;缺点是采集时间较长,扫描层面较少。

2. STIR 脉冲序列

（1）序列构成:STIR 脉冲序列又称脂肪抑制序列,构成同 IR 序列,是 IR 序列的一种改进类型,只是选择了特殊的 TI 值。当 TI 值等于 0.693 倍的脂肪 T_1 值时,脂肪质子的纵向磁化矢量等于零,施加 90° 脉冲后脂肪质子无横向磁化而无信号产生。

（2）临床应用:STIR 可用于 T_1WI 中抑制脂肪的短 T_1 信号,即脂肪抑制,由于组织的 T_1 值具有场强依赖性,TI 值在不同场强的 MRI 设备上是不一样的(表 6-3-2)。在 T_1WI 中短 T_1 信号可来源于脂肪、亚急性期血肿、富含蛋白质的液体及其他顺磁性物质,STIR 可使含脂肪的结构信号明显减低,从而鉴别出脂肪成分,使与脂肪相邻的其他短 T_1 组织显示更清楚。该序列不应用于增强检查,因为顺磁性对比剂的短 T_1 效应如果使被增强的组织结构的 T_1 值与脂肪的 T_1 值接近时,也可能被抑制掉。

表 6-3-2　不同场强时 STIR 脉冲序列的 TI 值

MRI 设备场强（T）	TI 值（ms）
1.5	140~175
1.0	125~140
0.5	85~120
0.2	60~80

（3）扫描参数：以 1.5T 的设备为例。短 TI，150~175ms；短 TE，10~30ms；长 TR，2000ms 以上。

3. FLAIR 脉冲序列

（1）序列特征及应用：FLAIR 脉冲序列又称水抑制序列，构成同 STIR 序列，亦是选择了特殊的 TI 值。当 TI 值等于 0.693 倍的水的 T_1 值时，使脑脊液信号被抑制，机制与 STIR 中脂肪被抑制类似。不同的是 FLAIR 用于 T_2WI 和 PDWI 中抑制脑脊液的信号，使与脑脊液间隙如脑沟或脑室相邻的脑质内信号长 T_2 信号病变显示得更清楚，在中枢神经系统检查中应用价值较大。

（2）扫描参数：以 1.5T 的设备为例。长 TI，2100~2500ms，短 TE/ 长 TE，长 TR，6000ms 以上。

4. FIR 脉冲序列

（1）序列构成：FIR 脉冲序列也称反转恢复快速自旋回波（IR-FSE）。是由一个 180° 反转预脉冲、一个 90° RF 激励脉冲、多个 180° 聚焦脉冲构成（图 6-3-4）。可以理解为 180° 反转预脉冲后随一个 FSE 序列构成。由于 FIR 序列中有回波链的存在，与 IR 相比，成像速度大大加快了，相当于 FSE 与 SE 序列的成像速度差别。

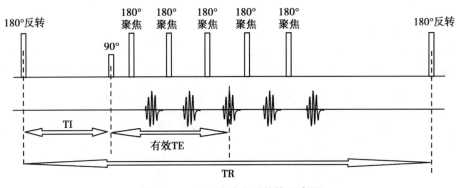

图 6-3-4　FIR 脉冲序列结构示意图

FIR 序列先施加一个反转脉冲，在适当时刻（TI）再施加一个脉冲，之后利用多个聚焦脉冲（即复相位脉冲）采集多个回波，形成回波链（如图中 ETL=5）。

（2）临床应用：由于 FIR 序列的扫描速度快，可用于获得脑灰质的重 T_1WI，T_1 对比虽不及 IR T_1WI 序列，但优于 SE T_1WI 序列或 FSE T_1WI 序列。低场强 MRI 仪利用 STIR 技术进行脂肪抑制时，脑部、脊髓 T_2WI 上为了鉴别靠近脑脊液的小病变进行水抑制时，均可采用 FIR 序列来完成，亦可采用反转恢复单次激发 FSE（IR-SS-FSE）序列来完成。

（3）扫描参数：以 1.5T 的设备为例：①重 T_1WI，中等 TI，400~800ms，ETL=4~8，TR，2000ms 以上；② STIR T_1WI，短 TI，150~175ms，TR，2000ms 以上，ETL=4~8；③ FLAIR T_2WI，长 TI，2100~2500ms，ETL=8~20，长 TR，6000ms 以上。

（4）FIR 序列的优缺点：优点是成像速度明显加快，T_1 对比大，可选择不同的 TI 值选择性抑制脂肪和水的信号；缺点是其 T_1 对比不如 IR 序列，图像模糊。

（三）梯度回波脉冲序列

梯度回波脉冲序列（gradient recalled echo，GRE，GE）是指采集梯度回波（GRE）的一类脉冲序列,包括常规 GRE 脉冲序列、扰相 GRE 脉冲序列、聚相 GRE 脉冲序列等。

1. 常规 GRE 序列

(1)序列构成:该序列是由一次小于 90° 的小角度(或稍大于 90°,但不使用 90°)RF 和读出梯度的翻转构成。采集的 GRE 回波,是由读出梯度场方向的翻转或切换使得质子相位重聚而产生的,其回波信号幅度的变化过程类同于 SE 回波,由最小逐渐增至最大又逐渐减小。不同于 SE 序列,GRE 脉冲序列使用了小角度 RF 脉冲激励,并用翻转梯度取代了 180° 聚焦脉冲进行相位重聚,使得 MR 信号的产生及采集所需时间明显缩短,扫描速度明显快于 SE、IR 序列。但由于未使用 180° 复相位脉冲剔除主磁场的不均匀,读出梯度翻转产生的相位重聚仅能补偿梯度场引起的失相位,使得质子呈现 T_2^* 弛豫(或 T_2^* 效应),因而只能获得自由衰减信号(free induction decay signal,FID),即 T_2^* 信号。

(2)临床应用:常规 GE 脉冲序列可用于快速屏气下腹部扫描、动态增强扫描、血管成像、关节病变等检查。

(3)扫描参数:GRE 脉冲序列中,翻转角度(θ)、TR 决定 T_1 加权程度,θ 增大,TR 减小,T_1 权重增加;TE 决定 T_2^* 加权程度,TE 增大,T_2^* 权重增加(表 6-3-3);设置不同的扫描参数,可分别获取 T_1WI、T_2^*WI、PDWI(表 6-3-4)。① T_1WI:大翻转角 50°~80°,短 TE,5~10ms,短 TR,100~200ms;② T_2^*WI:小翻转角 10°~30°,长 TE,15~40ms,短 TR,200~500ms;③ PDWI:小翻转角 10°~30°,短 TE,5~10ms,短 TR,200~500ms。

表 6-3-3　常用脉冲序列中影响图像对比度的因素比较

序列	T_1 对比	T_2 对比	T_2^* 对比
SE 序列	TR	TE	/
IR 序列	TI	TE	/
GRE 序列	θ、TR	/	TE

表 6-3-4　常用脉冲序列中不同加权像的参数设置比较

序列	PDWI	T_1WI/ 重 T_1WI	T_2WI/ 病理加权 /T_2^*WI
SE 序列	长 TR、短 TE	短 TR、短 TE	长 TR、长 TE
IR 序列	长 TI、短 TE	中等 TI、短 TE	中等 TI、长 TE
GRE 序列	小 θ、短 TR、短 TE	大 θ、短 TR、短 TE	小 θ、短 TR、长 TE

(4)优缺点:由于 GRE 序列使用小角度 RF 脉冲激励,采集的是 T_2^* 信号,其优点是 GRE 序列采集速度快;比 SE、FSE 有更高的磁敏感性,对出血病变比较敏感;血流呈现高信号。缺点是固有信噪比较低,易产生伪影如磁化率伪影。

2. 扰相 GRE 脉冲序列　常规 GRE 序列的 TR 明显大于组织的 T_2 值,在下一次小角度脉冲激发前,组织的横向弛豫已经完成。当 TR 小于组织的 T_2 值时(或不能满足 TR>>T_2^* 值时),在下一次小角度脉冲激发前,上一次小角度脉冲激发产生的横向磁化矢量尚未完全衰减,这种残余的横向磁化矢量将对下一次小角度脉冲激发产生的横向磁化矢量有影响,主要表现为带状伪影,且组织的 T_2 值越大、TR 越短、激发角度越大,带状伪影越明显。扰相位 GRE 脉冲序列就是要在下一次小角度脉冲激发前,对质子的相位进行干扰,加速质子的失相位,从而消除残留的横向磁化矢量,消除带状伪影。扰相的方法有两种:①梯度破坏:又称梯度扰相,是常用的一种扰相方法;② RF 破坏:又称 RF 扰相。

(1)序列构成:扰相 GRE 脉冲序列的构成类同于常规 GRE 序列,只是在下一次小角度 RF

脉冲激发前增加一个扰相因素(图6-3-5)。梯度扰相时,在层面选择、相位编码和频率编码三个方向上施加扰相梯度场,造成人为的磁场不均匀,其可使剩余的横向磁化矢量弛豫加速,去除剩余的横向磁化矢量。RF扰相时,施加任意的RF脉冲,其相位在每个发射、接受周期都发生变化,彻底扰乱剩余横向磁化矢量的相位,达到去除剩余横向磁化矢量的目的。施加绕相位梯度场或扰相位射频脉冲的梯度回波序列称为扰相GRE脉冲序列。

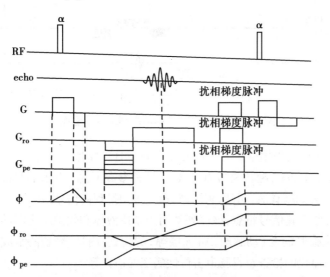

图 6-3-5 扰相位 GRE 脉冲序列(梯度扰相)结构示意图

频率编码(读出)梯度反转采集信号后,剩余横向磁化矢量被层面选择、相位编码、频率编码三个方向上的扰相梯度去相位,使它不影响下一次 RF 激励,序列获取的是 FID 信号

(2)临床应用:可用于快速屏气下腹部二维或三维扫描,动态增强扫描,二维或三维血管成像,心脏成像及脊柱和骨关节病变的检查。

(3)扫描参数:扰相GRE序列一般得到T_1WI、T_2^*WI。对于1.5T设备,①T_1WI,大翻转角10°~45°,尽量短的 TE,1~10ms,短 TR,5~15ms;②T_2^*WI:小翻转角 10°~30°,长 TE,15~40ms,短 TR,200~500ms。

(4)优缺点:由于 TR 时间缩短了,扰相 GRE 脉冲序列的扫描速度比常规 GRE 序列更快,其他优缺点同常规 GRE 脉冲序列。

3. 聚相 GRE 脉冲序列 对于前一个回波信号采集后残留的横向磁化矢量,除了用扰相去除之外,还可以利用这种残留的横向磁化矢量。在空间编码梯度场施加后,于层面选择、相位编码、频率编码三个方向上各施加一个与相应空间编码梯度场大小相同方向相反的梯度场即聚相位梯度场,那么空间编码梯度场造成的失相位将被剔除,并发生相位重聚。这样残留的横向磁化矢量就可以最大限度的保留,并与下一次 RF 脉冲激励产生的回波一并采集。为了保证采集信号强度的一致性,在下一次小角度 RF 脉冲激励前,组织残留横向磁化矢量和宏观纵向磁化矢量应保持稳定,即达到横向稳态和纵向稳态,如真稳态进动快速成像序列(true fast imaging with stead-state precession,True FISP)。True FISP 是近年来推出的新序列,是聚相位 GRE 脉冲序列中常用的一种,下面将作以介绍。

(1)序列构成:其构成类同于常规 GRE 序列,只是在下一次小角度 RF 脉冲激发前在层面选择、相位编码、频率编码三个方向上施加了聚相位梯度场(图6-3-6),使编码梯度场造成的质子群失相位得到纠正,在纵向和横向上均达到了真正的稳态。西门子公司称之为 True FISP 序列,GE 公司称之为 FIESTA(fast imaging employing steady state acquisition),飞利浦公司称之为 B-FFE(balance fast field echo)。

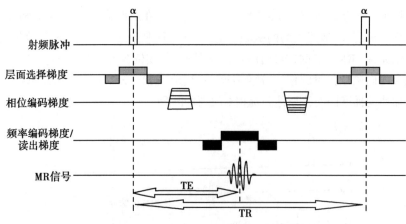

图 6-3-6　True FISP 脉冲序列结构示意图

（2）扫描参数:该序列采用很短的 TR、很短的 TE 和较大的激发角。如在新型 1.5T 设备中,TR 常小于 5ms,TE 小于 2ms,翻转角为 40°~70°。这种参数下,组织的信号性质取决于其 T_2^*/T_1,因此 T_2^* 值较长的成分如脑脊液、胆汁、胃肠液、血液等均呈现高信号。

（3）临床应用:鉴于其信号特点,该序列常用于制造液体和软组织之间的对比,如用于心脏成像、冠脉成像及大血管病变(动脉瘤、Ao 夹层等)的检查,内耳、脊髓的水成像,肝胆胰脾病变中胆道梗阻、门静脉血栓的检查及胃肠道占位性病变的检查等。

（4）优缺点:其优点是成像速度快,单层图像采集时间在 1 秒以内,没有明显的运动伪影;液体与软组织间形成较好对比。缺点是软组织间对比差,不利于脏器实性病变检出;容易出现磁化率伪影。

（四）回波平面成像序列

回波平面成像序列(echo planar imaging,EPI),是指准备脉冲作用后,依赖高性能梯度线圈采用 EPI 技术采集回波信号的一类脉冲序列,其构成可认为是准备脉冲加 EPI 技术。是目前采集 MR 信号最快的一类脉冲序列,利用单次激发 EPI 序列可在数十毫秒内完成一幅 MRI 图像的采集。

1. EPI 技术　EPI 技术是一种 MR 信号采集方式,是在梯度回波的基础上发展而来的。在准备脉冲作用后,可利用读出梯度场的连续正反向切换,每次切换产生一个 GRE 回波,因而 EPI 技术将采集一个梯度回波链(图 6-3-7A)。由于读出梯度场的连续正反向切换,采集的是一串正向和反向相间的 GRE 回波,其回波信号在 K 空间中填充方式不同于一般的 SE、IR 或 GRE 序列为迂回式填充(图 6-3-7B)。这种 K 空间迂回填充轨迹需要相位编码梯度场与读出梯度的相互配合,相位编码梯度场在每个回波采集结束后施加,其持续时间的中点正好与读出梯度切换过零点时重叠。

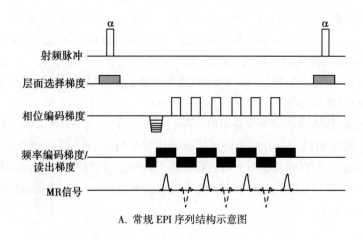

A. 常规 EPI 序列结构示意图

224

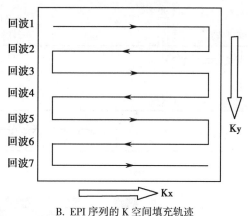

B. EPI 序列的 K 空间填充轨迹

图 6-3-7　常规 EPI 的序列结构及 K 空间填充轨迹

2. EPI 序列的分类

（1）按射频脉冲激发的次数分类：按照一幅图像需要进行射频脉冲激发的次数，EPI 序列可分为：①多次激发 EPI 序列（multishot EPI，MS-EPI）：指一次射频脉冲激发后利用读出梯度连续切换采集多个 GRE 回波，填充了 K 空间的多条相位编码线，需要多次射频脉冲激发和相应次数的 EPI 采集及数据迂回填充才能完成整个 K 空间的填充。MS-EPI 需要进行的激励次数取决于 K 空间相位编码步级数和 ETL。②单次激发 EPI 序列（single shot EPI，SS-EPI）：指在一次射频脉冲激发后采集了填充 K 空间的所有数据。MS-EPI 与 SS-EPI 相比，后者成像速度更快，但后者由于 ETL 相对较短，其图像质量更优，SNR 更高，伪影更少。

（2）按 EPI 准备脉冲分类：EPI 序列的加权方式、权重和用途都与其准备脉冲密切相关，按准备脉冲方式可将 EPI 序列分为：①梯度回波 EPI（GRE-EPI）序列：最基本的 EPI 序列，即是在 90° 脉冲后利用 EPI 技术采集梯度回波链，通常采用 SS-EPI 方法采集得到 T_2^*WI 图像。②自旋回波 EPI 序列（SE-EPI）（图 6-3-8）：准备脉冲为 90° 脉冲和 180° 脉冲，利用 EPI 技术将采集到一个 GRE 回波链和一个 SE 回波，将 SE 回波填充 K 空间中央区域，可用作 T_2WI 或 DWI 序列。③反转恢复 EPI 序列（IR-EPI）：是指施加 180° 反转预脉冲的 EPI 序列。其又可以分为两种，一种是在 GRE-EPI 序列前施加 180° 反转预脉冲（图 6-3-9），常采用多次激励用作超快速 T_1WI 序列；另一种是 SE-EPI 序列前施加 180° 反转预脉冲，序列可采用单次或多次激励，可作为 FLAIR 或 DWI 序列。

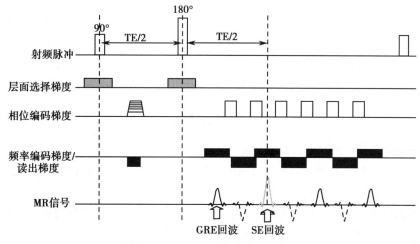

图 6-3-8　SE-EPI 序列结构示意图

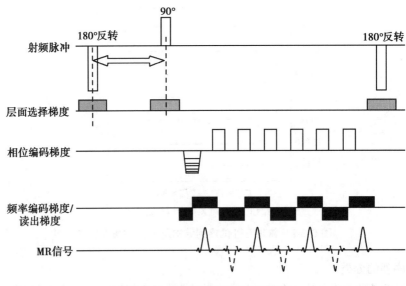

图 6-3-9　IR-EPI 序列结构示意图

3. EPI 序列的临床应用　EPI 序列可用于脑部成像、心脏成像、腹部成像；还可进行功能成像，如弥散加权成像（diffusion weighted imaging，DWI）、灌注加权成像（perfusion weighted imaging，PWI）及磁共振功能成像（functional MRI，fMRI）；还可用于实时 MRI（real time，MRI）、介入 MRI（interventional，MRI）。

4. EPI 序列的优缺点　EPI 序列的最大优点是扫描速度快，扫描时间大大缩短，可最大限度地去除运动性伪影，图像质量高。缺点是有高度的磁敏感性伪影，对主磁场的均匀性要求高；有化学位移伪影，需要扫描时对水或脂肪信号的抑制；对设备要求很高，例如对梯度系统上升速度、梯度切换率等均有严格要求，使设备成本提高。

（张　多）

第四节　MRI 对比剂及其应用

对比剂（contrast media 或 contrast agents）是指能通过某种途径引入机体后，能使某器官或组织的图像与其周围结构或组织的图像产生差别的物质。虽然常规磁共振成像就对病变较为敏感，但因正常组织与病变组织的弛豫时间有较大的重叠，所以常规 MR 平扫提供的疾病的信息是有限的，而对比剂的应用因能特异或非特异的改变组织的弛豫时间和组织的信号强度，这将有助于病变的早期诊断、小病灶的检出和对疾病的定性诊断。磁共振对比剂在对发现平扫未显示的病变、肿瘤的鉴别、明确病灶范围、术后病人的监测以及血管病变的显示等方面发挥着不可或缺的作用。

一、分类及其应用

（一）根据细胞内、外分布分类

1. 细胞外对比剂　细胞外对比剂目前应用最早、最为广泛。它在体内非特异性分布，可在血管内或细胞外间隙自由通过。

2. 细胞内对比剂　以一些细胞作为目标靶来分布。如网织内皮系统对比剂和肝细胞对比剂。此类对比剂注入静脉后，立即从血中廓清并与相关组织结合。

（二）根据磁敏感性的不同分类

物质在磁场中产生磁性的过程称为磁化。不同物质在单位磁场中产生磁化的能力称为磁敏感性(也称磁化率),用磁化强度表示。根据物质磁敏感性的不同,MRI对比剂可分为抗磁性对比剂、顺磁性对比剂、超顺磁性对比剂和铁磁性对比剂。

1. 顺磁性对比剂　顺磁性对比剂中顺磁性金属原子的核外电子不成对,故磁化率较高,在磁场中具有磁性,而在磁场外则磁性消失。如镧系元素钆、锰、铁等均为顺磁性金属元素,其化合物溶于水时,呈顺磁性。

顺磁性对比剂浓度低时,主要使 T_1 缩短,MR信号增高;浓度高时,主要使 T_2 缩短,超过 T_1 效应,MR信号降低。通常用 T_1 效应作为 T_1 加权像中的阳性对比剂。

2. 超顺磁性对比剂　超顺磁性对比剂是指由磁化强度介于顺磁性和铁磁性之间的各种磁性微粒或晶体组成的对比剂。其磁化速度比顺磁性物质快,在外加磁场不存在时,其磁性消失,如超顺磁性氧化铁(superparamagnetic iron oxide,SPIO)。

3. 铁磁性对比剂　铁磁性对比剂为铁磁性物质组成的一组紧密排列的原子或晶体(如铁-钴合金)。这种物质在一次磁化后,无外加磁场下也会显示磁性。

(三)根据对比剂特异性的不同分类

此类对比剂可被体内的某种组织吸收、并在其结构中停留较长时间。此类对比剂目前有肝特异性对比剂、血池对比剂、淋巴结对比剂和其他特异性对比剂四类。

1. 肝特异性对比剂　分为由单核-吞噬细胞系统(MPS)和肝细胞摄取(Gd-EOB-DTPA)两种。

2. 血池对比剂　主要用于MR血管造影、心肌缺血时心肌生存率的评价。

3. 淋巴结对比剂　用于观察淋巴结的改变。

4. 其他特异性对比剂　如胰腺、肾上腺对比剂等。

(四)传统磁共振对比剂的应用

1. Gd-DTPA　Gd-DTPA(gadoppentetate dimeglumine,Magnevist,磁显葡胺,马根维显)作为第一种MRI对比剂也是目前应用最广泛的MRI对比剂,它由德国Schering AG公司于1982年制备成功,在1983年首先应用于临床。其主要成分钆为顺磁性很强的金属离子-钆,能显著缩短周围组织弛豫时间。有助于对小病灶及弱强化的病灶的检出。在药代动力学方面,其分布没有专一性,集中于血液和细胞外液中不进入有毛细血管屏障的组织,如脑、脊髓、眼及睾丸。在体内较稳定。过敏反应少见,因此副作用较少。具文献报道其最常见的副作用为轻、中度头痛,但对有癫痫大发作史者有诱发的可能性。对过敏体质、支气管哮喘及其他过敏性疾病者仍应注意预防过敏反应。动物实验发现其能通过胎盘引起胚胎发育稍迟缓(但无明显致畸效应),同时在人体乳汁中也有分布,因此孕妇及哺乳期妇女慎用。

2. Gd-DOTA　Gd-DOTA(gadoterate meglumine,Dotarem)由法国Guerbet生产,其理化性质基本与Gd-DTPA相似。

3. Omniscan　Omniscan(gadodiamide,Gd-DTPA-BMA)由挪威奈科明公司生产,较Gd-DTPA主要特点为渗透压是低,虽副作用较小,但孕妇及哺乳期妇女应慎用,哺乳期妇女应停止哺乳24小时。

4. Gd HP-D03A　Gd HP-D03A(gadoteridol,ProHance)由意大利Bracco公司生产。其主要特点亦为渗透压低。胎儿及2岁以下儿童应慎用。

5. Gadobutrol　Gadobutrol(Gd D03A-butro1)由德国先灵公司生产的低渗透压对比剂。

6. 氧化铁胶体注射液　氧化铁胶体注射液(AMI-25,Feridex IV,Ferumoxide,Endorem)为一种氧化铁胶体水溶液,由葡聚糖包裹氧化铁晶体而成,静脉注射后迅速被网状内皮细胞吞噬,从而在含吞噬细胞的组织内阴性强化,注射后1小时主要聚集于肝脏,其次为脾脏。但肝脏的增强峰值时间为注射后2小时,脾脏为4小时。一般用 T_2 加权成像。无严重副作用但不宜快速团注。

7. SHU-555A　SHU-555A(Resovist)由德国先灵公司生产,其包裹物为碳合葡聚糖。它较AMI-25进一步提高了安全性,因此可以快速团注。主要用于肝脾脏的增强,还可用于灌注成像及磁共振血管造影。

8. AMI-227　AMI-227（Ferumoxtran，Sinerem，Combidex）是超小型氧化铁胶体的一种，由法国 Guerbe 公司和美国 Advanced Ma6netics 公司分别生产。它能被淋巴结及骨髓等部位的吞噬细胞吞噬。由于其半衰期较长加之 T_1 弛豫效率较高，注射后早期可用于磁共振血管造影、后期则可用于单核 - 吞噬细胞系统的造影，尤其是淋巴结的造影，所需剂量与造影序列有关（快速自选回波剂量较高，梯度回波剂量较低）。

以上介绍的八种均为磁共振血管内对比剂。

9. 胃肠道磁共振对比剂　良好的 MRI 对比剂必须无毒、对胃肠黏膜无刺激性、能耐酸碱和消化酶的作用，目前较成熟的对比剂主要是阴性造影剂，如超顺磁性氧化铁和全氟溴辛烷。而胃肠道造影剂阳性造影剂缺点较多，目前应用于临床的胃肠造影为：① AMI-121（Lumirem、Gastromark）由法国 Guerbet 公司和美国 Advanced Magnetics 公司分别生产；② OMP（abdoscan）由内挪威奈科明公司生产；其他此类氧化铁混悬剂对比剂如 WIN39996 等，尚在研究开发中。

二、不良反应预防及处理

虽然 MRI 对比剂不良反应的发生率要低于 X 线用非离子型碘对比剂，但也应引起重视。

（一）MRI 对比剂不良反应的产生机制

对比剂的各种不良反应产生机制主要是物理作用、化学作用和过敏性反应等三种。

1. 物理作用　物理作用是由药物的高渗透压造成的。高渗透压可造成血管、红细胞和肾脏的损害，这一作用与对比剂的用量存在相关性。

2. 化学作用　化学作用是由药物的化学合成的形式产生的。临床用于治疗的药物在合成时要尽量保持其生理活性，降低不良反应。而对比剂应在化学合成时应尽量使生理活性降低以至消失。

3. 过敏反应　过敏反应是指在对比剂使用时出现的各种过敏样反应。但无确切的证据证明对比剂可导致抗原抗体反应，可能与药物的纯度有关。

（二）不良反应的种类和发生率

MRI 对比剂的不良反应主要表现为皮肤症状、消化道症状、中枢神经症状等。文献报道血管内离子型 MRI 对比剂不良反应的发生率约为 1.31%，非离子型约为 0.80%；口服的对比剂约为 0.75%。不良反应的发生率明显低于非离子型碘对比剂。

（三）不良反应的预防

不良反应的预防包括给药前、给药时和给药后。

1. 给药前　应详细了解病人的一般情况，特别是对比剂不良反应发生的危险因素，包括：小儿、老年人、糖尿病病人、心脏疾患病人、肾脏疾患病人、既往发生过对比剂不良反应的病人、既往有过敏史的病人、有焦虑症的病人。

对一般状况极度衰竭、支气管哮喘、重度肝、肾功能障碍的病人原则上禁用。对家族是过敏体质、曾经出现其他药物过敏、有痉挛发作史、老年病人应慎用。

2. 给药时　对比剂注入时要密切观察病人的一般情况。不良反应的初期症状可以有恶心、呕吐、瘙痒、鼻塞、打喷嚏、流泪、皮肤红斑、荨麻疹、颜面水肿、全身不适等。当出现上述症状时注意给药量和注入速度，必要时可停止给药。

3. 给药后　检查结束，应了解病人情况。对引起较严重不良反应的病人，要给予继续观察和必要的治疗。

另据文献报道 Gd 类对比剂与肾源性皮肤病的发生有相关性，肾功能不全患者应慎用。

（张　晨）

第五节　伪影补偿技术

一、流动现象及补偿技术

血管内血液和身体内其他的流动质子与周围处于静止状态的质子相比,在 MRI 上表现出不同的信号特征,前者产生流动现象(flow phenomenon)和流动运动伪影(flow motion artifact)。

(一)流动现象

血液和脑脊液的流动状态在 MRI 检查中产生的时间飞跃现象、进入现象、体素内失相位等效应,统称为流动现象。

1. 时间飞跃现象　当血流方向垂直或接近垂直于扫描层面时,流动的质子在成像层面内没有同时受到 RF 激励脉冲和相位重聚因素的双重作用,信号采集时,血管腔内的质子没有产生 MR 信号即信号缺失,在影像上表现为黑色,这种现象称为时间飞跃(time of flight,TOF)现象(图 6-5-1),亦称之为流空效应。流空效应与成像序列及其参数设置相关。

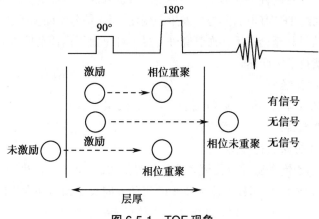

图 6-5-1　TOF 现象

(1)在 SE 序列中:90° RF 激励脉冲与 180° 复相位脉冲均有层面选择性。90° 激励脉冲作用后,层面内的流动质子与静止组织同时被激发,当施加 180° 复相位脉冲时(TE/2),层面内被激发的静止组织受到相位重聚作用而产生回波;而被激励的流动质子在 TE/2 时间内已经离开成像层面,没有受到 180° 复相位脉冲的作用,不产生回波;而在 TE/2 时间内新流入成像层面的流动质子没有受到 90° 激励脉冲的激发,仅受到 180° 复相位脉冲的作用也不能产生回波。所以在 SE 序列中,垂直于成像层面的血管腔内没有 MR 信号,表现为流空效应,并且血流流速越快、TE 越长、成像层面厚度越薄时,流空效应越显著;反之,则越不显著。

(2)在 GRE 序列中:激励脉冲具有层面选择性,而相位重聚梯度则是施加于全身而不具有层面选择性。因此只要流动质子在成像层面内受到激励,不论其流动后的位置如何都将经历相位重聚的过程,并产生 MR 信号。因此在 GRE 序列中流动质子不表现为 TOF 现象,而表现为进入现象。

2. 进入现象　当血流方向垂直或接近垂直于扫描层面,成像层面内的静止质子,如受到 RF 脉冲的反复激励将趋于饱和,信号变弱;而垂直流入成像层面内不曾受到激励的"新鲜"质子,在成像层面内受到激励并经历相位重聚后,则可产生比周围静止质子信号强度更高的信号,并在进入一组成像层面的第一层时最显著,这种现象称为进入现象(entry phenomenon)或流动相关增强(flow-related enhancement)。

流入现象往往出现在梯度回波序列采集时,该效应的显著程度与流动质子受到的激励次数相关。受激励次数越多,流动质子就与周围静止组织类同并接近于饱和,流入相关增强就越不明显。因此长TR、薄层面、快流速、流动方向与层面选择方向相反时,流动质子受激励的次数越少,流动相关增强就越显著;反之,则越不显著。如腹部GRE序列 T_1WI横断面影像上,血流上游方向第一层腹主动脉血流信号最高,层面越往下,血流信号逐渐减弱。

3. 体素内失相位 流动的质子沿梯度场方向流动时,流动质子经历的梯度场不同,依流动方向与梯度方向之间的关系,其进动频率将增加或减低;流速不等,进动频率增加或减低的程度也不尽相同。成像层面中的同一体素内如同时含有流动质子和静止质子或流动质子间速度、方向不一致时,体素内质子间将出现相位差即体素内质子失相位,体素信号减低,这种现象称之为体素内失相位。体素内失相位的具体原因有以下几种:①扫描层面内质子群位置移动造成的体素内失相位;②层流流速差别造成的体素内失相位;③层流引起分子旋转造成的体素内失相位;④湍流造成的体素内失相位。

由速度稳定、流向一致的层流引起的体素内失相位是可以补偿的,而由流速变化、流向不一致的湍流所致的体素内失相位则不能补偿。

（二）流动运动伪影

流动运动伪影主要有两种表现形式。一种是斜行进入成像层面的流动质子,在受到脉冲激励后至信号采集之间的TE时间内,其位置发生了变化,引起信号空间编码错位。当TE很长时,血管内流动质子的信号甚至会显示在血管腔外。另一种是血管内搏动性血流引起的血管重影,将在运动伪影的补偿技术中详述。

（三）流动现象的补偿

由于流动现象的存在,是流动质子的信号强度高低相差很大,并可产生伪影直接影响图像质量,给诊断带来困难,特别对评估血管开放状态、有无血栓等造成困难。为了克服流动现象带来不利影响,常用以下方法进行补偿。

1. 预饱和 使用预饱和脉冲可使流动质子信号缺失,从而最大限度地减少流动效应的影响。为了达到预饱和效果,应当根据流动质子的流动方向决定预饱和容积的位置。对FOV内产生伪影的结构进行预饱和,也可以减小流动运动伪影所致的空间编码错位。

2. 梯度磁矩相位重聚(gradient moment rephasing) 用于补偿沿某一梯度场流动的质子引起的体素内失相位。方法是通过层面选择梯度和(或)读出梯度的极性变化作为补偿梯度,使流动质子的相位变化归零而相位重聚,即同一体素内流动质子与静止质子相位相同,体素信号强度增高。梯度磁矩相位重聚的补偿作用对慢速层流最有效,常用于 T_2WI和 T_2^*WI序列中。由于搏动,动脉血流速度不如静脉血流稳定,因而静脉血流的补偿效果较好。梯度磁矩相位重聚对湍流、垂直进入成像层面的快速血流补偿效果差。

3. 偶数回波相位重聚 是基于激励脉冲作用后相位变化的规律性,通过调整TE获取偶数回波,减少层流所致的体素内失相位。质子在接受激励后经历失相位和相位重聚周期性交替变化过程,失相位与相位重聚所需的时间相等。如利用SE序列进行多回波成像时(如TE分别选择在20ms,40ms,60ms,80ms),在奇数回波图像上(TE为20ms,60ms)血流表现为低信号;而在偶数回波图像上(TE为40ms,80ms)血流呈现高信号。目前偶数回波相位重聚主要用于FSE T_2WI中减少体素内失相位引起的信号丧失。

二、伪影及补偿技术

伪影是指MRI图像上出现了一些与实际解剖结构不相符的MR信号,可表现为图像变形、重叠、缺失、模糊等。与其他医学影像检查技术相比,MRI检查是出现伪影最多的一种影像技术,每一幅MRI图像都存在不同程度的伪影,伪影出现的原因与其扫描序列以及成像参数多、成像过程复杂有关。MRI伪影对图像质量的影响包括:使图像质量下降,甚至无法分析;掩盖病灶,造成漏诊;出现假病灶,造成误诊等。因此正确认识 MR 图像伪影产生的原因、图像特征及补偿对策对于提高 MR 检查技术水平确保图像质量是非常重要的。其中有些伪影是可以消除的,有些则仅能尽量减少而不能完全消除。依据伪影产生的原因,可分为装备伪影、运动伪影、磁敏感性伪影。以下介绍几种常见伪影的原因及补偿技术。

（一）装备伪影

装备伪影是指与 MRI 成像设备及 MR 成像固有技术相关的伪影,出现位置一定或呈一定规律性。装备伪影主要取决于生产厂家的设备质量(包括 MRI 仪主磁场强度、磁场均匀度、软件质量、电子元件、电子线路以及机器的附属设备等)及一些人为因素,如机器设备的安装、调试和成像序列、扫描参数(如 TR、TE、矩阵、FOV 等)的选择,相互匹配不当等。

1. 卷褶伪影　卷褶伪影(wrap around artifact)或包裹伪影也称混淆伪影(aliasing artifact),是指图像中出现所选 FOV 以外的解剖结构影像(图 6-5-2)。

（1）产生原因:卷褶伪影产生的原因是由于 FOV 小于受检部位及编码采样不足所致。FOV 外邻近接收线圈的解剖结构在脉冲序列作用时也会产生信号并且被接收线圈接收,这些信号未进行空间编码将被错编入 FOV 内的像素位置上,即把 FOV 外一侧的组织信号错当成另一侧的组织信号,把信号卷褶到另一侧,使图像中出现 FOV 以外解剖结构影像。卷褶伪影可以出现在频率编码

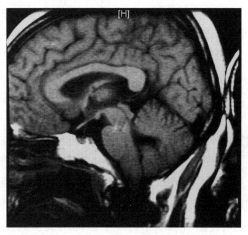

图 6-5-2　卷褶伪影

方向及相位编码方向上,由于在频率编码方向上增加信号空间定位编码范围,不增加信号采集时间,目前生产的 MRI 仪均采用了频率方向超范围编码技术,所以频率编码方向一般不出现卷褶伪影。

（2）特点:卷褶伪影常出现在相位编码的方向上,表现为 FOV 外一侧的组织信号卷褶并重叠到图像的另一侧。

（3）补偿技术:包裹伪影将使图像质量下降,当 FOV 外解剖结构直接重叠在图像中的解剖结构上时,将影响诊断,因此必须消除。根据产生的原因和特点可选用不同的补偿方法。如:①扩大 FOV,使所有产生信号的解剖结构均被包括在 FOV 内,即可完全消除包裹伪影,但扩大 FOV 将使空间分辨力下降;②切换频率编码与相位编码的方向,把成像层面中径线较短的方向设置为相位编码的方向,如腹部横断面成像时,把前后方向设置为相位编码的方向不宜出现卷褶伪影;③去频率包裹,通过数字化的 RF 脉冲,将频率编码方向上 FOV 外的信号从回波中滤过掉,大多数系统具有该功能;④去相位包裹,在相位编码方向上扩大 FOV,并增加相位编码次数,以补偿扩大 FOV 后所致的空间分辨力下降,与此同时减少 NEX 以补偿增加相位编次数后扫描时间的延长;⑤在图像重建时去掉 FOV 扩大的部分而仅显示原先所选 FOV 的影像,有些系统可自动完成。

2. 化学位移伪影　化学位移伪影是由于化学位移所致,即由于脂肪中的氢质子与水中的氢质子进动频率不等,使同一体素内彼此相邻的脂肪和水在影像上信号位置彼此分离,发生像素距离的移位,称为化学位移伪影。

（1）产生原因:由于人体内脂肪与水的化学环境不同(脂肪中的氢与碳相连,水中的氢与氧相连),脂肪中的质子进动频率慢于水中的质子,两者的进动频率的差异与主磁场的场强成正比。在低场强设备这种差异不显著,而在高场强设备则显著。如在场强 1.5T,接收带宽为 ±16kHz,频率编码次数为 256 时,则 FOV 频率编码方向上每一像素的频率宽度为 125Hz;由于脂肪中的

质子与水中的质子进动频率相差220Hz,使同一体素内彼此相邻的脂肪和水在影像上信号位置彼此分离,发生1.76个像素距离的移位,产生化学位移伪影(图6-5-3)。质子间进动频率的差异越大,接收带宽越窄,频率编码的次数越大时,像素移位的距离越大,即化学位移伪影越明显。

(2)特点:化学位移伪影仅发生在频率编码方向上,表现为在脂肪与水相邻的界面上出现黑色或白色带状影,尤其在肾脏与肾周脂肪囊交界区表现突出(图6-5-4)。MR图像一般以水质子群的进动频率作为参考频率,故低频的脂肪质子信号向频率编码梯度场强较低的一侧移位,而水质子群不发生移位,这种移位在场强低的一侧两种质子在图像上相互分离而无信号,而在场强高的一侧却相互重叠表现为高信号。

(3)补偿技术:常用的补偿方法有:①增加像素的频率宽度,如增加接收带宽、减小矩阵(为保证空间分辨力,同时缩小FOV),可减轻化学位移伪影;②选用抑水或抑脂序列或施加预饱和技术,使脂肪或水中的质子被抑制或预饱和,不再产生信号,可抑制化学位移伪影;③改变频率编码的方向,仅能通过改变化学位移伪影的方向而减小其对兴趣区的影响,不能减轻或消除化学位移伪影。

3. 截断伪影　截断伪影(truncation artifact)也称Gibbs伪影或环状伪影,是指图像未能真实的展示实际的解剖结构,图像与实际解剖结构存在差别即截断差别。

(1)产生原因:截断伪影系因数据采样不足所致,在图像中高、低信号强度差别大的交界区信号强度失准。在颈椎矢状位T₁WI上这种伪影比较常见,表现为颈髓内出现低信号线影。其他部位如颅骨与脑交界区、脂肪与肌肉交界区也可出现这种伪影。

(2)特点:截断伪影常出现在空间分辨力较低(像素较大)的图像上,在相位编码的方向上往往更加明显,表现为多条明暗相间的弧线或条带影(图6-5-5)。

(3)补偿技术:一般通过增加空间分辨力,增加数据采样,而减小截断伪影。如增大矩阵,尤其是增加相位编码次数,用256×256矩阵代替256×128矩阵;减小FOV。还可通过改变相位编码与频率编码的方向来减小截断伪影对兴趣区的影响。过滤原始数据及改变图像重建算法,亦可减小截断伪影。

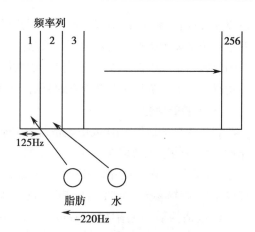

图6-5-3　化学位移伪影产生的原因示意图

1.5T设备中,脂肪与水质子进动频率相差220Hz,当接收带宽为±16kHz、频率编码次数为256时,每一像素的频率宽度为125Hz;因此同一体素内的脂肪和水的位置发生1.76个像素距离的移位

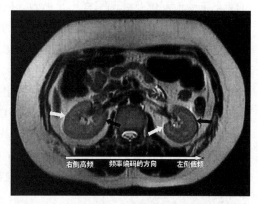

图6-5-4　化学位移伪影

图为肾脏横断面T₂WI,频率编码方向为左右方向(如大白线所示),右高左低。脂肪组织向左侧移位,在右肾外缘和左肾内缘形成一条高信号弧线(白箭头),在右肾内缘和左肾外缘出现一条低信号弧线(黑箭头)

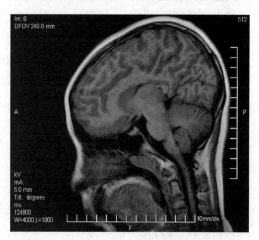

图6-5-5　截断伪影

4. 部分容积效应

（1）产生原因：当选择的扫描层面较厚或病变较小且又骑跨与扫描切层之间时，周围高信号组织掩盖小的病变或出现假影，这种现象称为部分容积效应。任何像素的信号强弱都是通过体素内包括的不同组织成分的平均信号强度反映出来的。如果低信号的病变位于高信号的组织中，由于周围组织的影响，病变信号比原有信号强度高，反之，高信号的病变如果位于低信号的组织中，病变信号比其原有信号强度低。与其他断层图像类似，部分容积效应造成病灶的信号强度不能客观表达，并影响病灶与正常组织的对比，可能漏掉小的病变或产生假象。

（2）补偿技术：部分容积效应可以通过选用薄层扫描或改变选层位置，减小 FOV 得以消除。减薄层厚、减小 FOV 并不是克服部分容积效应的有效方法。在可疑是造成部分容积效应的病灶边缘做垂直方向定位扫描，也可消除部分容积效应造成的假象。

5. 交叉激励　RF 脉冲对所选层面进行激励时，相邻层面内的质子也可能受到激励（图 6-5-6），当这些相邻层面进行数据采集而受到激励时，层面内曾受到过激励的质子则可发生饱和，影响信号强度和图像对比，这种效应称交叉激励（cross excitation）也称之为层间干扰（cross talk）或层间污染（cross contamination）。

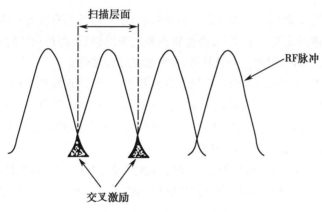

图 6-5-6　交叉激励示意图

（1）产生原因：RF 脉冲波形不呈方形，其宽度正常时有 10% 左右的变化。由于 RF 脉冲带宽的波动性及梯度场线性等的影响，MR 二维采集时扫描层面附近的质子也会受到激励，进而造成层面之间的信号相互影响即层间干扰。

（2）特点：交叉激励的结果往往是偶数层面的图像整体信号强度降低，表现为同一序列的 MR 图像一层亮一层暗相间隔的现象。

（3）补偿技术：补偿方法有：①设置一定的层间距：当成像层面的间隔宽度为层厚的 30% 时可有效减少交叉激励效应；②交替激励：跳跃式采集各层图像信号，例如层面激励顺序为 1、3、5、7 层为一组，在第一次 TR 期间完成，2、4、6、8 层为第二组，在第二次 TR 期间完成，相邻两组层面间隔一个 TR，就不用设置层间距了；③"方形" RF 脉冲：有些系统的软件具有使 RF 脉冲"方形化"的功能，使交叉激励明显减少，同时常伴有一定的信号丢失；④应用三维采集技术。

6. 拉链伪影

（1）产生原因：拉链伪影（zipper artifact）是指图像中频率编码方向上出现致密线状伪影，似拉链状。原因是额外的某一频率 RF 脉冲进入扫描室，并与来自病人体内的弱信号相互干扰。当扫描室 RF 屏蔽出现泄漏时引起这种伪影。另外，当脉冲发生器漏电到接收器或不正确的模-数转换器偏置也可导致此种伪影的出现（图 6-5-7）。

（2）补偿技术：出现这种伪影时应立即通知维修工程师检查并修复。

7. 遮蔽伪影　遮蔽伪影（shading artifact）指图像中某一部分信号缺失。

（1）产生原因：主要原因是使用非90°和180°脉冲，使病人体内质子受到不均激励。也可由线圈的异常负载或线圈在某一点上的耦联引起，例如检查体形大、体重重的病人，其身体接触到体线圈的一侧并形成耦联。主磁场均匀性下降时也可因此遮蔽伪影。

（2）补偿技术：①正确使用线圈，选择合适的脉冲线圈，必要时在病人与线圈之间使用泡沫塑料垫或水袋，是病人不能直接接触到线圈；②预扫描，扫描前获取合适的扫描参数，以校准 RF 脉冲的频率和幅度；③主磁场均匀性下降时，进行匀场。

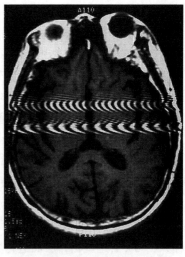

图 6-5-7　拉链伪影

（二）运动伪影

MR 图像的运动伪影是指由于被检者的宏观运动引起的伪影，是降低 MR 图像质量的最常见原因。这些运动包括自主性运动如咀嚼、吞咽、肢体移动等，不自主性、生理性运动如肠蠕动、心脏大血管的搏动、呼吸运动、咳嗽或抽搐、惊厥等。

1. 运动伪影产生的原因　在 MR 信号采集的过程中，运动器官在每一次激发、编码及信号采集时所处的位置或形态发生了变化，因此将出现相位的错位，在傅里叶转换时其信号的位置发生错误，从而出现伪影。因此，运动伪影的实质就是相位错位。

2. 运动伪影的特点　运动伪影具有以下共同特点：①只出现在相位编码的方向上，表现为运动部位图像的模糊，呈具有一定间隔的多个条纹状或半弧状影；②伪影与运动方向无关，影像的模糊程度取决于运动频率、运动幅度、TR 和 NEX；③运动伪影的强度取决于运动结构的信号强度，运动结构的信号强度越高，伪影越亮。

3. 常见运动伪影的特点及补偿技术　根据运动方式的不同，可将运动伪影分为随机自主运动伪影、呼吸运动伪影、心脏搏动伪影及大血管搏动伪影。下面将介绍四类运动伪影的特点及补偿技术。

（1）随机自主运动伪影：随机自主运动伪影是指不具有周期性且受检者能自主控制的运动造成的伪影，如吞咽、眼球转动、肢体移动等（图6-5-8）。此种伪影受检者可人为控制，因此伪影补偿技术为：①检查前争取患者的配合，保证扫描期间受检部位静止不动；②尽量缩短图像的采集时间；③去除吞咽运动伪影可以在喉部施加预饱和带。

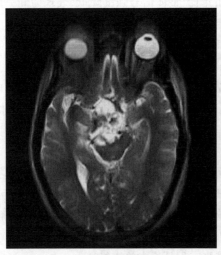
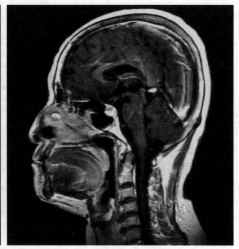

A. 眼球运动伪影　　　　　　　　　B. 头颅移动所致伪影

图 6-5-8　自主运动伪影

（2）呼吸运动伪影：呼吸运动伪影主要出现在胸腹部 MR 图像上（图 6-5-9），呼吸运动具有一定的节律性和可控性，受检者可在一定程度上控制。可采用的补偿技术有：①施加呼吸触发或呼吸补偿技术；②采用快速成像序列屏气扫描；③施加腹带等减小呼吸运动的幅度；④脂肪抑制，因为 MR 图像上脂肪信号很高，造成运动伪影也很明显，脂肪信号抑制后伪影将明显减轻，可施加脂肪抑制技术或在前腹壁施加预饱和带抑制腹壁下脂肪的信号；⑤增加 NEX。

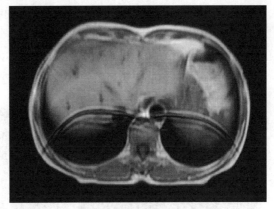

图 6-5-9　呼吸运动伪影

图为胸部 MR 扫描时未施加呼吸门控技术，

可见呼吸运动引起的多条半弧状影

（3）心脏搏动伪影：心脏搏动伪影不仅可造成心脏 MRI 图像的模糊，而且伪影将与周围组织结构重叠（图 6-5-10）。心脏搏动伪影受检者不能自主控制，但其具有很强的周期性，因此我们可以针对检查目的采用不同补偿技术：①当进行心脏大血管 MR 检查时，施加心电触发或心电门控技术；②检查心脏周围结构如脊柱时，可对心脏区域施加预饱和带；③脊柱矢状面或横断面成像时，可切换相位编码的方向，横断面时改为左右方向，矢状面时改为上下方向，即可避免伪影与脊柱重叠。

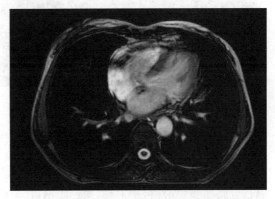

图 6-5-10　心脏搏动伪影

（4）大血管搏动伪影：应用梯度回波快速成像序列或增强扫描进行腹部 MRI 成像时，血液呈高信号，搏动伪影较明显；其他邻近大血管的部位，也易出现搏动伪影。大血管搏动伪影具有很强的周期性，血管信号越高，搏动伪影越明显，常表现为一串等间距的血管影（图 6-5-11），且成像区域靠血流上游层面搏动伪影较明显。依据以上大血管搏动伪影的特点，可以采用以下方法来补偿。如：①在成像区域血流的上游施加预饱和带；②梯度磁矩相位重聚，用于消除沿梯度场流动的质子产生的相位重影即搏动伪影，其对慢速层流补偿效果好，如颅脑 SE T_1WI 增强扫描施加该技术后来自静脉窦的搏动伪影可明显减少；③施加心电门控；④切换相位编码的方向，虽不能消除搏动伪影，但可使其改变方向，如肝脏横断面扰相 GRE 序列应用时，相位编码方向为前后方向，主动脉搏动伪影会重叠于肝左叶，当把相位编码方向切换为左右方向时，伪影可避开肝左叶。

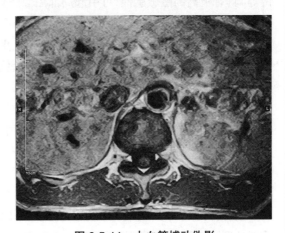

图 6-5-11　大血管搏动伪影

图中可见由于腹主动脉的搏动，在左右方向上

出现一串血管影

（三）磁敏感性伪影

磁敏感性是指物质可被磁化的能力。不同组织成分磁敏感性上的差异，将导致它们中的质子在进动频率及相位上的差异，使这些组织成分彼此间的界面上因失相位效应而出现低信号环影或信号丢失，称磁敏感性伪影或磁化率伪影。

1. 产生原因 磁敏感性伪影主要源于不同组织成分磁敏感性的差异,常出现在磁敏感性差别较大的组织截面附近,如脑脊液与颅骨间、空气与软组织间(图6-5-12A)。另外病人体内出血和血肿中所含的金属和铁成分及病人体表或体内携带的铁磁性金属物质,因其磁化程度显著高于周围组织,均会引起较明显的磁敏感性伪影(图6-5-12B)。

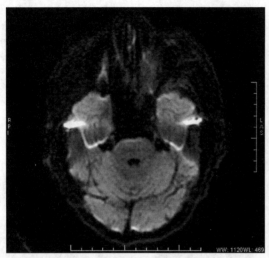 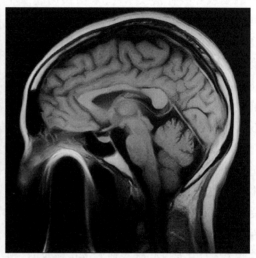

A. 颅脑横断DWI图像,可见图像严重扭曲和　　　　B. 颅脑矢状面T₁WI图像,可见口腔金牙所致
磁敏感性伪影　　　　　　　　　　　　　　　　金属伪影,局部扭曲变形、信号丢失

图6-5-12 磁敏感性伪影

2. 特点 磁化率伪影表现为局部信号明显减弱或增强,常同时伴有组织变形。体内外铁磁性金属物质(如外科手术夹、固定用钢板、金属支架、金牙、发夹、纽扣、别针、胸罩钩、戒指、项链等)具有极高的磁敏感性,可引起局部图像严重失真变形。磁敏感性伪影与成像序列和参数设置相关,在GRE脉冲序列中因读出梯度翻转不能补偿磁敏感性差异引起的失相位,因此GRE脉冲序列对磁敏感性变化敏感,与SE序列相比更容易出现磁敏感性伪影,而EPI序列的磁敏感性伪影则更为严重;一般随TE的延长,磁化率伪影越明显,因此T_2WI或T_2^*WI的磁敏感性伪影较T_1WI明显。

3. 补偿技术 磁敏感性伪影的补偿方法:①做好匀场,场强越均匀,磁敏感性伪影就越轻;②避免病人携带铁磁性金属物质进入扫描室并接受检查;③用SE类序列取代GRE序列和EPI序列;④缩短TE;⑤减小磁化差别,如腹部检查时为减小胃肠道气体与周围组织的磁敏感性伪影可口服低剂量顺磁性对比剂。

(四) 其他伪影

主要有:①十字形或人字形伪影:产生的原因是傅里叶转换过程中的数据错误,解决方法为重新处理原始数据;②刺激回波幻影:是由多回波序列层面选择RF脉冲产生的刺激回波造成,解决方法为使用具有抑制刺激回波的序列;③静电伪影:由于尼龙衣裤、尼龙袜以及毛毯产生的静电干扰信号,解决方法为病人检查时换去可产生静电的衣服;④倒置伪影:重建时真实数据和成像数据两个通道失去平衡,出现在一个频道上所致,重新进行图像重建可能会消除;⑤剪切伪影不正确的RF衰减器校准,无论衰减器设置得太低,还是RF信号饱和了RF放大器均会产生此伪影,解决方法是再校准,再扫描。

MRI的检查时,出现的伪影不能抑制,无法解释时应尽快通知制造商对MRI系统进行检修。

(张 多)

第六节 MRI常规检查技术的临床应用

MRI检查方法包括常规和特殊检查方法。常规检查方法又可分为平扫和增强扫描。MRI平扫时应根据检查部位和检查目的选用不同的序列技术和参数,才能得到理想的对比度和最大限度显示病变。增强扫描时主要利用对比剂改变组织的弛豫时间而达到增强的目的。MRI特殊扫描方法较多,如MR血管成像、MR水成像、MR波谱成像、MR功能成像等。

本节的主要内容是MRI常规检查操作步骤及临床应用,每部位根据检查目的不同线圈选择、患者体位、成像序列、扫描方位、成像方法等均有所不同。

一、头 颅

(一) 颅脑

1. 线圈 头颅专用线圈(图6-6-1)。

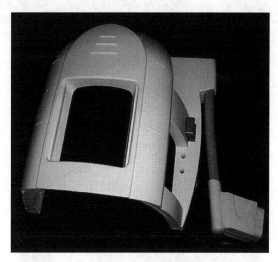

图6-6-1 头颅线圈

2. 体位

(1)常规体位:仰卧位,头先进,双臂置于身体两侧,人体长轴与床面长轴一致。头部置于线圈内,眉间线对线圈中心。定位灯纵向连线对准头颅正中线,横向连线平行于双眼外眦,固定头部。移动床面至定位灯对准线圈中心,锁定位置后进床至磁体中心。

(2)特殊体位:婴幼儿头颅较小,需在枕部和颈背部加软垫,以保证头颅中心与线圈一致。对颈椎骨折等强迫体位者,应采用受检者自然体位,并加以固定。驼背受检者应根据具体情况采用侧卧、臀部垫高等方法。对意识不清者应将头转向一侧,以防止呕吐物堵塞呼吸道,同时需医护人员陪同。

3. 扫描

(1)扫描方位:横轴位、矢状位、冠状位。

(2)扫描定位:采用快速成像序列获取横轴面、矢状面、冠状面定位像,在定位像上制定扫描计划。①横轴位:以矢状面和冠状面作为定位像,在矢状面上定位线应平行于前联合和后联合连线(相当于胼胝体膝部下缘和压部下缘连线,或平行于前颅窝底)(图6-6-2A);在冠状面定位像上定位线应平行于两侧颞叶底部连线,保证图像左右对称;相位编码方向一般为左右方向;②矢状位:以横轴面和冠状面作为定位像,在横轴面上定位线与大脑纵裂平行(图6-6-2B);在冠状面上定位线与大脑纵裂及脑干平行;相位编码方向一般为前后方向;③冠状位:以横轴

237

面和矢状面作为定位像,在横轴面上定位线与大脑纵裂垂直;在矢状面上定位线与脑干平行(图 6-6-2C);相位编码方向一般为左右方向。

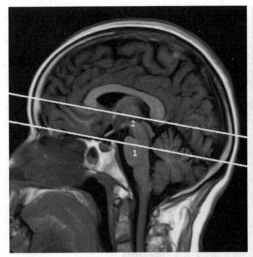

A. 横轴位定位图

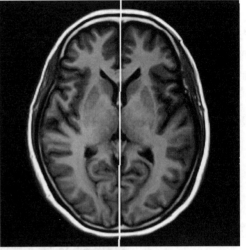

B. 矢状位定位图

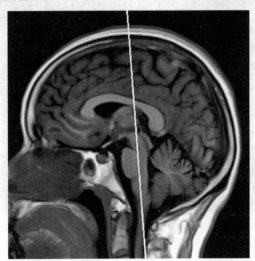

C. 冠状位定位图

图 6-6-2　颅脑扫描

(3)成像序列:常规选用 SE、FSE、FLAIR 序列。如需观察急性脑梗死选用弥散加权成像(DWI)序列,需观察微出血、小静脉血管畸形、铁沉积等选用磁敏感(SWI)序列,如需观察脑血管形态结构选用磁共振血管成像技术。

4. 临床应用　适用于颅脑占位性病变、外伤性病变、感染性病变、脑血管病变、脑白质病变、颅脑先天发育异常、脑室及蛛网膜下腔病变等的检查。

(二)垂体

1. 线圈　头颅专用线圈。

2. 体位　参照颅脑检查体位。

3. 扫描

(1)扫描方位:冠状位、矢状位。

(2)扫描定位:冠状位和矢状位扫描定位线均平行于垂体柄(图 6-6-3A、图 6-6-3B)。相位编码方向冠状位一般为左右方向,矢状位一般为前后方向。

(3)成像序列:常规选用 SE、FSE 序列,垂体常规需增强扫描,多采用动态扫描技术。

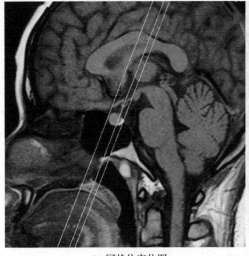

| A. 冠状位定位图 | B. 矢状位定位图 |

图 6-6-3　垂体扫描

4. 临床应用　适用于垂体腺瘤（微腺瘤）、垂体及鞍区血管性病变、鞍区（垂体外）其他占位性病变的检查。

（三）眼眶

1. 线圈　头颅专用线圈、眼眶表面线圈。

2. 体位　参照颅脑检查体位。同时嘱检查者闭眼，并保持眼球静止。

3. 扫描

（1）扫描方位：横轴位、冠状位、斜矢状位。

（2）扫描定位：采用快速成像序列获取横轴面、矢状面、冠状面定位像，在定位像上制定扫描计划。①横轴位：以矢状面作为定位像，定位线应平行视神经长轴（图 6-6-4A）；相位编码方向一般为左右方向；②冠状位：以矢状面作为定位像，定位线应垂直于视神经长轴（图 6-6-4B）；相位编码方向一般为左右方向；③斜矢状位：以横轴面作为定位像，定位线平行于视神经长轴（图 6-6-4C）；相位编码方向一般为前后方向。

（3）成像序列：常规选用 SE、FSE 序列，STIR 序列用于脂肪抑制。

4. 临床应用　适用于眼眶占位性病变、血管性病变、外伤、炎症、视网膜脱离等的检查，眶内含有金属异物者，禁止 MRI 检查。

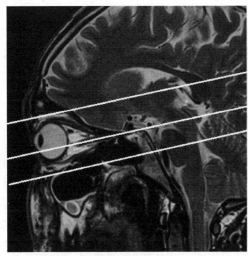
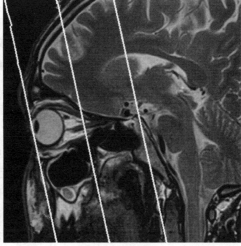

| A. 横轴位定位图 | B. 冠状位定位图 |

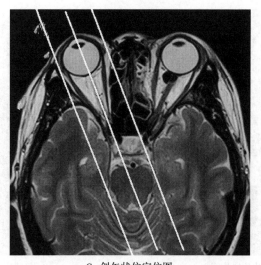

C. 斜矢状位定位图

图 6-6-4　眼眶扫描

二、脊椎与脊髓

1. 线圈　脊柱线圈(图 6-6-5)。可为头颈联合线圈、颈线圈、胸腰椎联合线圈等。

2. 体位

(1) 颈椎(颈髓):仰卧位,头先进,双臂置于身体两侧,人体长轴与床面长轴一致,以便颈椎全长在同一矢状面上显示。将线圈置于颈部,线圈中心对准甲状软骨。定位灯纵向连线对准颈部正中线,横向连线对准线圈中心,锁定位置后进床至磁体中心。

(2) 胸椎(胸髓):仰卧位,头先进,双臂置于身体两侧,人体长轴与床面长轴一致,以便胸椎全长在同一矢状面上显示。线圈包括胸椎全长,上端应超过肩部。定位灯纵向连线对准胸部正中线,横向连线对准胸骨角(第 4 胸椎)水平,锁定位置后进床至磁体中心。

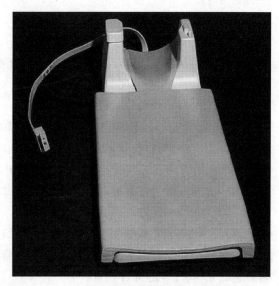

图 6-6-5　脊柱线圈

(3) 腰椎(腰髓):仰卧位,头先进,双臂置于身体两侧,人体长轴与床面长轴一致,以便腰椎全长在同一矢状面上显示。线圈置于腹部,线圈中心对准髂嵴(第 4 腰椎)水平,定位灯纵向连线对准腹部正中线,横向连线对准髂嵴(第 4 腰椎)水平,锁定位置后进床至磁体中心。

3. 扫描

(1) 扫描方位:观察椎间盘为主的扫描方位一般为矢状位和横轴位,如需了解脊髓、椎体、神经根及脊柱侧弯情况加扫冠状位。

(2) 扫描定位:采用快速成像序列获取横轴面、矢状面、冠状面定位像,在定位像上制定扫描计划。①矢状位:以冠状面作为定位像,定位线平行与脊柱;相位编码方向一般为上下方向,注意需运用防卷褶伪影技术;②横轴位:以所获取的矢状位图像上确定与椎间盘或椎体平行的定位线(图 6-6-6~图 6-6-8);相位编码方向一般为前后方向;③脊柱扫描范围确定:以矢状位作为定位像,颈椎上缘包括颅底,下缘包括上段胸椎;胸椎上缘包括下段颈椎,下缘包括上段腰椎;腰椎上缘包括下段胸椎,下缘包括骶椎;颈椎和腰椎计数较容易,胸椎椎体计数较

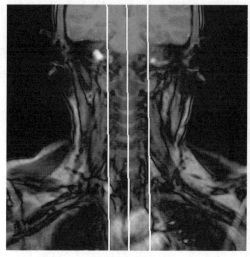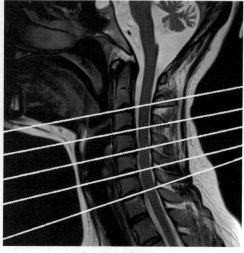

A. 矢状位定位图　　　　　　　　　　　B. 椎间盘横轴位定位图

图 6-6-6　颈椎扫描

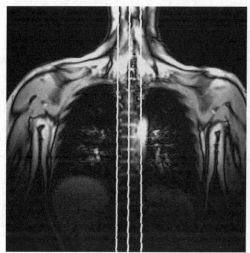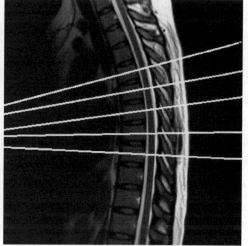

A. 矢状位定位图　　　　　　　　　　　B. 椎体横轴位定位图

图 6-6-7　胸椎扫描

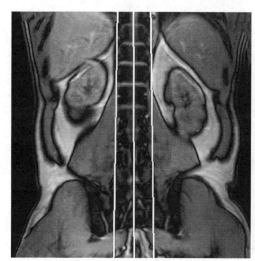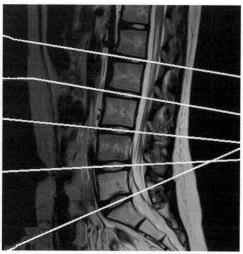

A. 矢状位定位图　　　　　　　　　　　B. 椎间盘横轴位定位图

图 6-6-8　腰椎扫描

困难,建议在作胸椎定位像时,适当加大扫描野范围,包括所有颈椎或腰椎,以方便椎体计数准确。

(3)成像序列:以观察椎间盘为主,常规选用 SE、FSE、GRE 序列,如观察椎体及椎管病变需加脂肪抑制序列。脊髓检查还可采用磁共振脊髓水成像(MRM)。为防止吞咽、心脏大血管搏动及呼吸对脊柱成像造成伪影,可在脊柱前方放置预饱和带。

4. 临床应用　适用于椎间盘病变、椎管狭窄、脊椎感染性病变、脊椎及椎管内肿瘤、脊椎和脊髓外伤性病变、脊椎和脊髓先天性疾病、脊椎手术后复查的检查。

三、胸　　部

(一)纵隔

1. 线圈　体部相控阵线圈(图 6-6-9)。

2. 体位　检查前进行呼吸屏气训练。仰卧位,头先进,双臂置于身体两侧。放置呼吸门控感应器于胸腹部呼吸起伏明显部位。注意感应器导线不可接触到磁体。人体长轴与床面长轴一致。线圈中心对准胸骨中点。定位灯纵向连线对准人体正中线,横向连线对准线圈中心,锁定位置。观察呼吸门控(具体内容在腹部体位中讲解)波形显示良好后,进床至磁体中心。

3. 扫描

(1)扫描方位:常规横轴位、冠状位,根据需要加扫矢状位和斜位。

(2)扫描定位:采用快速成像序列获取横轴面、矢状面、冠状面定位像,在定位像上制定扫描计划。①横轴位:以冠状面作为定位像,定位线垂直与人体垂直轴线;相位编码方向一般为前后方向;②冠状位:以矢状面作为定位像,定位线平行于气管长轴;相位编码方向一般为左右方向;③矢状位:以横轴面作为定位像,定位线平行于矢状轴;相位编码方向一般为前后方向。

(3)成像序列:常规选用 SE、FSE、GRE 序列。可选用流动补偿、预饱和等功能及脂肪抑制技术。

4. 临床应用　适用于纵隔肿瘤性和炎症性病变、淋巴结病变、食管病变、肺血管病变等检查。

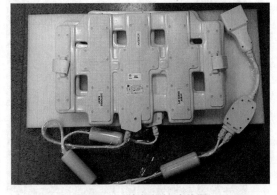

图 6-6-9　体部相控阵线圈

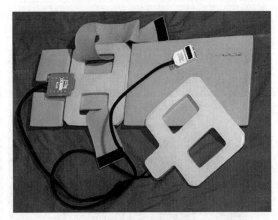

图 6-6-10　心脏线圈

(二)心脏大血管

1. 线圈　心脏表面线圈、体部相控阵线圈(图 6-6-10)。

2. 检查前准备、心电门控无磁电极放置、体位。

(1)检查前准备:进行心脏大血管 MRI 检查,需运用心电门控及触发技术。为有效去除和减少心脏大血管搏动伪影,检查前对心率和心律需进行一定的控制,一般要求心率控制在 75 次 / 分以下,心律整齐。检查前应详细了解检查者病情,消除其紧张情绪,必要时适量给予药物治疗。

心电门控容易受射频脉冲和梯度磁场变化的干扰,会影响到图像质量,脉搏门控(外周门控)技术可以进行弥补,方法是在病人手指上使用一种光学传感器,检测毛细血管中血流的搏动,激发 RF 脉冲每一次均在心脏周期的同一时相发射,每一层面的数据采集均在同一时相进行。

(2)心电门控无磁电极放置:以 4 个电极为例,安放位置为:①左锁骨中线第 2 肋间隙结黑色电极;②胸骨左缘第 2 肋间隙接白色电极;③胸骨左缘第 5 肋间隙接绿色电极;④左锁骨中线第 5 肋间隙(心尖部)接红色电极。应注意电极不应放置在肋骨和乳腺腺体上,否则心电信号将减弱。导线走向与主磁场方向一致,避免弯曲、移动。

(3)体位:仰卧位,头先进,双臂置于身体两侧,人体长轴与床面长轴一致。心电门控导线应拉直平行于磁场。线圈中心应对准左锁骨中线第 5 肋间隙,此位能保证心脏及主动脉根部处于有效检测范围内。定位灯横向连线对准线圈中心,观察心电门控波形显示良好,嘱咐检查者在检查过程中勿动及不要咳嗽。锁定位置并进床至磁体中心。

3. 扫描

(1)扫描体位:常规胸部横轴位、冠状位、矢状位,心脏长轴位、短轴位及其他功能位。

(2)扫描定位:采用快速成像序列获取横轴面、矢状面、冠状面定位像,在定位像上制定扫描计划。①横轴位:以冠状面作为定位像,定位线垂直于人体长轴(垂直轴),范围上至主动脉弓,下至心尖;相位编码方向一般为前后方向;②冠状位:以横轴面作为定位像,定位线垂直于人体腹背轴(矢状轴);相位编码方向一般为左右方向;③矢状位:以横轴面作为定位像,定位线平行于人体腹背轴;相位编码方向一般为前后方向;④两腔心位(平行于室间隔的心脏长轴位):以横轴面作为定位像,选择有左、右心室及室间隔的层面定两腔心位,定位线经过二尖瓣中点至心尖(图 6-6-11A);⑤四腔心位:在两腔心位图像上,定位线经过心尖至二尖瓣中点,可获取四腔心位(图 6-6-11B);⑥心脏短轴位:在四腔心位上,定位线垂直于室间隔,可获取心脏短轴位图像(图 6-6-11C);⑦主动脉弓位:以横轴面作为定位像,选斜矢状位扫描,定位线通过升主动脉和降主动脉(图 6-6-11D)。

(3)成像序列:常规选用 SE、FSE、GRE 序列,同时可应用 CE-MRA 技术,还可选用 MRI 电影方式,进行心功能分析。心肌灌注成像技术可定量检测心肌血供。

4. 临床应用 适用于观察心肌形态学、运动功能、心输出功能分析、心脏瓣膜功能显示、心脏大血管解剖形态结构的显示及血流分析等的检查。也用于心肌病、先天性心脏病、心血管肿瘤及心包病变的诊断。

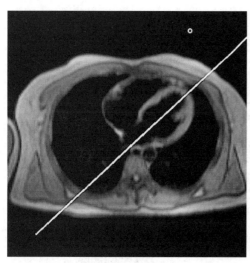
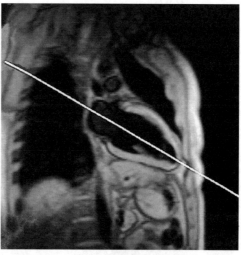

A. 两腔心位定位图　　　　　　　　　　B. 四腔心位定位图

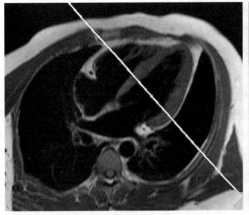

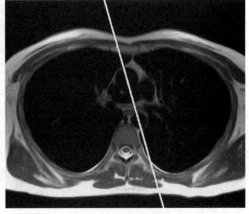

C. 心脏短轴位定位图   D. 主动脉弓位定位图

图 6-6-11   心脏大血管扫描

四、乳 腺

1. 线圈 乳腺专用线圈（图 6-6-12）。

2. 体位 乳腺检查需在月经干净后 7~15 天内进行。检查时取俯卧位，头先进，双臂前伸弯曲交叉支撑身体伏于乳腺线圈坡垫上，额头贴于双臂交叉处，人体长轴与床面长轴一致。两侧乳腺自然悬垂于线圈凹槽内，且不应受到挤压。双侧乳头对准线圈外壁上的垂直标志线。定位灯横向连线对准线圈标志线，锁定位置后进床至磁体中心。

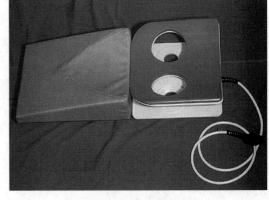

图 6-6-12   乳腺线圈

3. 扫描

（1）扫描方向：横轴位、斜矢状位。

（2）扫描定位：采用快速成像序列获取横轴面、矢状面、冠状面定位像，在定位像上制定扫描计划。①横轴位：以矢状面作为定位像，定位线以乳头为中心，包括两侧乳腺及邻近胸壁（图 6-6-13A）；相位编码方向一般为左右方向；②斜矢状位：以横轴面作为定位像，定位线与乳头长轴平行（图 6-6-13B）；相位编码方向一般为上下方向，注意需运用防卷褶伪影技术。

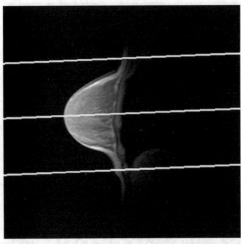

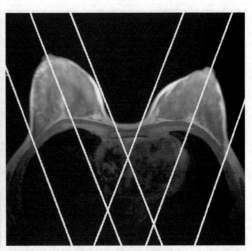

A. 横轴位定位图   B. 斜矢状位定位图

图 6-6-13   乳腺扫描

（3）成像序列：常规使用 SE、FSE、STIR 序列。可选用去相位包裹、呼吸补偿等功能。乳腺增强检查时需采用动态扫描技术，以便绘制时间 - 信号强度曲线，分析病变性质。

4. 临床应用　乳腺良、恶性肿瘤的诊断和鉴别诊断，对乳腺癌分期、肿瘤血管生成评估及术后随访有重要临床诊断价值，通过对病灶时间-信号强度曲线的分析可提高对疾病诊断的准确性。

五、腹　　部

（一）肝胆胰脾

1. 线圈　体部相控阵线圈。

2. 检查前准备、呼吸监控和训练、体位

（1）检查前准备：检查者检查前需禁食、禁水 6 小时以上。

（2）呼吸监控和训练：呼吸监控主要是呼吸门控技术，是利用探测到的呼吸波来减少呼吸运动伪影技术，包括呼吸补偿技术和呼吸触发技术。呼吸门控技术要求检查者的呼吸频率和幅度保持相对稳定，这将会明显提高图像质量的清晰度，否则呼吸运动伪影发生几率会明显升高。因此检查前应做好呼吸运动实验，一般要求做到均匀而较缓慢呼吸。随着高场磁共振的应用，以及扫描序列的改进，扫描时间明显缩短，一次屏气时间也能完成信号采集，使 MRI 在腹部应用逐渐增多，因此屏气训练尤为重要。要求检查者在每一次屏气都处于呼吸周期的同一个水平，以保持层面的一致性，减少小病灶的遗漏。

（3）体位：仰卧位，双臂置于身体两侧，人体长轴与床面长轴一致。剑突下缘置于线圈中心，将呼吸门控感应器捆扎与胸腹部或置于线圈与上腹壁之间。定位灯纵向连线对准人体正中线，横向连线对准线圈中心，锁定位置，观察呼吸门控波形显示良好后，进床至磁体中心。

3. 扫描

（1）扫描方位：横轴位、冠状位，必要时辅以矢状位。

（2）扫描定位：采用快速成像序列获取横轴面、矢状面、冠状面定位像，在定位像上制定扫描计划。①横轴位：以冠状面作为定位像，定位线垂直于人体长轴，扫描范围从肝脏顶部至肝脏下缘，如脾脏肿大时，应包括至脾脏下缘（图 6-6-14A）；相位编码方向一般为前后方向；②冠状位和其他方位：由横轴面作为定位像，来确定其扫描层面（图 6-6-14B）；相位编码方向一般为左右方向，注意需运用防卷褶伪影技术。在这里需要提出的是，在平静呼吸状态下和屏气状态下肝脏顶部（横膈顶）的位置相差较大，因此以冠状面定位像应分别包括平静呼吸状态和屏气状态两种定位像，以便呼吸门控和屏气条件下横轴位扫描范围的制定。

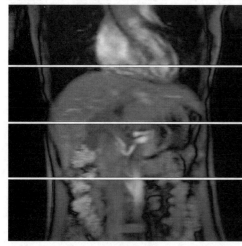
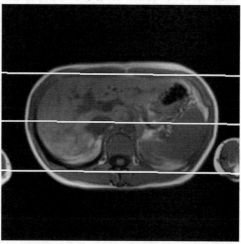

A. 横轴位定位图

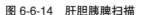
B. 冠状位定位图

图 6-6-14　肝胆胰脾扫描

（3）成像序列：常规采用 SE、FSE、GRE、EPI 序列，可选用预饱和和流动补偿技术。腹部常规需进行增强扫描，采取动态扫描技术。目前高场磁共振大多采用 3D 脂肪抑制技术。观察胰管及胆道还可采用磁共振胰胆管成像。

4. 临床应用　适用于肿瘤或肿瘤样病变的诊断和鉴别诊断，对肝脏、胰腺、脾脏弥散性病变也有重要诊断价值。结合胰胆管水成像技术对胆道和胰管梗阻性病变的诊断具有重要价值，可以明确梗阻部位，分析梗阻原因。

（二）肾脏

1. 线圈　体部相控阵线圈。

2. 检查前准备、呼吸监控和训练、体位

（1）检查前准备：检查者检查前需禁食、禁水 6 小时以上。

（2）呼吸监控和训练：要求检查者的呼吸频率和幅度保持相对稳定，一般需做到均匀而较缓慢呼吸。屏气时要求检查者在每一次屏气都处于呼吸周期的同一个水平，以保持层面的一致性。

（3）体位：仰卧位，双臂置于身体两侧，人体长轴与床面长轴一致。剑突与肚脐连线中点置于线圈中心，将呼吸门控感应器捆扎与胸腹部或置于线圈与上腹壁之间。定位灯纵向连线对准人体正中线，横向连线对准线圈中心，锁定位置后进床至磁体中心。

3. 扫描

（1）扫描方位：横轴位、冠状位，必要时辅以矢状位。

（2）扫描定位：采用快速成像序列获取横轴面、矢状面、冠状面定位像，在定位像上制定扫描计划。①横轴位：以冠状面作为定位像，定位线垂直于人体长轴，扫描范围包括肾上腺及肾脏（图 6-6-15A）；相位编码方向一般为前后方向；②冠状位和其他方位：由横轴面作为定位像，来确定其扫描层面（图 6-6-15B）；相位编码方向一般为左右方向，注意需运用防卷褶伪影技术。同样与扫描肝脏一样冠状面定位像应分别包括平静呼吸状态和屏气状态两种定位像，以便呼吸门控和屏气条件下横轴位扫描范围的制定。

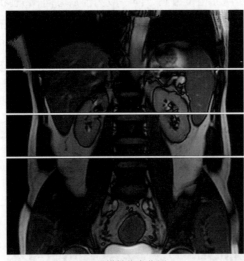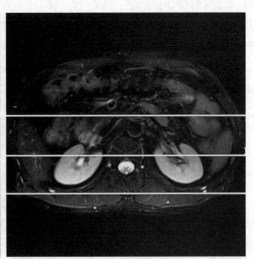

A. 横轴位定位图　　　　　　　　　　　B. 冠状位定位图

图 6-6-15　肾脏扫描

（3）成像序列：常规采用 SE、FSE、GRE、EPI 序列，可选用预饱和和流动补偿技术。肾脏需常规进行动态增强扫描。

4. 临床应用　适用于肾脏肿瘤或肿瘤样病变的诊断和鉴别诊断、感染性病变、血管性病变、先天性疾病等的检查。

六、盆　腔

（一）前列腺

1. 线圈　体部相控阵线圈、直肠线圈（图 6-6-16）。

2. 检查前准备及体位

（1）检查前准备：适度充盈膀胱。

（2）体位：仰卧位，头先进或足先进，双臂上举过头或置于身体两侧，人体长轴与床面长轴一致。线圈中心对准耻骨联合上缘，因盆腔受呼吸运动影响较小，一般不使用呼吸门控，嘱咐检查者平静呼吸。定位灯纵向连线对准人体正中线，横向连线对准线圈中心，锁定位置并进床至磁体中心。

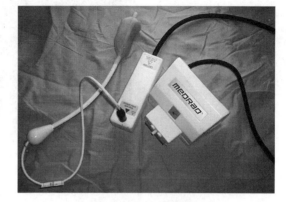

图 6-6-16　直肠线圈

3. 扫描

（1）扫描方位：横轴位、冠状位、矢状位。

（2）扫描定位：采用快速成像序列获取横轴面、矢状面、冠状面定位像，在定位像上制定扫描计划。①横轴位：以矢状面作为定位像，定位线平行于人体腹背轴（图 6-6-17A）；相位编码方向一般为左右方向，注意需运用防卷褶伪影技术；②冠状位：以矢状面作为定位像，定位线平行于前列腺长轴，上缘应包括髂总动脉分叉水平（约第四腰椎水平）（图 6-6-17B）；相位编码方向一般为上下方向，注意需运用防卷褶伪影技术；③矢状位：以横轴面作为定位像，定位线平行于人体腹背轴（图 6-6-17C）；相位编码方向一般为前后方向。

（3）成像序列：常规使用 SE、FSE、GRE 序列，STIR 序列用于脂肪抑制，弥散加权成像（DWI）技术可提高对病变检出率。前列腺增强检查常规采用动态扫描技术，可提高肿瘤的诊断、鉴别诊断和评估。

4. 临床应用　MRI 可清楚显示前列腺中央区、周围区以及移行区，加强了前列腺良、恶性疾病如前列腺增生、前列腺炎症、前列腺癌的诊断和鉴别诊断能力，尤其对前列腺癌的分期、评估、治疗方案的制定有十分重要的作用。

（二）子宫

1. 线圈　体部相控阵线圈。

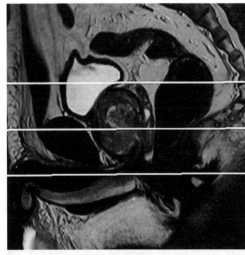
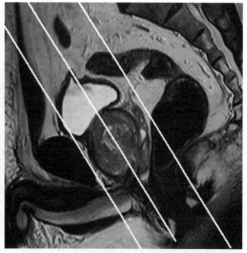

A. 横轴位定位图　　　　　　　　　　　　　　B. 冠状位定位图

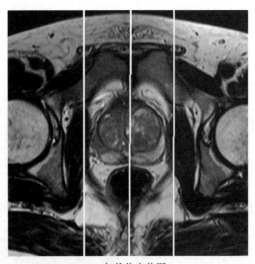

C. 矢状位定位图

图 6-6-17　前列腺扫描

2. 检查前准备及体位

（1）检查前准备：适度充盈膀胱，有金属节育器者，应先取出节育器后再进行检查。

（2）体位：参照前列腺检查体位。

3. 扫描

（1）扫描方位：横轴位、冠状位、矢状位。

（2）扫描定位：采用快速成像序列获取横轴面、矢状面、冠状面定位像，在定位像上制定扫描计划。①横轴位：以矢状面作为定位像，定位线垂直于子宫长轴（图6-6-18A）；相位编码方向一般为左右方向，注意需运用防卷褶伪影技术；②冠状位：以矢状面作为定位像，定位线平行于子宫长轴（图6-6-18B）；相位编码方向一般为上下方向，注意需运用防卷褶伪影技术；③矢状位：以冠状面作为定位像，定位线平行于子宫内膜长轴（图6-6-18C）；相位编码方向一般为前后方向。

（3）成像序列：常规使用 SE、FSE、GRE 序列，STIR 序列用于脂肪抑制，弥散加权成像（DWI）技术可提高对病变检出率。子宫增强检查采用动态扫描技术，可提高肿瘤的诊断、鉴别诊断和评估。

4. 临床应用　MRI 能清楚显示子宫内部各层结构，加强了子宫（子宫颈）良、恶性疾病的诊断和鉴别诊断能力，对子宫（宫颈）癌的分期和评估有十分重要的作用。

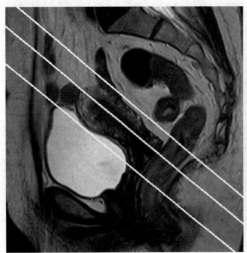
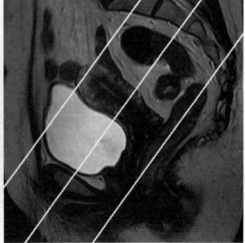

A. 横轴位定位图　　　　　　　　　　　　　　　　B. 冠状位定位图

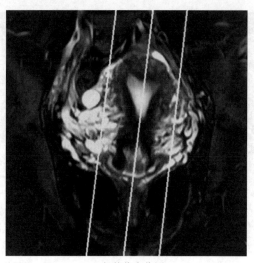

C. 矢状位定位图

图 6-6-18　子宫扫描

七、四 肢 关 节

（一）肩关节

1. 线圈　肩关节专用线圈、包绕式表面线圈（图 6-6-19）。

2. 体位　仰卧位,头先进,线圈包绕被检侧肩部,上臂伸直,置于身旁,掌心向上（大拇指朝外）或掌心面向躯体（大拇指朝上）,固定肢体。线圈中心对准检查者肱骨头内侧,定位灯横向连线对准线圈中心,锁定位置后进床至磁体中心。

3. 扫描

（1）扫描方位:斜冠状位、斜矢状位、横轴位。

（2）扫描定位:采用快速成像序列获取横轴面、矢状面、冠状面定位像,在定位像上制定

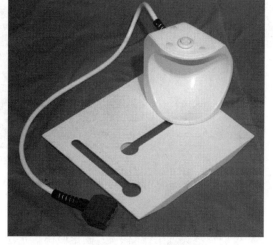

图 6-6-19　肩关节线圈

扫描计划。①斜冠状位:以横轴面作为定位像,定位线垂直于关节盂（图 6-6-20A）或平行于冈上肌腱长轴;相位编码方向一般为左右方向;②斜矢状位:以横轴面作为定位像,定位线平行于关节盂（图 6-6-20B）或垂直于冈上肌腱长轴;相位编码方向一般为前后方向;③横轴位:以冠状位作为定位像,定位线垂直于关节盂,范围上至肩锁关节上方,下至关节盂下缘（图 6-6-20C）;相位编码方向一般为前后方向。

（3）成像序列:常规使用 SE、FSE、GRE 序列,STIR 序列用于脂肪抑制。为防止呼吸运动对图像的影响,可采用预饱和技术。

4. 临床应用　除常规适用于肩关节组成骨早期骨软骨缺血性坏死、感染、外伤、肿瘤或肿瘤样病变、肌肉软组织病变的检查外还可以用于观察肩腱袖损伤、肌腱撕裂和关节盂唇的病变等。

（二）腕关节

1. 线圈　包绕式表面线圈。

2. 体位　介绍两种摆放体位,各自有其优缺点,临床上应从检查者实际情况出发,进行选择。

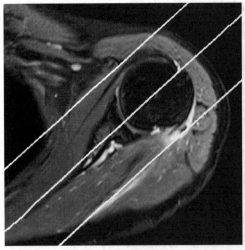

A. 斜冠状位定位图

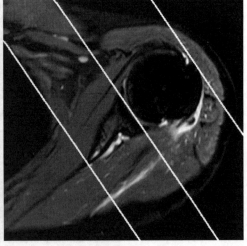

B. 斜矢状位定位图

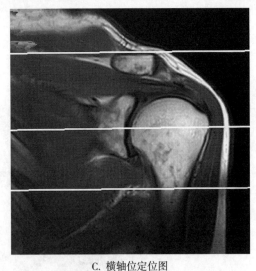

C. 横轴位定位图

图 6-6-20　肩关节扫描

（1）体位一：仰卧位，头先进，被检侧上肢伸直置于身体旁，掌心向上或向下，线圈包绕腕部，尺桡骨茎突置于线圈中心，固定肢体。定位灯横向连线对准线圈中心，锁定位置后进床至磁体中心。此位优点在于检查者舒适，能配合较长时间检查；缺点在于腕部置于磁场边缘部位，图像信噪比会下降。

（2）体位二：俯卧位，头先进，被检侧上肢上举伸直，掌心朝下，线圈包绕腕部，尺桡骨茎突置于线圈中心，将腕部尽量置于床中线，固定肢体。定位灯横向连线对准线圈中心，锁定位置后进床至磁体中心。此位优点在于被检侧腕部可置于磁场中心，增加图像信噪比；缺点检查者舒适度较差，不利于长时间检查。

3. 扫描

（1）扫描方位：冠状位、矢状位、横轴位。

（2）扫描定位：采用快速成像序列获取横轴面、矢状面、冠状面定位像，在定位像上制定扫描计划。①冠状位：以横轴面作为定位像，定位线平行于尺桡骨茎突连线（图 6-6-21A）；相位编码方向一般为左右方向；②矢状位：以横轴面作为定位像，定位线垂直于尺桡骨茎突连线（图 6-6-21B）；相位编码方向一般为上下方向；③横轴位：以冠状面作为定位像，定位线平行于尺桡骨茎突连线，范围从各掌骨基底部至尺桡骨远端（图 6-6-21C）；相位编码方向一般为左右方向。

250

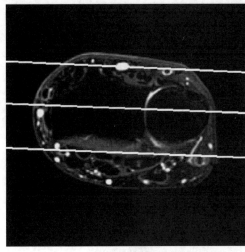

A. 冠状位定位图

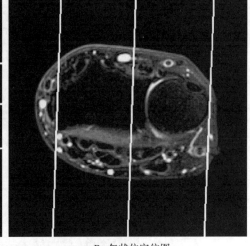

B. 矢状位定位图

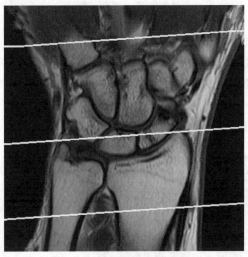

C. 横轴位定位图

图 6-6-21　腕关节扫描

（3）成像序列：常规使用 SE、FSE、GRE 序列，STIR 序列用于脂肪抑制。

4. 临床应用　除常规适用于腕关节组成骨早期骨软骨缺血性坏死、感染、外伤、肿瘤或肿瘤样病变、肌肉软组织病变的检查外还可以用于观察三角纤维软骨复合体、腕骨间韧带和分析腕管综合征等。

（三）髋关节

1. 线圈　体部相控阵线圈。

2. 体位　仰卧位，头先进或足先进，双臂置于身体两侧，双下肢伸直，处于自然体位，人体长轴与床面长轴一致。线圈中心对准双侧股骨头连线中点。定位灯纵向连线对准前腹壁正中线，横向连线对准线圈中心，锁定位置后进床至磁体中心。

3. 扫描

（1）扫描方位：冠状位、横轴位。

（2）扫描定位：采用快速成像序列获取横轴面、矢状面、冠状面定位像，在定位像上制定扫描计划。①冠状位：以横轴面作为定位像，定位线分别平行于髋臼前缘及后缘连线，保证两侧股骨头对称显示（图 6-6-22A）；相位编码方向一般为左右方向；②横轴位：以冠状面作为定位像，定位线平行于两侧髋臼上缘，保证两侧股骨头对称显示，范围从髋臼上缘至耻骨联合下缘水平（图 6-6-22B）；相位编码方向一般为前后方向。

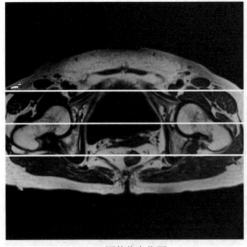
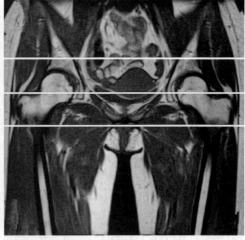

A. 冠状位定位图　　　　　　　　　　　　B. 横轴位定位图

图 6-6-22　髋关节扫描

（3）成像序列：常规使用 SE、FSE、GRE 序列，STIR 序列用于脂肪抑制。

4. 临床应用　除常规适用于髋关节组成骨感染、外伤、肿瘤或肿瘤样病变、肌肉软组织病变的检查外还可以更早、更准确地对股骨头缺血坏死进行定性、定量诊断。

（四）膝关节

1. 线圈　膝关节专用线圈、包绕式表面线圈（图 6-6-23）。

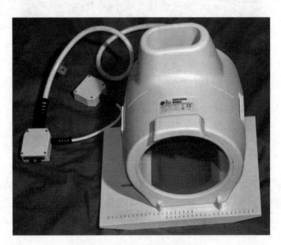

图 6-6-23　膝关节线圈

2. 体位　仰卧位，足先进，双臂置于身体两侧，双下肢伸直，处于自然体位，人体长轴与床面长轴一致。被检侧膝关节置于线圈内，线圈中心对准髌骨下缘，固定肢体。定位灯横向连线对准线圈中心，锁定位置后进床至磁体中心。

3. 扫描

（1）扫描方位：矢状位、冠状位、横轴位。

（2）扫描定位：采用快速成像序列获取横轴面、矢状面、冠状面定位像，在定位像上制定扫描计划。①矢状位：以横轴面作为定位像，定位线垂直于股骨内外髁后缘连线（图 6-6-24A）；相位编码方向一般为上下方向；②冠状位：以横轴面作为定位像，定位线平行于股骨内外髁后缘连线（图 6-6-24B）；相位编码方向一般为左右方向；③横轴位：以冠状面和矢状面作为定位像，定位线均应平行于膝关节间隙，范围从髌骨上缘至胫骨上端（图 6-6-24C）；相位编码方向一般为左右方向。

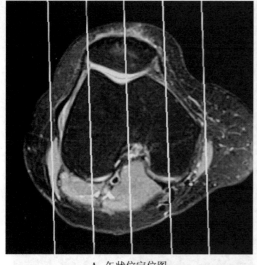
A. 矢状位定位图

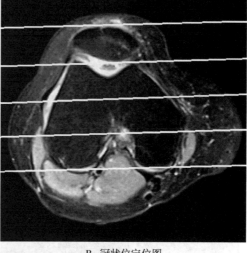
B. 冠状位定位图

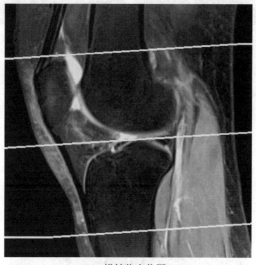
C. 横轴位定位图

图 6-6-24　膝关节扫描

（3）成像序列：常规使用 SE、FSE、GRE 序列，STIR 序列用于脂肪抑制。

4. 临床应用　除常规适用于膝关节组成骨早期骨软骨缺血性坏死、感染、外伤、肿瘤或肿瘤样病变、肌肉软组织病变的检查外还可以用于观察各种类型的半月板撕裂和膝关节韧带的病变等。

（五）踝关节

1. 线圈　包绕式表面线圈、膝关节线圈、头部线圈。

2. 体位　仰卧位，足先进，双臂置于身体两侧，双下肢伸直，处于自然体位，人体长轴与床面长轴一致。被检侧踝关节置于线圈内，线圈中心对准内外踝连线中点，固定肢体。定位灯横向连线对准线圈中心，锁定位置后进床至磁体中心。

3. 扫描

（1）扫描方位：斜矢状位、斜冠状位、横轴位。

（2）扫描定位：采用快速成像序列获取横轴面、矢状面、冠状面定位像，在定位像上制定扫描计划。①斜矢状位：以横轴面作为定位像，定位线垂直于内外踝连线（图 6-6-25A）；相位编码方向一般为上下方向；②斜冠状位：以横轴面作为定位像，定位线平行于内外踝连线（图 6-6-25B）；相位编码方向一般为左右方向；③横轴位：以矢状面作为定位像，定位线平行于距骨顶(胫骨下缘关节面),范围向上包括下胫腓关节,向下至跟骨下缘水平(图 6-6-25C);相位编码方向一般为左右方向。

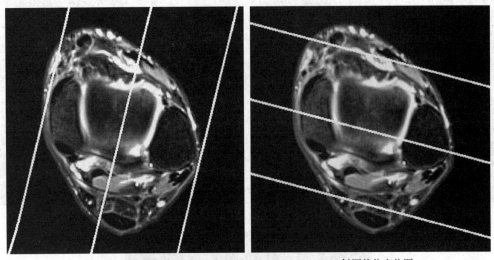

A. 斜矢状位定位图　　　　　　　　　　　　B. 斜冠状位定位图

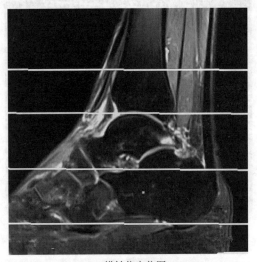

C. 横轴位定位图

图 6-6-25　踝关节扫描

（3）成像序列:常规使用 SE、FSE、GRE 序列,STIR 序列用于脂肪抑制。

4. 临床应用　适用于踝关节组成骨早期骨软骨缺血性坏死、感染、外伤、肿瘤或肿瘤样病变、肌肉软组织、肌腱韧带病变的检查。

（胡劲松）

第七节　MRI 特殊检查的临床应用

一、MR 血管造影的临床应用

磁共振血管成像(magnetic resonance angiography,MRA)目前已成为磁共振常规检查手段之一,其具有无须注射对比剂、成像简便、无创且费用低、可在三维空间显影等优点。它可提供血流的形态、方向、流速、流量等信息。MRA 在临床得到广泛应用,并迅速发展和提高。

（一）基本方法

常用的 MRA 有两种基本方法：时间飞跃法（time of flight, TOF）和相位对比法（phase contrast, PC）。两种方法都依赖于流动现象，但产生影像对比的基础又不相同，即 TOF 与 PC 形成影像对比依赖的是不同的流动效应。TOF 法主要依赖的是流入相关增强；而 PC 法则主要依赖于沿磁场梯度流动的质子相位的改变，即依赖流动质子的相位效应产生影像对比。

1. TOF 法　TOF 血管成像是最广泛采用的 MRA 方法，采用较短 TR 的快速扰相位 GRE T_1WI 序列进行采集，成像容积或层面内的静止组织被反复激发而处于饱和状态，从而血管周围的静止背景组织得到抑制；而成像容积或层面外的未经射频脉冲激发的血液流入成像层面时则产生较高的信号，与静止组织之间产生较好的对比。TOF 法可由多幅二维层面、三维容积或互相重叠的三维容积获得血管影像，分别称为 2D-TOF 和 3D-TOF 法。

（1）2D-TOF：在该方法是采集一个层面后，再采集另一个相邻层面。最终的投影血管影像的分辨力依赖于层厚，层厚最好选 1.5mm。由于梯度的限制，也可以用 2~3mm 层面，并通过重叠这些层面改善分辨力。为了去除来自相反流动方向的血管信号，可在与层面平行的方向放置一个预饱和带，最有效的是与采集层面之间保持一个固定距离的预饱和带。连续 2D-TOF 方法的优点是对慢血流相对敏感。利用 2D 方法可进行屏息血管成像，以去除运动伪影。

（2）3D-TOF：该方法同时采集一个容积，通常 3~8cm 厚。为防止饱和，血液必须迅速地穿过整个容积。3D-TOF 的优点是可采集很薄的层面，产生很高分辨力的投影。另外，该方法对显示具备不同流动方向的迂曲血管以及减少涡流信号的丢失现象均好于 2D 采集（图 6-7-1）。3D-TOF 也可用预饱和带，以显示某一特定方向的血流。

在不同的 TOF 方法中，通过适当地选择 TR、翻转角、TE 及分辨矩阵等，可得到最佳的血管成像。

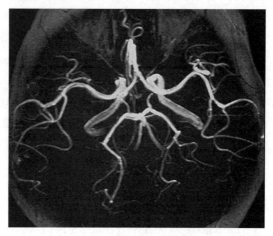

图 6-7-1　脑血管 3D-TOF 图像

2. PC 法　PC 法的原理是在同一区域内获得两组流动自旋相位不同状态的数据，定量比较两者的相位差异并转换成图像对比。流动组织的相位偏移与速度、施加梯度的幅值和间期成正比。可改变梯度的幅值和间期，可对快速或慢速流动进行研究，梯度的幅值和间期与提前选择的被编码的最大速度（Venc）成正比。采集前必须选择一个 Venc 值，将所需要速度作为最大强度信号，通过选择将流动分为快速（Venc 约为 80cm/s）、中等速度（Venc 约 40cm/s）和慢速（Venc 约 10cm/s）。应用 PC 法进行血管成像称为 PCA。是利用流动所致的宏观横向磁化矢量的相位变化来抑制背景、突出血管信号的一种方法。

PC 法 MRA 一般需要 3 个基本步骤，即成像信息的采集、减影和图像的显示。其中成像信息的采集包括参照物、前后方向施加流速编码后、左右方向施加流速编码后及上下方向施加流速编码后等四组。

在获得参照物成像信息和三个方向的流速编码成像信息后，通过减影去除背景静止组织，仅留下血流造成的相位变化信息，通过重建即可获得 PC-MRA 图像。

常用的 PC 方法有 2D-PCA 和 3D-PCA。

（1）2D-PCA：是对单个的厚层或称层块成像，每个像素亮度对应其流速，产生的血管图一般不进行后处理形成其他投影。结合心电图同步技术，在一个心动周期内不同心动周期分别采集流动信号，重建心动周期不同时相的相关血流图像，并快速连续显示，形成 2D-PCA 电影。

（2）3D-PCA：3D-PCA的优点可使用非常小的体素采集，数据采集采用3D方式，以MIP重建形式显示血管影像，并可在多个视角对血管进行投影（图6-7-2）。

与TOF法相比，PCA有更好的背景抑制，具有较高的血管对比，能区分亮组织与真实血管，能提高小血管或慢血流的检测；而TOF应用于快速流动血管最好，可用于观察血管与周围结构的关系。另外，PCA有利于血流定量和方向研究。在高场强条件下，TOF和PC法均能较好地进行血管成像；而在低场强条件下，PCA对头部和体部均较好，而TOF只对大血管，例如Willis环、颈动脉等显示较好。2D或3D TOF法和PC法均可重建出一幅完整的血管影像，但在应用时要注意源图像的作用。如MIP像结合源图像可诊断 >3mm 的动脉瘤、证实颅内动静脉畸形（arteriovenous malformation，AVM）、显示主要动脉的狭窄、闭塞等。

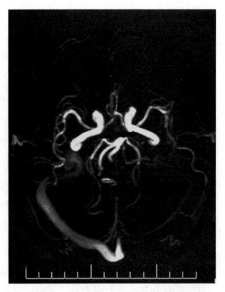

图 6-7-2　脑血管 3D-PC 图像

另外，使用钆对比剂注射、心电门控、脂肪饱和、磁化传递等方法会提高TOF和PCA图像的质量。

3. 黑血（black blood）法　该方法是通过预饱和技术使图像中流动的血流呈黑色低信号，称黑血技术。这种方法是在成像容积外设预饱和区，流动质子流经此区后进入成像区时处于完全饱和状态而不产生信号，而成像区内静止组织呈相对高信号，形成对比。这种方法常被用于辨认血流方向、鉴别流动的血流与静止的血栓、抑制某一方向的血流信号显示解剖结构等。

4. 对比增强MRA　对比增强MRA（contrast enhanced MRA，CE-MRA）是利用对比剂使血液的 T_1 值明显缩短，然后使用极短TR与极短TE的快速梯度回波序列。在极短TR与极短TE的情况下，各种组织的纵向磁化都很小，其信号强度也很小，由于在血管内团注磁共振顺磁对比剂（如Gd-DTPA）的作用下血液的 T_1 弛豫时间极度缩短，血管 T_1 弛豫时间小于背景组织的 T_1 弛豫时间，血管与背景间形成强烈对比。利用超快速且权重很重的 T_1WI 序列就可记录这种弛豫差别。

（二）临床应用

1. TOF法

（1）2D-TOF：主要用于：①评估颈动脉及颈动脉分歧部的形态、有无狭窄、闭塞；②评估椎-基底动脉形态、有无狭窄及闭塞；③评估脑静脉解剖；④也可用于评估主动脉弓、周围血管如盆腔和下肢静脉等。

其优点是：①对慢血流敏感，对正常流速的血流饱和效应小、显示清楚；②扫描时间短。

其缺点是：①对于与采集层面平行方向流动的血流不敏感；②采集过程中病人运动可引起信号空间编码错位；③可能夸大血管狭窄程度；④短 T_1 物质如亚急性期血肿中的正铁血红蛋白可产生与快速流动质子相类似的高信号。

（2）3D-TOF：主要用于：①评估颈动脉及分歧部血管形态及闭塞性病变；②评估Willis环；③评估颅内AVM，显示供血动脉和异常血管巢（团）；④发现和评估颅内动脉瘤，对 >3mm 的动脉瘤效果较好；⑤可用于腹部血管检查。

其优点是：①空间分辨力高，扫描时间相对短，对快速血流和中速血流敏感，多层厚层块采集方式覆盖的解剖区大；②使用磁化转移和斜坡翻转角激励时可增加颅内小血管的清晰度；③ CNR、SNR 较高。

其缺点是：①对于慢速血流不敏感；②静脉解剖显示不可靠；③短 T_1 物质如含正铁血红蛋白的亚急性期血肿、脂肪可产生类似于快速流动质子的高信号；④成像厚层块多时血管信号将减弱。

2. PC 法

（1）2D-PC：应用于：①MRA 的扫描定位像；②显示颅内 AVM 和动脉瘤，并通过不同的流速编码可显示颅内 AVM、动脉瘤中的快速血流和慢速血流；③进行血流方向和流速定量分析；④可用于评估门静脉和肝静脉状态等。

其优点为扫描时间短，信号强度直接与血流速度相关；缺点为仅提供两维血管图像，不能进行血管结构多视角的观察。

（2）3D-PC：应用于：①评估颅内 AVM、动脉瘤；②显示颅内静脉畸形和静脉闭塞；③全脑大容积血管成像；④评估外伤后的颅内血管损伤；⑤显示肾动脉。

优点为：①对快速血流和慢速血流均敏感，血管周围静止组织信号的抑制效果好；②经 MIP 重建的血管像可从多视角进行观察；③大容积成像时血管显示仍清楚；④进行增强扫描时动、静脉结构显示更清楚；⑤可以产生相位图。

缺点为：①扫描时间较长；②流速值的确定影响血管的显示；③对紊流引起的信号丧失比 TOF 敏感。

二、MR 水成像技术的临床应用

MR 水成像是指对体内静态或缓慢流动液体的 MR 成像技术。其优点有：①无创性；②不用对比剂，无对比剂不良反应问题；③获得多层面多方位图像；④适应证广，不适于作 ERCP、排泄性尿路造影、逆行肾盂造影等病人均可用此方法。

MR 水成像技术是近几年 MR 成像的又一临床发展，现已有 MR 胆胰管成像（MR cholangiopancreatography，MRCP）、MR 尿 路 成 像（MR urography，MRU）、MR 脊 髓 成 像（MR myelography；MRM）、MR 内耳迷路成像（MR labyrinthography）和 MR 涎腺成像（MR sialography）等。目前应用于临床检查的有两种，其一，采用重 T_2WI 2D-FSE 序列或 3D-FSE 序列。其二，采用单激发厚层或薄层投射技术。均同时加脂肪抑制技术，前者需工作站行 MIP 重建形成图像而后者不用后处理可直接显示图像。

（一）MR 胰胆管成像

1. 检查技术　MRCP 检查方法目前有两种，重 T_2WI 2D-FSE 序列或 3D-FSE 序列和单激发厚层或薄层投射技术。均同时加脂肪抑制技术，采用表面线圈或相控阵表面线圈、体线圈。表面线圈较体线圈增加了覆盖面积和均一性，提高了图像的 SNR，增加了与周围组织的对比度，使形成的图像更为细腻逼真，可与 X 线造影图像相比拟。检查中病人可屏气或不屏气，屏气可减少呼吸运动伪影，使图像显示清晰，非屏气时应采用呼吸门控技术减少伪影。为减少胃肠道影响，应在 MRCP 检查前 6~8 小时禁食。为减少胃肠蠕动可于检查前口服含 10~20mg 的山莨菪碱溶液 100~200ml。为使胃、十二指肠、部分空肠显示其轮廓，使胰胆管树的解剖关系和病变关系更为明确，可口服少量水。有人主张口服适量阴性对比剂，使肠道内高信号完全消除以提高图像质量。在扫描时首先要做常规轴位 T_1WI、T_2WI 和冠状位 T_2WI，范围由膈肌到胰腺下部。用轴位图像定位，再作冠状位重 T_2WI FSE 扫描（图 6-7-3）。

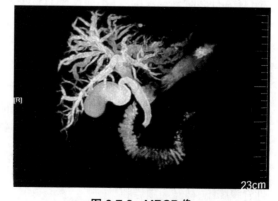

图 6-7-3　MRCP 像
胆囊结石、胆总管下端结石，肝内外胆管扩张、胆总管扩张，胆囊增大，壶腹区肿瘤

2. 临床应用　适于各种胰、胆道病变检查。对胆道扩张、狭窄显示尤为清楚，定位准确率为 100%，定性准确率为 83%，胆石症敏感性 71%~95%，特异性 98%~100%，准确性

94%~97%,与 ERCP 相似。胆道梗阻性病变确诊率 91%~100%,定位准确率 85%~100%;对梗阻性病变良恶性的鉴别敏感性为 81%,特异性 92%,准确性 87%。

3. 不足　受空间分辨力和部分容积效应的影响,使胆胰管轻度狭窄显示不可靠;很难显示壶腹;MRCP 检查过程中无法进行治疗;梗阻的良恶性鉴别不如 ERCP。

(二) MR 尿路成像

1. 检查技术　检查前 5~8 小时禁食。检查前 2 小时饮水 500~1000ml,使膀胱达中等充盈。无梗阻或轻度梗阻者检查前 30 分钟分次口服呋塞米 10~30mg,以利于肾盂和输尿管显示。尿路扩张者不用利尿药。检查前 1~2 小时口服 Gd-DTPA 稀释液 300ml,以去除肠道重叠伪影。无尿路梗阻或轻度尿路梗阻病人采取输尿管加压,便于观察肾、输尿管上、中段病变,骶髂关节以下水平不易加压,以免造成假阴性。有人也主张不用腹部加压。检查前要训练病人呼吸,使其在平静呼吸状态下扫描或屏气扫描。用体线圈先作常规 SE 序列腹部成像,后由冠状位 T_1WI 和轴位 T_2WI 确定范围后扫描,应包括肾、输尿管、膀胱。再用 FSE 重 T_2 脂肪抑制技术作冠状、轴位 T_2WI,用 2D 或 3D 数据采集成像,图像在工作站上作 MIP 重建,对感兴趣区行三维旋转观察。MRU 常用序列有快速自旋回波或单激发快速自旋回波序列等。

(1) 快速自旋回波:采用多个 180° 脉冲,每个层面都用不同的编码,使成像时间大大减少,成像时间与 ETL 有关。长 T_2 液体呈非常高的信号,而短 T_2 的周围肾组织呈极低信号,流动液体无信号或低信号。脂肪抑制技术有利于肾实质、尿道、膀胱显影。参数为 TR=4000ms;TE>300ms;ETL=8 或 16;层厚为 3~4mm,无间距;矩阵 512×512;时间 25 分钟,耗时较长(图 6-7-4)。

(2) 单激发快速自旋回波重 T_2WI 技术:为重 T_2WI 的单激发采集,仅一次屏气即可完成。每层采集小于 2 秒,一次采集 5 层,用 10 秒。其缺陷为层厚为 5mm 或以上,层距 5mm。不需腹部加压和药物,也不需术前水化,还可采集矢状或斜位成像。

2. 临床应用　MRU 诊断肾盂、肾盏、输尿管扩张敏感性达 100%、特异性 96%、准确性 100%。为不易行 IVP 检查的急慢性肾功能衰竭者、年老体弱不能承受腹部加压者及妊娠期妇女提供了安全、准确、无创的替代方法。

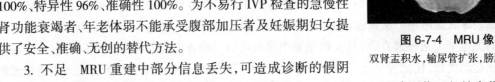

图 6-7-4　MRU 像
双肾盂积水,输尿管扩张,膀胱充盈

3. 不足　MRU 重建中部分信息丢失,可造成诊断的假阴性;显示肾盏不如 IVP,需常规 MR 图像、MRU 源图像和 MRU 的 MIP 重建图像互相结合作出诊断;对结石诊断有一定限度;不能反映急性梗阻时肾功能改变;也不能区分梗阻或非梗阻性扩张。对恶性梗阻病因鉴别尚存困难。

(三) MR 脊髓成像

1. 检查技术　用 2D 和 3D 傅里叶转换重 T_2 加权快速自旋回波 MR 成像技术。源图像采集冠状位和矢状位。常规运用脂肪抑制技术和长 TE(600ms)可有效地抑制背景信号。应用相控阵线圈,降低血管搏动、呼吸及脑脊液流动造成的伪影。

2. 临床应用　MRM 有助于区分神经根出硬脊膜囊时的形态、与脊髓圆锥相连的状态和马尾空间的解剖关系。可以提供椎间盘、骨赘与神经根袖、马尾之间的解剖关系。确定硬脊膜内、外病变的范围,为手术计划提供有用的信息。可以鉴别脊蛛网膜囊肿与充盈脑脊液的病变如假性脊膜膨出、神经周围囊肿。

(四) MR 内耳迷路成像

1. 检查技术　用 3D 傅里叶转换、重 T_2 加权快速自旋回波的 MR 成像技术,可增强有液体充盈的内耳迷路与周围骨的对比,常用序列参数为:TR=4000ms;TE=250ms;ETL=16;回波间隔=15ms;NEX=2。用标准头部正交线圈或小圆形表面线圈置于双耳,通过 3D 成像技术重建图像(图 6-7-5)。

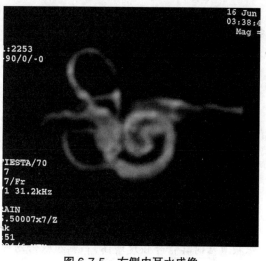

图 6-7-5　右侧内耳水成像

2. 临床应用　可测量正常内耳结构及显示解剖变异,直接显示内耳迷路的内、外淋巴管和淋巴囊。用以诊断先天性神经性耳聋的病因;发现内耳小的肿瘤如神经鞘瘤、血管瘤;与增强 T_1WI 结合确定肿瘤与耳蜗神经的关系。

(五)MR 涎管成像

1. 检查技术　用 3D 傅里叶转换、重 T_2 加权 FSE 的 MR 成像技术显示腺体内外大部分含唾液的管道。高分辨率源图像经 MIP 重建的 2D 图像的分辨率接近普通 X 线涎管造影。旋转显示和多平面重建可提供理想的主涎管影像。

2. 临床应用　可用于评价涎管扩张、狭窄、脓腔、创伤性涎管损伤等,但不能鉴别结石与其他影像,如碎片或血凝块。

(张　晨)

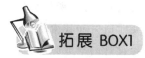

磁共振扩散加权

MR 扩散加权成像(diffusion-weighted imaging,DWI)是 20 世纪 90 年代初中期发展起来的 MRI 新技术,国内于 90 年代中期引进该技术并在临床上推广应用。DWI 是目前唯一能够检测活体组织内水分子扩散运动的无创性方法。是一种新的 MR 功能成像技术,其在中枢神经系统的应用比较成熟,对超急性期脑梗死的诊断价值已经得到肯定,然而 DWI 在腹部的应用尚处于探索阶段。1994 年 Müller 等认为活体测量腹部脏器的表观弥散系数(apparent diffusion coefficient,ADC)值有利于疾病的鉴别诊断。随后,国内外学者陆续应用 DWI 技术对肝脏疾病的诊断进行了研究。但是到目前为止,有关 DWI 及 ADC 值对肝脏占位性病变诊断价值的结论差异很大。

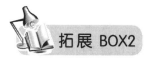

扩散张量成像及白质纤维束示踪技术

扩散张量成像(diffusion tensor imaging,DTI)是一种用于描述水分子扩散方向特征的 MR 成像技术。扩散张量加权成像指在 DWI 的基础上施加 6~55 个(理论上还可更多,这里以 6 个方向为例)非线性方向的梯度场获取扩散张量图像。应用 DTI 数据选择专用的软件可以建立扩散示踪图(diffusion tractography),来描述白质纤维束的走行形态。扩散示踪图的基本原理是通过第一个体素主本征向量的方向寻找下一个主本征向量与其最接近的体素,将这些体素连接起来达到显示白质纤维束的目的。

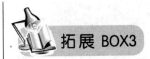

脑功能成像

从广义上讲,脑功能磁共振成像包含很多技术,但目前研究的热门主要集中在 PET 和磁共振两个方面的技术,而基于血氧合水平依赖(blood oxygenation level dependent,BOLD)效应的脑功能磁共振成像(functional MRI,fMRI)技术因为其特有的无创性、费用低,更加有优势。基于 BOLD 效应的 fMRI 就是利用脑组织中血氧饱和度的变化来制造对比的 MRI 技术。当大脑某区域被激活时,该区域脑组织的耗氧量增多,脱氧血红蛋白随之增多;但相应区域脑组织内的血流灌注量也同时增多,带来更多的氧合血红蛋白,最后的结果是氧合血红蛋白与脱氧血红蛋白的比例增高,因此导致 T_2WI 或 T_2^*WI 上相应区域脑组织的信号强度增高。一般认为脑组织被激活时其信号强度增高,而脑组织活动被抑制时其信号强度降低;通过比较执行某个刺激或任务前后脑组织信号强度的变化,从而获得 BOLD 对比。基于 BOLD 效应 fMRI 最常采用 GRE-EPI(FID-EPI)T_2^*WI 序列采集信号。

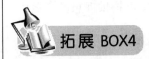

磁共振波谱技术

MR 波谱(MR spectroscopy,MRS)是目前能够进行活体组织内化学物质无创性检测的唯一方法。MRI 提供的是正常和病理组织的形态信息,而 MRS 则可提供组织的代谢信息。大家都知道,在很多疾病的发生和发展过程中,代谢改变往往早于形态学改变,因此 MRS 所能提供的代谢信息无疑有助于疾病的早期诊断。但是目前在临床应用方面还处于研究和摸索阶段。现以 ^1H 为例简述 MRS 的原理。通过对某组织的目标区域施加经过特殊设计的射频脉冲,这种射频脉冲往往带宽较宽,其频率范围必须涵盖所要检测代谢产物中质子的进动频率。然后采集该区域发出的 MR 信号(可以是 FID 信号或回波信号),该 MR 信号来源于多种代谢产物中质子,由于化学位移效应,不同的代谢产物中质子进动频率有轻微差别,通过傅里叶转换可将不同物质的频率加以区分,以此来检测某种代谢物的浓度。MRS 谱线的横轴代表化学位移,即频率,所能探测到的化合物表现为在一个或几个特定频率上的峰。纵轴是化合物的信号强度,其峰高度或峰下面积与该化合物的浓度成正比。化合物最大峰高一半处的谱线宽度称为线宽(linewidth),亦称为半高全宽(full width at half maximum,FWHM),它与化合物的 T_2^* 弛豫时间和磁场的均匀度有关,它决定谱线的空间分辨力。

本章小结

磁共振检查技术是 20 世纪 80 年代才在医学领域广泛开展的医学影像检查技术,进行安全有效的 MRI 检查,必须严格遵守 MRI 扫描的禁忌证、适应证,进行充分的扫描前准备; MRI 检查方法复杂,脉冲序列种类多,各具特点,成像参数多变,影响图像质量的因素多,需根据实际情况合理选用。随着 MR 设备的不断升级,MRI 检查在临床应用越来越广泛。

思考题

1. MRI 扫描前的准备工作有哪些?
2. MRI 检查禁忌证与适应证是什么?
3. 减少磁共振幽闭恐惧症的方法有哪些?

4. 简述各种序列的构成,临床应用及特点。

5. 简述影响 MR 图像质量的参数及影响 MR 图像质量的原因。

6. 常用 MRI 对比剂有哪些?

7. MRI 检查各种伪影的产生原因及补偿技术是什么?

8. 简述 MRI 各部位检查的步骤。

   (请分别简述颅脑、腰椎、肝脏、膝关节 MRI 检查的体位摆放要求。)

9. 简述运用呼吸门控技术的意义、种类、原理及注意事项。

10. 简述 MRA、MRCP 的临床应用。

第七章 医学影像质量管理

 学习目标

1. 掌握：影像管理的基本概念、质量管理活动的程序、质量管理方法。
2. 熟悉：放射诊断影像质量评价方法、CT 和 MRI 图像质量控制方法。
3. 了解：影像质量管理发展、日常影像质量管理的应用。

第一节 影像质量管理概述

一、影像质量管理发展简介

1973 年《北美放射学杂志》上报道了美国尘肺检查有 40% 的照片不符合诊断要求，这一报道震撼了美国职业安全与保健协会。为此，1979 年和 1980 年美国弗吉尼亚州有关放射学界人士召开了放射诊断及核医学的质量保证程序认定会议，确定了照片影像质量管理体制。1980 年 10 月，世界卫生组织（World Health Organization，WHO）在慕尼黑召开了"放射诊断的质量保证（quality assurance，QA）研讨会"，并于 1982 年出版了《放射诊断的质量保证》一书，向世界各国推荐放射诊断质量保证方案，推动了放射诊断质量管理工作发展，致使放射诊断影像质量保证已成为影像技术发展的推动力。

我国的医学影像质量管理活动起步较晚，1987 年人民卫生出版社出版了 WHO 编写的《放射诊断的质量保证》一书的中文译本。1988 年我国第一个放射质量控制中心在浙江省建立，与此同时，国家卫生标准技术委员会放射卫生防护分会提出了制定包括医用诊断 X 线摄影技术质量保证、医用诊断 X 线透视的质量保证、医用诊断 X 线特殊检查质量保证为内容的"医用放射诊断质量保证标准"的计划。原国家卫生部于 1993 年、1995 年分别颁布了《医用 X 线诊断放射卫生防护及影像质量保证管理规定》《大型医用设备配置与应用管理暂行办法》等法规，并宣传、推广影像 QA、QC 的计划和实施方法，这些有力地推动了我国影像质量管理工作的发展。

二、影像管理的基本概念

（一）国际标准化组织管理理念

1. 质量管理原则　成功的质量管理需要系统管理和透明式管理，质量管理的原则是：①以病人为中心；②领导作用；③全员参与；④过程方法；⑤管理的系统方法；⑥持续改进；⑦基于事实的决策方法；⑧互利的原则。

2. 质量管理体系基本原理　质量管理体系的基本原理主要包括有：①方法原理；②过程方法原理，即管理体系将输入转化为输出的活动的过程方法原理；③最高管理者在质量管理体系中的作用原理；④管理文件工作原理；⑤质量管理体系评价原理；⑥持续改进原理；⑦统计技术

262

作用原理。

3. 质量管理体系的要求　质量管理体系建立后的要求是:①识别质量管理体系所需要的过程;②确定这些过程的顺序和相互作用;③确保这些过程有效性运作和对这些过程的监控;④监控和分析这些过程,并实施必要的措施以实现规划的良好结果和持续改进。

(二)质量与质量管理

质量是指产品的特性及满足顾客和其他相关方面要求应具备的性质。对放射诊断来说,质量就是指影像本身或该项检查固有的能满足临床诊断目的的性质。管理是指导和控制各组织的相互协调活动,即制定计划及完成计划所进行的一切活动的总和。

质量管理(quality management,QM)是指制定质量计划,并为实现该计划所开展的一切活动的总和。它包括质量保证(quality assurance,QA)和质量控制(quality control,QC)一切活动的全部过程,是结合现代质量管理理念与方法形成的理念、精神、质量标准、价值及行为准则,是一种质量文化。

(三)全面质量管理

所谓全面质量管理(total quality management,TQM)就是为了最经济地生产、销售令用户充分满意的合乎质量标准的产品,将企业内所有部门为质量开发、质量保证、质量改进所付出的努力统一、协调起来,从而能达到效果的组织管理活动。

对于医学影像质量管理,包括下面几个方面的组织协调活动:①以低的辐射剂量获得好的影像质量;②充分满足临床诊断需要的符合质量标准的照片影像;③引进高质量的成像设备;④影像学科全员参与并共同努力开展 QA、QC 的活动。全面质量管理的重要意义在于树立全员的质量意识,明了影像质量既是影像学科全员的存在价值,又是患者的期望。质量等于用户(患者)的利益,其结果是质量提高,本部门的利益也会得到提高和发展。

三、质量管理活动的程序

质量管理活动程序分为正常管理程序和出现问题时的管理程序两种。

(一)正常管理程序

一个医学影像学科的正常管理程序,可利用美国管理学家 Deming 提出的计划(plan)、实施(do)、检查(check)和总结(action)的循环程序来进行,简称 PDCA 循环程序。

1. 计划　包括工作目标、人员分工、成像设备和材料的购置计划。技术路线、方法等的 QA、QC 管理活动。制定计划时注意可行性、科学性、稳定性和严肃性。

2. 实施　按计划实施的条件是:①人员分工明确、具体;②各类人员的职责明确、上下关系明确;③制定了合理可行的规章制度,使全体人员有章可循;④各类人员配置合理,有明确的时效性;⑤各类人员有良好的职业道德。最好的实时是通过一段运行后形成惯性运行。

3. 检查　这一个程序是保证计划能否健康实施的关键。主要工作是利用客观的物理评价与统计手段,将实施结果与计划进行对比,了解情况,发现问题并及时解决。

4. 总结　当计划实施完毕时,应根据提供的一切技术资料、数据、图表等反映出的基本情况进行总结,肯定成绩,找出存在的关键问题,对全员进行利益兑现。找出的问题暂时解决不了的,可转移到下一次 PDCA 循环程序中。

这样的程序循环,每循环一次就向一个新的水平迈进一步,上一次 PDCA 是下一次的依据,从而达到全面质量管理。

(二)出现问题时的管理程序

管理活动中一旦发现问题就必须迅速作出反应,及时解决。但解决问题也有相应的管理程序。

1. 分析问题的原因　按专业组划分的 QC 小组,到现场分析应有状态(或称标准状态)与现状之间的差别。然后分析出现问题的原因,通过集体讨论,确定是设备问题还是技术方法、材料、操作人员出现的问题。分析时注意客观数据资料,从各个角度进行分析,防止先入为主。

2. 制定对策 根据找出的问题分析出现问题的原因,提出对策即解决问题的方案,制定方案的实施计划书,终止以前的做法,并按新对策实施。

3. 确认效果进行总结 在实施新方案取得良好效果时,要对效果进行确认,并取得上级主管部门的理解和支持。为防止质量效果的退化,进一步明确责任人、技术方法、注意点、操作要点,将取得的良好效果稳定下来,形成惯性运行。总结完毕要写成书面的 QC 活动报告书。若问题未得到全面解决,不要放弃,可以写出阶段性报告,成为进行下一次 QC 活动的出发点。

第二节 质量管理方法

常用的管理方法有主次因素分析法、因果关系分析法和管理控制图法。

一、主次因素分析法

主次因素分析法又称主次因素图或排列图法,它是把产生质量不良的数据,以不同因素进行分类,以便分清主次因素,确定管理工作的重点。其操作方法是:①确定质量不良的原因分类项目;②确定积累的每种原因类别出现数目之和;③将横坐标为产生质量不良的分类项目,左边的纵坐标表示对质量影响的绝对数,右边的纵坐标表示对质量影响的累积百分数,绘制成坐标直方图(图 7-2-1)。

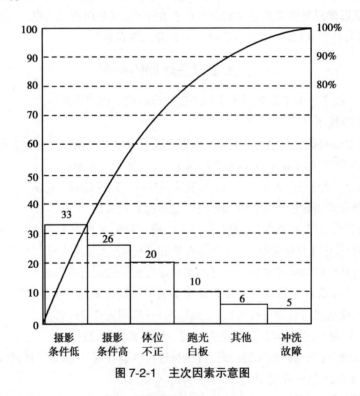

图 7-2-1 主次因素示意图

二、因果关系分析法

因果关系分析法又称因果关系图法,它是将影响影像质量不良的诸类因素,思考对策,分析原因,找出因果关系并绘制成图(图 7-2-2)。它是由许多大小不同的箭头组成。图的中间是一条粗的箭头,表示结果,也就是需要分析原因的某一个质量特性,粗箭头两旁有若干大箭头,表示人、设备、材料、方法等几个方面的因素。每一箭头的两旁又有若干小箭头,分别表示这一方面的具体因素,再分别以更小的箭头对某具体因素进一步细分。因果关系图的特点在于能够全面地反映影响产品质量关系,而且层次分明,可以从中反映某一种原因是通过何种途径影响结果的。借助这种图可以追根究底,找出真正原因,便于对症下药,采取措施。

注意点:在图的空白处,填入图的作者以及 QC 小组名称、单位名称、目的及作图日期。

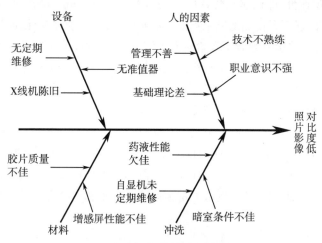

图 7-2-2　因果关系示意图

三、管理控制图法

管理控制图又称 $\bar{X}$-R 管理图,是在医学影像质量管理中常用的方法。它是利用图表形状来反映作业过程中的运行状况,并据此对作业过程进行分析、监督控制的一种工具,它是用于分析和判断工序是否处于稳定状态所使用的带有控制界限的一种图表。在控制界限以内的数值的变动是容许的,其中有些是偶然的,但有些却可能是判断异常情况的线索,不能忽视。如果异常数据出现在管理界限范围($\pm 3\sigma$)外的频率次数占 3‰时,则表明有可能出现异常情况。管理控制图适用于优化选择设备状态检测和稳定性检测的检测周期及自动冲洗机药液管理等。

图 7-2-3 是 $\bar{X}$-R 管理图,表示一组平均值($\bar{X}$)和极差(R)的变动。$\bar{X}$ 控制图主要用来观察、分析某一技术程序的平均值的变化;R 控制图主要用来观察分析某一技术的极差变化。

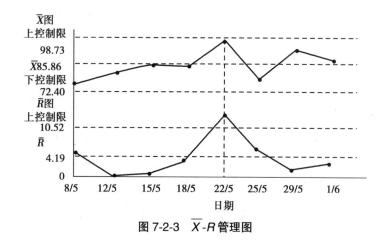

图 7-2-3　$\bar{X}$-R 管理图

第三节　放射诊断影像质量评价

医学成像系统是一个复杂的系统,从信号(X 线)输入到最后医生观察解释的影像输出,整个过程涉及许多物理过程。只有所有的过程都确保影像信号准确地从输入端传到输出端,才能获得高质量的影像。总结起来,主要的评价方法可分为主观评价法和客观评价法,以及二者相结合的综合评价法。

一、主观评价法

影像质量的主观评价,即依靠观察者(评价者)的主观判断进行的评价,其评价结果受观察者的因素影响,不同的观察者得到的结果可能不尽相同,甚至差别迥异,因而是不全面的。自20世纪早期开始国内外有关学者曾做了大量研究工作,其研究的成果主要可分为以下类型:

1. 分辨力评价法　所谓分辨力法是指以人的视觉感觉到的能分辨清楚的影像细节来评价影像质量的方法,其单位是每毫米中能分辨清楚的线对数,单位记作 LP/mm。其特点是以人的视觉能分辨的影像细节评价影像质量,优点是简便易行,操作方便;缺点是因人而异,不够全面。

2. ROC 曲线法　ROC(receiver operating characteristic curve,ROC)一般译为受试者操作特性曲线,是以通讯工程学中信号检出理论(signal detection theory,SDT)为基础,以心理临床评价的受试者操作特性曲线解析和数理统计处理为手段的一种评价方法。现在已得到国内外医学影像研究工作者的认可,应用广泛,被认为是影像检查技术和诊断方法的对照研究标准方法和最广泛的统计方法。

二、客观评价法

主观评价法简单易行,但其易因观察者因素而变,不够稳定全面,研究者们开始使用构成影像的一些物理属性评价影像质量,出现了影像质量的客观评价。所谓客观评价,就是用测定构成影像的一些物理属性(参数)评价影像质量的方法。主要有:

1. 调制传递函数评价法　调制传递函数(modulation transfer function,MTF)是从光学传递函数(optical transfer function,OTF)发展而来、并借用了无线电通讯中"调制"的概念而成的。MTF是描述成像系统分辨力(空间分辨力、锐利度)特性的重要参量,它把输入对比度与输出对比度联系起来,MTF 是空间频率的函数。

2. 噪声评价法　均方根值(root mean square,RMS)和维纳频谱(wiener spectrum,WS)是描述 X 线照片斑点(噪声)特征的物理量。RMS 即统计学中描述"统计涨落"的物理量,就是标准差,是描述不同屏 - 片组合系统斑点(噪声)大小的物理参量。WS 也称噪声功率谱(noise power spectrum,NPS);它描述 X 线影像中噪声能量随空间频率变化的特性,因而表示了噪声和空间分辨力的关系。

3. 噪声等价量子数和量子检出效率评价法　噪声等价量子数(noise equivalent quanta,NEQ)和量子检出效率(detective quantum efficiency,DQE)是 20 世纪 60 年代用于评价天体物理摄影系统成像质量的物理量,20 世纪 70 年代进入医学影像领域,是对系统整体性能进行量化评价的基本方法。它们比较成像设备输出侧的信噪比(signal-noise ratio,SNR)和输入侧的 SNR。DQE 能提供关于系统将输入 X 线信号转换成有用的输出信号的效率,还有关于增加的噪声的测量并考虑到系统的输入 / 输出特性,甚至包括在图像采集过程中产生的模糊(失锐)。DQE 是不同探测器之间性能比较的金标准。此外还有信噪比和特性曲线等。

三、综合评价

(一)概述

综合评价法是以诊断要求为依据,用物理参量作客观评价手段,再以成像的技术条件作保证,三者有机结合,而且注意尽量减少病人受检剂量的综合评价影像质量方法。

常规影像综合质量评价标准包括:影像显示标准、画面质量标准、参考剂量水平、成像技术参数、影像密度范围等。

1. **影像显示标准** 系指在照片影像上能显示特别重要的解剖结构和细节,并用可见程度来表征其性质。可见程度可分为三级:隐约可见、可见、清晰可见。这取决于正确的体位设计、病人配合和成像系统的技术性能。

2. **画面质量标准** 画面美观,体位设计标准、摄影标志齐全、用片尺寸合理、分格规范、照射野、照片无污染、无划痕等。

3. **参考剂量水平** 参考剂量水平(dose reference level,DRL)作为放射学中病人辐射剂量管理的实用工具,国际辐射防护委员会(ICRP)引入了参考剂量水平的概念,此水平为一种调查水平,以一个易于测量的量来表示,通常为在体模或参考人群表面上的空气内或组织等效材料内的吸收剂量。如果病人辐射剂量持续高于DRL,则应采取必要的QA、QC措施,以降低病人剂量。表7-3-1是某些国际或国家相关组织发布的DRL数值。

表 7-3-1 不同组织机构发布的参考剂量水平

检查	机构				
	IAEA	EC	IPEM	MRPB	AAPM
胸部后前位	0.4	0.3	0.3	0.2	0.25
胸部侧位	1.5	1.5	1.5	1	1.5
腹部前后位	10		10	6	4.5
骨盆前后位	10	10	10	4	

4. **技术参数** 必需的技术参数要合理组合,具体包括:摄影设备、标称焦点、管电压、总滤过、滤线栅性能、摄影距离、照射野控制、曝光时间、防护屏蔽等。

标准影像必须遵守下列一般原则:影像能满足诊断学要求;影像标注完整、无误;无技术操作缺陷;用片尺寸合理、分格规范,照射野大小适当;影像整体布局美观,无影像变形;检查部位外的防护;密度值控制在0.25~2.0间。

在影像质量标准的讨论中,对照片上不同的摄影部位规定了不同的密度范围(表7-3-2)。值得注意的是,不同的诊断医师对影像密度有不同的评价要求。

表 7-3-2 不同摄影部位的影像密度

解剖部位	影像密度	解剖部位	影像密度
肺野第二前肋间	1.70 ± 0.05	软组织	1.7~1.8
肺门	0.75 ± 0.05	关节腔	0.9~1.1
肺周边部	0.65 ± 0.05	股骨皮质	0.4~0.5
心影部	0.40 ± 0.02	髋股重叠区	0.4~0.5
膈下部(肝区)	0.35 ± 0.02	胫骨上段中点	0.55~0.65

5. **环境因素** 常规影像照片是一种黑白负片,必须借助X线观片灯,通过透射光将照片的光密度分布转换为光的空间强度分布,形成视觉可见影像。所以观片室环境与观片灯性能也要列入质量管理。数字成像是用电子显示设备进行图像观察的,显示设备的亮度、表面反射等会影响诊断,对环境要求也很严格。

(二)我国的《常规X线影像质量标准》草案简介

中华医学会影像技术学会借鉴欧共体影像综合评价标准,制定了我国的X线影像综合评价的标准,称之为《常规 X 线影像质量标准》(草案)。

1. 目的　医学影像质量控制标准制定的目的,是以最低辐射剂量、最好影像质量,为临床诊断提供可供信赖的医学影像信息。它由医学影像检查的成像过程的最优化来实现。该标准以成像过程最优化中的以下三条主线给出影像综合评价标准:①以诊断学要求为依据;②以能满足诊断学要求的技术条件为保证;③同时充分考虑减少影像检查的辐射剂量。

2. 影像质量控制

(1)诊断学要求:①影像显示标准:指在照片影像上能显示特别重要的解剖结构和细节,并用可见程度来表征其性质。可见度可分 3 级:隐约可见:解剖学结构可探知,但细节未显示,只特征可见;可见:解剖学结构的细节可见,但不能清晰辨认,即细节显示清晰;可见:解剖学结构的细节能清晰辨认,即细节清晰。以上规定的解剖学结构和细节能在照片影像上看到,从而有助于作出准确的诊断。这取决于正确的体位设计、病人的配合以及成像系统的技术性能。②重要的影像细节:这些标准为在照片影像上应显示的重要解剖学细节提供了最小尺寸的定量信息,这些细节也许是病理性的。

(2)体位显示标准:该标准以相应的摄影位置的体位显示标准为依据。

(3)成像技术标准:该标准给出成像技术标准的合理组合。

(4)受检者剂量标准:该标准提供在各种摄影类型的标准体型下,患者体表入射剂量的参考值。

(5)照片影像上解剖点的密度标准范围:本标准设定的不同部位特点解剖点的密度范围,可作为定量评价照片影像质量标准的参考值。

3. 标准影像必须遵循的一般规则　该规则适用于人体各部位影像质量的评价:①影像显示能满足诊断学要求;②影像注释完整、无误;③无任何技术操作缺陷;④用片尺寸合理、分隔规范、照射野控制适当;⑤整体布局美观,无影像诊断的变形;⑥对检查部位之外的辐射敏感组织和器官应尽量加以屏蔽;⑦影像呈现的诊断密度范围应控制在 0.25~2.0 之间。

4. 常见部位的影像质量标准　该标准为医学影像实践提供了一个可达到的标准,但是未能给出某些特殊临床状况下应具备的影像质量标准,此外该标准不可能对影像医学的所有程序进行评价,因此只给出了最常见、最典型的五个部位的影像标准,在此仅代表性介绍胸部正位片的影像质量标准,其他内容可参阅相关资料进一步学习。

胸部正位的影像质量标准:

根据影像质量综合评价要求,将综合评价分数按视读评价、物理评价、技术评价及入射剂量评价进行分配。其中视读标准 70 分,物理标准 30 分,技术标准 50 分,入射剂量标准 50 分,总计 200 分。

(1)视读评价:分配分数 70 分,评价内容包括诊断学划区和诊断学要求。

诊断学划区把整个胸部影像按解剖结构划分为肺野区和纵隔区两个区域。肺野区又分为肺纹理末梢侧和纵隔侧,纵隔区又分为气管、气管分叉和心、膈重叠部三个区域。

诊断学的要求包括肺门影像细节可见,左心影内可辨肺纹理,肩胛骨投影肺野以外,两侧胸锁关节对称,标志正确、画面美观,光学密度适宜,影像对比度协调及层次丰富。光学密度评价要求:第二肋间最高密度 1.7,肺门中密度 0.75,肺周边中密度 0.65,心影低密度 0.4,膈下最低密度 0.35。

具体到各解剖结构的诊断要求与评价标准为:

1)两上肺野:清晰可见直径 2mm 末梢血管分支影像;两上肺野外带密度标准 1.7 ± 0.05;分数 15。

2)两下肺野分支:清晰可见直径 1mm 末梢血管影像;两下肺野外带密度标准 1.13 ± 0.05;分数 15。

3）左上肺动脉：清晰可见直径 5mm 血管影像；密度标准 1.13±0.04；分数 8。

4）右下肺动脉：清晰可见直径 5mm 血管影像；密度标准 0.98±0.02；分数 8。

5）气管：重点评价低密度区、低对比影像的分辨率；气管密度标准 0.62±0.03；分数 8。

6）左右主支气管：重点评价低密度区中略高密度影像（气管分叉）的分辨率；密度标准 0.44±0.02；分数 8。

7）心脏、横膈部重叠区：重点评价高密度区、高对比影像的分辨率；心影密度标准 0.37±0.02，膈下密度标准 0.33±0.02；分数 8。

（2）物理评价：物理评价共计 30 分，对比度、锐利度及颗粒度分别分配 10 分。光学密度纳入各评价区域定标。

1）对比度评价：肺野与肺门密度差为 0.8、气管与纵隔密度差为 0.05、肺野、气管分叉与下纵隔密度差为 1.3、肺野与邻近肋骨密度差为 0.30。

2）锐利度评价：锁骨及肋骨、心脏、横膈边缘锐利；肺纹理边缘清晰。

3）颗粒度评价：肩胛骨下方软组织内无噪声斑点影像。

（3）入射剂量评价：见表 7-3-3。

表 7-3-3 标准成人胸部摄影入射剂量平均值

类别	胸厚（cm）	身高（cm）	体重（kg）	一次剂量（mGy）	积累量（mGy）	评价分数
男性	20	173	67.5	0.117	≤0.5	50
女性	18	162	54.5	0.1	≤0.3	50

（4）摄影技术评价：胸部摄影基本保证条件：见表 7-3-4。

表 7-3-4 胸部摄影基本保证条件表

项目	指标	评价分数
管电压	120kV	10
栅比	>10：1	10
影像载体感度	相对感度 400	10
总滤过	>3.0mmAl	10
焦点	≤0.6	10
总计		50

（5）胸部正位影像评价等级和评价分数标准：见表 7-3-5。

表 7-3-5 正位胸片评价等级和评价分数表

	评价部位	标准片	一级片	二级片	废片
1	右上末梢血管追踪	15	12	9	6
2	右下末梢血管分叉	15	12	9	6
3	左上肺动脉分支	8	6	4	2
4	右下肺动脉重叠影	8	6	4	2
5	主气管	8	6	4	2
6	左右主支气管追踪	8	6	4	2

续表

	评价部位	标准片	一级片	二级片	废片
7	心脏横膈重叠影	8	6	4	2
8	对比度	10	8	6	4
9	锐利度	10	8	6	4
10	颗粒度	10	8	6	4
11	密度	纳入 1~7 评价区域中定标			

四、模拟成像与数字成像质量评价的异同

模拟成像包括屏 - 片组合和影像增强器电视系统,数字成像包括 CR、DR、DSA 及 CT 和 MRI 等。本节所介绍的成像质量评价主要指屏 - 片组合与 CR 和 DR 的异同。

（一）主观评价结果的异同

1. 分辨力评价结果　胶片感光乳剂层卤化银感光颗粒的尺寸为 1~2μm,用于 X 线摄影的胶片分辨力为 30LP/mm 左右。X 线胶片往往与增感屏组合使用,高分辨力增感屏的分辨力为 15LP/mm 左右,普通增感屏的分辨力为 5.0LP/mm 左右,一般应用的屏 - 片组合成像的分辨力为 5.0~7.0LP/mm。CR 和 DR 成像像素值受技术水平的限制,一般在 100~150μm,及成像的分辨力为 3~5LP/mm。显然成像的分辨力角度看,CR 和 DR 是低于屏 - 片组合的。

2. ROC 曲线评价异同　屏 - 片组合成像的技术参数确定后,若视读条件相同,所测试的 ROC 曲线的面积等参数值是不变的;而 CR 和 DR 的 ROC 曲线的特性值却受 CR 和 DR 后处理参数的影像而改变,也就是说当成像技术条件确定后,通过图像后处理可以得到多条 ROC 曲线。

（二）客观评价结果的异同

1. γ 值测定的异同　对屏 - 片组合来说,当屏 - 片组合确定后,在相同测试条件下获得的特性曲线是不变的。而对 CR 和 DR 成像系统,在曝光后可以通过后处理中旋转量（GA）的变化来改变 γ 值的大小,GA 增大可以增加影像对比度,GA 减小可以减小影像对比度。这就是说 CR 和 DR 成像系统比屏 - 片组合具有更好的选择性。

2. MTF 测试的异同　测试成像系统的 MTF 有两个条件:一是成像系统必须是线性的;一是成像系统必须具有位移不变性。对屏 - 片组合而言,由于其特性曲线仅有直线部分是线性的,而 CR 和 DR 成像系统的数字特性曲线完全是线性的,显然这一点 CR 和 DR 比屏 - 片系统组合的好;从成像位置的不变性来看,由于屏 - 片组合成像时影像上的密度值是连续的,骨形成的影像信号的位置是固定不变的,而 CR 和 DR 成像系统所形成的数字影像是离散数字,在这一点上不如屏 - 片系统好。但是由于 CR 和 DR 的后处理功能,其测得的 MTF 值比屏 - 片系统的好。

3. WS 测试的异同　屏 - 片组合形成影像上的噪声因素仅有 3 个:①X 线量子噪声;②增感屏结构噪声;③胶片的颗粒状性。而形成数字影像的噪声因素多,以 CR 成像系统为例就有 6 个:①X 线量子噪声;②A/D 转换量子噪声;③IP 的结构噪声;④读取时的结构噪声（激光扫描造成）;⑤显示或记录系统的噪声（激光打印设备或显像噪声）;⑥胶片的噪声。显然,测试噪声频率特性 WS 时,测定 CR 和 DR 的困难大,而且测定的 WS 值还受后处理影响,而对屏 - 片组合而言就无此现象。

从总体上看,数字影像要比屏 - 片组合成像优越性多,特别是从满足临床需要上看,数字影像的优点更多,如一次曝光后,通过后处理技术可以得到不同对比度和感兴趣区的数字影像。但需注意的是,应用后处理技术时要把握好选用的后处理参数,否则会使所获得的影像噪声增加,使成像系统输出信息量减少。

第四节　日常影像质量管理的应用

一、阅片条件的检测

阅片条件的检测,是指检测阅片灯亮度和阅片的环境照度(illuminance in reading room, IRR),使之有利于阅片医师眼睛观察到影像显示出的信号,不至于因阅片条件不符合要求而使影像上已有的信号显示不出来。

(一) 阅片灯亮度的检测

1. 检测的依据　根据人眼的生理特点,医师的阅片诊断能力,在视觉灵敏度一定范围内随光照度的增加而提高,而且与光强度的对数值成正比。但达到一定数值时,上升速度减慢并趋于饱和;然后光照度再增加,视读能力不但不再上升反而逐渐下降。1995 年欧共体组织制定的综合影像质量评价标准规定:经 X 线照片入射到医师眼中的光强度应保持在 $100cd/m^2$ 左右,换算为照射单位约为 314Lx。

医师阅片对阅片灯的要求是:阅片灯照度是可调的,可调范围在 2000~6000Lx。除此之外,阅片灯还应该设有强光灯,以备阅读高密度的照片影像。

2. 检测方法　每天在医师读片前,按照度正确操作,对阅片灯进行检测,当阅片灯亮度低于 2000Lx 时,应考虑更换;检测阅片灯时还要看亮度均匀程度,卫生部的有关文件标准是不均匀度为 30%,不均匀度超过 30% 也应考虑更换。

(二) 环境照度的检测

1. 检测的依据　外来的光线会降低影像对比度,即影像上已显示的信号,有可能因外来光线减低了信号对比度而视读不出来。现在推荐阅片室内的环境照度只有在 50~100Lx 之间尚符合要求。这也就是现在提倡尽量使用高性能的阅片灯在低环境照度条件下进行阅片的道理。

2. 检测方法　在医师阅片前,对阅片室内环境照度进行检测,如果在 50~100Lx 范围内认为合理,如果大于 100Lx,就必须用布帘遮光减低外来光线强度。

二、屏-片组合应用质量检测

屏-片系统是 X 线成像设备中重要的器材,检测其成像性能参数是重要的 QM 内容,在临床应用中有重要意义。屏-片组合成像性能参数主要指:分辨力、MTF、RMS 或 WS。与此相关的还有:屏-片组合特性曲线的 γ 值、灰雾、屏-片的 ROC 曲线成像性能参数的解析、NEQ 测试。这些成像性能中有的比较容易测试,如 γ 值和灰雾,而有的就要受到测试条件的限制,如 MTF、RMS(或 WS)、ROC 曲线、NEQ 等。容易检测的部分在有关章节和实验中详细讲解,不再赘述。对于一时难以检测的性能参数,可以通过学习国内外有关文献掌握其物理意义。

三、CR 和 DR 系统的检测

(一) 医用数字 X 射线摄影系统的计量性能及要求

医用数字 X 射线摄影系统计量性能检测,目的是进行性能的检查和影像质量的保持。主要体现在对以下几项技术指标的检测上:

1. 辐射输出的空气比释动能　指不带电电离粒子,在质量为 dm 的某种物质中释放出来的全部带电粒子的初始动能总和 dEtr 除以 dm。在检定条件下,单次曝光辐射输出的空气比释动能应不大于 10.0mGy。

2. 辐射输出的重复性　X 射线管电压、管电流选定后,照射 6 次,辐射输出的重复性应不大于 5.0%。

3. 辐射输出的质　当管电压 70kV 时，半价层应不小于 2.1mmAl。

4. 空间分辨力　指在数字图像中高对比度的条件下，能分辨出相邻两个物体的能力。要求在管电压 50kV、5mAs 或在最低自动模式条件下曝光，对于 CR 不低于 18Lp/cm；对于电荷耦合器件（CCD）探测器的 DR 不低于 20Lp/cm，对于平板探测器（FPD）的 DR 不低于 25Lp/cm。

5. 低对比度分辨率　指在数字图像中低对比度的条件下，能分辨两种以上组织微小的密度差异的能力。要求在管电压 70kV、12.5mAs 条件下，应能分辨模体（DIGI-13）1.2%。

6. 动态范围　指在数字图像中，一次曝光所获得的信息量的范围，体现图像的动态范围。要求对 CR 在不使用滤线器条件下，用常规 SID，选择管电压 70kV、20mAs 或适当管电压，自动曝光模式下，可分辨阶层数应大于 40；对 DR 在使用滤线器条件下，用常规 SID，选择管电压 70kV、20mAs 或适当管电压，自动曝光模式下，可分辨阶层数应大于 50。

7. 伪影　由于曝光条件选择不当等原因产生的正常影像以外的显影。在常规工作条件下，应影像均匀、无伪影。

8. X 射线管的电压　在工作范围内，X 射线管电压值的误差不超过 ±10.0%。

（二）检测用设备

1. 剂量计　必须是积分型电离室或半导体型的剂量计，剂量有效量程上限应不小于 10Gy，下限应不大于 1Gy。其校正因子扩展不确定度不大于 5.0%。

2. 半价层测量仪　其铝片的纯度应大于 99.5%，厚度误差不超过 ±0.05mm。

3. 空间分辨力测试卡　铅当量为 0.1mmPb，最大有效线对应不小于 50Lp/cm。

4. 密度分辨力模体　应符合 AAPM 和 IEC 的相关技术要求。

5. 灰阶等级模块　其材料吸收系数值应达到相关技术要求，灰阶层数应不低于 100 级，厚度误差不超过 ±0.02mm。

6. 均匀模块　铝模的纯度应大于 99.5%，厚度误差不超过 ±0.1mm。

7. 非介入式电压表，其相对误差小于 ±2.0%。

（三）检测方法

1. 辐射输出的空气比释动能

（1）将剂量仪电离室置于照射野的中心，电离室中心轴与射线束垂直，SID 为 100cm，在正常过滤条件下选最大照射野，选 X 射线管电压 70kV，20mAs。

（2）在上述条件下曝光，连续测量三次，取其平均值，按下式计算空气比释动能，单位为 mGy。

$$K = M \cdot K_{TP} \cdot N_K$$

式中：M：剂量计三次测量的平均值；K_{TP}：电离室型探测器温度、气压密度修正；N_k：电离室或半导体探测器空气比释动能的校准因子。

2. 辐射输出的重复性

（1）在摄片方式工作时，将 X 射线管电压调至 70kV，20mAs 或 X 射线管电流调至最大管电流的 50%。

（2）用积分式剂量计，在非减弱辐射束下将剂量仪电离室置于照射野的中心，在正常过滤条件下选最大照射野，电离室的中心轴与射线束垂直，SID 为 100cm，连续测量 n 次（n≥6），重复性用下式计算。

$$V = \frac{1}{\overline{K}} \sqrt{\frac{\sum_{i=1}^{n}(K_i - \overline{K})^2}{n-1}} \times 100\%$$

式中：K_i：空气比释动能测量值；$\overline{K}$：空气比释动能测量值的平均值。

3. **辐射输出的质**　将剂量仪的电离室置于 X 射线照射野的中心,在标准过滤条件下选最大的照射野,电离室的中心轴与射线束垂直,SID 为 100cm,将 X 射线管电压调至 70kV,20mAs。用半价层测量仪直接进行测量。

4. **空间分辨力**　将分辨力测试卡放置于影像探测器输入端,并处在照射野的中心位置,在管电压 50kV、5mAs 或在自动模式条件下曝光,调整窗宽窗位使影像最佳,直接读取可分辨的线对值。

5. **密度分辨率**　将密度分辨力测试模体放置在影像探测器输入端,并处在照射野的中心位置,在管电压 70kV、12.5mAs 条件下曝光,调窗宽窗位最佳,应能分辨模体(DIGI-13)1.2%。

6. **动态范围**　选择管电压 70kV、20mAs 或适当管电压,自动曝光模式下,对阶梯模块进行成像,调整窗宽窗位最佳,在影像上直接读出可分辨的阶层数。

7. **伪影**

(1) 对 CR 选不同规格常用的 IP 进行检测,检测前应对 IP 进行一次彻底擦除处理:①在不曝光条件下扫描成像,在常用的窗宽和窗位下进行调整、观察,不应有伪影。②在观片灯箱上观察或在显示器上观察原始影像,照片或影像全野应清晰、均匀一致,无伪影。如果超过 2 块 IP 影像上发现有不均匀一致或伪影,应对所有 IP 进行该项检测和评价。

(2) 对 DR 用均匀模块,选择常用 SID 和 70kV,20mAs 自动曝光成像,不应有伪影。

8. **X 射线管电压**　将非介入式电压表的探测器置于 X 射线照射野中心,射线束轴与探测器截面垂直。选择 70kV,或其他常用的电压值,每点至少重复测量三次,取其平均值,用相对偏差 Ev 表示电压的准确度。

（四）检测结果的处理

医用数字 X 射线摄影系统检测结果应满足国家医用数字 X 射线摄影系统检定规程相关要求,合格的发给检定证书,不合格的发给检定结果通知书。检定周期一般不超过 1 年。经调试、修理后的医用数字 X 射线摄影系统必须重新检定。

四、激光打印机应用质量的检测

1. **校准时机的掌握**　当出现以下情况时,若胶片乳剂、照片冲洗条件、更换冲洗机、密度设置需要改变时,要及时校准激光打印机。

2. **校准程序**　激光打印机的校准就是要重新建立一个新的标准,这需要完成 5 个程序:进入校准方式、打印标准图像、测量密度值、向打印机输入密度值和开始校准。

(1) 进入校准方式:①确认激光打印机和冲洗机得到充分预热;②确保冲洗机临床打印的激光影像与标准图像是同一个冲洗机。

(2) 打印标准图像:①调出成像主机装置中的 SMPTE 测试卡或 IEC 相关测试模体图像,并加以激光打印;②在此程序中要注意标准图像灰阶的最黑的一级不宜太黑也不宜太淡。

(3) 测量密度值:①用密度计测量校准图像的最大密度(D_{max})是否符合新的标准设定值;②测量标准图像中 9 个灰阶中心的密度值。如果打印机内有内置的 QC 密度计,可按照打印机的设置程序逐项进行。

(4) 向打印机输入密度值。

(5) 开始校准:此程序中,如果校准不成功,激光打印机会显示错误信息。整个校准程序要保证以下各项:① 9 个灰阶的密度值要全部正确无误地输入;②激光打印机和冲洗机要完全预热;③密度值的输入要按照逐渐增高的顺序进行,每一级灰阶的密度值必须大于或等于前一级密度值;④校准一定要使用标准图像(SMPTE 推荐的测试卡图像),不能使用试验图像或临床图像。

第五节　CT 图像质量控制

CT 图像的形成要经过多个环节,各种因素和参量选择不当都将会直接影响到 CT 图像质量,若不能及时地鉴别出来,将会造成临床医生的误诊断。作为一名放射工作人员要能及时地分析和判断出影响 CT 图像质量的因素,利用现有的手段合理地选择各种参量和 CT 图像的后处理功能,不断改善 CT 图像质量。我们不但要了解评价图像质量的标准和方法,而且也要了解影响图像质量的因素及技术环节。

一、CT 成像系统的主要技术指标

成像系统整机性能的好坏决定了图像质量的优劣,所以对 CT 图像质量的评价和检测,就是对成像系统整体性能的评价和检测。从这个意义上说,评价和检测 CT 图像质量的参数,可视为评价和检测 CT 成像系统整机性能的参数。

1. 扫描时间和扫描周期　CT 成像系统的扫描时间越短,人体器官运动对获取高质量的 CT 图像影响也越小。大多数的 CT 扫描过程中,最短的扫描时间是指 X 线管扫描移动角度在 210°~240° 时的扫描时间,称为半程扫描时间(half-scan time)。在人体器官或组织运动影响不大的情况下,为了获取比较高质量的 CT 图像,一般都进行 360° 的全程扫描(full-scan),所需的扫描时间通常是半程扫描时间的 1.5~1.7 倍。

扫描周期(scan cycle)是指对一个体层平面(slice)扫描开始,完成一次扫描过程到下一次扫描开始所需的时间。扫描周期通常包括扫描时间、数据采集系统的数据处理和恢复时间、扫描装置重新定位时间等,其中扫描时间在扫描周期中占的比重最大,约为 60% 以上。在现有的 CT 扫描装置中,往往希望扫描周期越短越好,这样可以进行连续扫描,因而缩短扫描时间是缩短扫描周期的主要途径。目前全身 CT 扫描装置扫描周期可达 5 秒左右,每分钟可在某体层平面进行 12 次扫描。

2. 摄影区域和体层厚度　摄影区域(region)是指 CT 扫描系统摄取被照人体最大区域。临床上在保证不降低 CT 图像质量的前提下,总希望增大摄影区域。然而由于 X 线束是以扇形束来照射平面的被测人体,射线到达人体中心与边缘处的距离不相等,随着摄影区域增大将会使 X 线强度在被照人体上的分布不均匀,而且也产生图像噪声等问题。从临床角度上看,一般检查被测人体的胸部和脊柱等部位,摄影区域在 φ50cm 即能满足需要,所以,现在全身 CT 扫描系统设计的最大摄影区域在 φ40~φ50cm 之间。

CT 成像装置在体层平面上要得到比较高的空间分辨力,必须尽可能地选择薄的体层厚度(slice thickness),这样才能区分相邻组织结构的细微差别。由于技术上的原因并且考虑到被照人体的照射剂量,将体层厚度选择很小是很困难的。一般将体层厚度选用在 5~10mm;而对微细组织结构(如耳小骨)扫描,可将体层厚度用到 1mm。

3. 空间分辨力　在后面叙述。

4. 主要技术参数　评价一台 CT 成像装置的好坏,可以通过描述它的几个主要技术参数来衡量,如表 7-5-1 所示。

表 7-5-1　CT 成像装置主要指标

项目	指标范围
扫描时间	1~10s
计算时间	10~30s
摄影区域	40~50cm

续表

项目	指标范围
体层厚度	1~10mm
空间分辨力	0.5~1.0mm
对比度	2~4HU
扫描周期	$8\sim12\min^{-1}$

表中每个技术参数简要地说明了 CT 成像装置某一方面的性能,若全面衡量 CT 成像系统的性能,需要将其性能指标进行综合考虑。

二、CT 图像与 X 线照片评价比较

CT 成像与传统 X 线摄影有很大的区别,不能沿用评价传统 X 线照片的方法来评价 CT 图像质量。我们可以通过了解 CT 图像与传统 X 线照片的不同之处,来理解对图像质量的分析。

CT 图像与传统 X 线照片相比较,主要区别为:

(1) CT 图像没有严重的散射线影响:传统的 X 线摄影需要一大的立体角 X 线束,有较多的散射线作用于 X 线照片上;而 CT 成像装置中由于采用狭窄的扇形束 X 线,绝大部分散射线已被排除,并且位于扇形束内的散射线也由检测器前面的准直器滤掉,因而 CT 图像的质量很少受 X 线散射产生的影响。

(2) CT 图像没有影像重叠:传统 X 线摄影将三维的物体成像在一个二维平面上,使 X 线照片上的人体结构图像相互重叠,大大地降低了图像的对比度;CT 成像装置是为了解决影像重叠现象而设计的,并且可以改善辨别各种器官或病变组织的密度分辨能力,提高低对比度软组织的成像质量。

(3) CT 图像中出现的伪影或干扰源的影响较严重:传统 X 线摄影出现伪影或干扰源只能影响到局部照片中,辨别起来比较容易;而在 CT 图像中某处的干扰源或产生伪影,将会影响到整个图像,产生的效果不易辨别出来。

(4) CT 图像的空间分辨力在某种情况下比传统的 X 线照片低:这是因为 X 线照射人体后用感光底片直接摄影,其胶片感光颗粒要比由 CT 成像装置中检测器取样尺寸小得多,而且 CT 图像还要经由一定数量的测量值计算出 CT 值,再得到显示灰度的图像后摄取图像照片,这些过程都影响 CT 图像的空间分辨力。在检测人体肺部和脊柱等器官时,传统的 X 线照片要比 CT 图像空间分辨力高。

(5) 影响 CT 图像质量因素多且复杂:在不同的扫描方式及参量设置下,将产生图像各异的画面,直接对图像质量产生影响。例如丢失某一测量值,反投影时某一数值出现干扰以及滤波参数选择不当等都会影响到 CT 图像,甚至影响到整幅图像画面。

从上面 CT 图像与传统 X 线照片比较中,可以看出 CT 图像质量的评价要比传统 X 线照片复杂得多,干扰影响的因素多。在实际应用或操作 CT 成像装置中,要能及时地分析和辨别出影响 CT 图像的干扰因素,及时地加以调整或改善 CT 成像装置,这样才能保证 CT 图像质量,不至于产生误诊断。

三、CT 图像质量的参数

(一)对比度与对比度分辨力

CT 图像对比度是表示不同物质密度差异(主要是针对生物体的组织器官及病变组织等而言)或对 X 线透射度微小差异的量,是对不同物体密度的分辨能力。对比度分辨力也叫密度分

辨力,通常用能分辨的最小对比度的数值表示。表现在图像上像素间的对比度,是它们灰度间的黑白程度的对比度,通常采用两种定义方法,一种是根据调制度给出的,设 a 和 b 分别为 CT 值的最大值和最小值,则定义对比度:

$$\Delta = \frac{(a-b)}{(a+b)} \times 100\%$$

另一种定义是相对对比度为:

$$\Delta = \frac{(a-b)}{a} \times 100\%$$

例如水与有机玻璃的相对对比度约为 12%。

对比度分辨力是在兴趣区域内观察细节与背景部分之间具有低对比度时,将一定大小的细节部分从背景中鉴别出来的能力。这里要区分对比度和对比度分辨力,前者是由 X 线的质决定的,某一测试模型充上液体后,通过不同的 X 线质产生不同的对比度效果;后者是由相应的 CT 成像装置的噪声状况决定的。由于对比度分辨力受到噪声的限制,所以常常用噪声的标准偏差来表示,特别是对低对比度区域中的分辨力。

(二)高对比度分辨力和低对比度分辨力

按国家标准(GB),高对比度分辨力的定义是:物体与匀质环境的 X 线线性衰减系数差别的相对值大于 10% 时,CT 图像能分辨该物体的能力;低对比度分辨力的抽象定义是:物体与匀质环境的 X 线线性衰减系数差别的相对值小于 1% 时,CT 图像能分辨该物体的能力。国家 GB 标准对上述两种分辨力的检测方法,是通过对适合于直接进行图像视觉评价的各种规格的体模进行扫描,之后对所得图像进行视觉评价;对验收检测、状态检测以及稳定性检测合格标准,有具体的数值规定;而且,每月都要按国家标准进行检测。检测中,要求单次扫描的 X 线的剂量≤50mGy(脑组织扫描)。

(三)空间分辨力

空间分辨力(spatial resolution)是指在某物体间对 X 线吸收具有高的差异、形成高对比的条件下,鉴别其微细结构的能力。传统的空间分辨力检测方法是选用一个带有不同孔径的测试卡,这种测试卡通常是在直径为 200mm、厚为 15mm 的有机玻璃上,排列从 Φ0.5~Φ4.0mm 的圆孔,各排圆孔之间孔距与圆孔直径一样,每组圆孔按彼此间的中心距离等于该组圆孔径的两倍的方式排列。利用这种测试卡可以检测出 CT 扫描装置对测试卡上圆孔的分级,其分级的程度也就决定了该装置的空间分辨力。CT 成像装置能区别的最小孔径,即为该装置最高的空间分辨力。

(四)噪声

图像的噪声(noise)也是评价图像质量的有用参量。在 CT 成像过程中,有许多数值变换和处理过程会形成图像的噪声,影响图像质量。这些噪声主要有 X 线量子噪声、电气元件及测量系统形成的噪声以及重建算法等造成的噪声等。

1. 噪声概念　在 CT 成像装置中,如果扫描一个均匀材料的物体,在一个特定区域中观察其 CT 值,就会发现这一特定区域内的 CT 值并不是一个固定值,而是围绕着某一平均值上下做随机分布,这种随机分布就是由成像装置产生的噪声所致。可以用在这一特定观察区域中的 CT 值的标准偏差 σ 来描述噪声的大小,它是围绕此区域的平均 CT 值的上下变化的定量值。噪声标准差是一个可测量的参数,通过计算所考虑区域内的平均 CT 值的标准偏差来求得。设 CT 图像中 ROI 内的标准偏差为:

$$\sigma = \sqrt{\frac{1}{n}\sum(CT_i\,值 - \overline{CT}\,值)^2}$$

式中 n 为 ROI 内像素数目;CT 值为 ROI 内的实际 CT 值;$\overline{CT}$ 值为 ROI 内平均 CT 值,$\overline{CT}$ 值 =

$\dfrac{1}{n}\sum CT$ 值。

2. 图像噪声与空间分辨力　在 CT 图像重建中,使用各种不同类型的卷积滤波器和图像重建算法,产生不同的图像质量交换补偿。例如当卷积滤波选择稍微平滑滤波器时,使空间分辨力降低,噪声也同样降低,但改善了图像对比度分辨力,因此,可利用这种滤波器对软组织中大的低对比度区域有效地显示图像;当选择一种边缘增强滤波器时能使被照兴趣区域的细节清晰,改善了空间分辨力,但由于它对被测信号进行了微分作用,因此使噪声信号增强,降低了对比度分辨力,这种滤波器可使骨质结构的细节清晰显示图像;当测得一组原始数据后,可分别采用标准算法和高分辨算法,分辨力较低的标准算法显示图像噪声标准偏差低(6.4),而分辨力较高的算法图像噪声标准偏差高(16.0)。从上面示例可以看出,在实际应用中要根据不同的应用类型选择不同卷积滤波函数,使空间分辨力与图像噪声之间得到合理补偿。

3. 图像噪声与 X 线剂量　按国家标准,噪声(noise)的定义是:在均匀物质的影像中,表示给定区域的各 CT 值对其平均值的变化的量。其量值用给定区域 CT 值的标准偏差表示。X 线剂量系指在 X 线扫描中,投照受检体所使用的 X 线的剂量,由前述可知,它决定于 X 线的强度和硬度。增大 X 线的剂量可以降低图像噪声。测量系统中某些部分,如 X 线管及电子电路元件产生固有噪声干扰,主要是 X 线量子噪声干扰,会使 CT 图像的对比度分辨力下降。

(五)均匀度

均匀度(或均匀性)是描述物体断面的不同位置上同一种组织成像时,是否具有同一个平均 CT 值的量。国标对均匀度的定义是:在扫描野中,匀质体各局部在 CT 图像上显示出 CT 值的一致性。

第六节　MR 图像质量控制

MR 的图像受多种因素的影响,而且 MR 扫描序列以及扫描参数具有选择灵活性,这使得 MR 成像的质量很大程度上受操作者的影响,因此必须了解 MR 图像质量及其影响因素的作用,以便在工作中选择适当参数,取得最佳 MR 图像。

一、MR 图像质量的评价指标

评价 MR 图像质量的主要技术指标是:图像信噪比、对比度和空间分辨力,它们决定着图像上各种组织的表现,同时它们之间又互相影响。

(一)空间分辨力

空间分辨力是指影像对物体细节的分辨能力,是指在一定的对比度下,影像能够分辨的邻接物体的空间最小距离。而在影像学中,空间分辨力是靠每个体素表现出来的,空间分辨力取决于体素的大小。当体素容积小时,能分辨出细微结构,空间分辨力高;当体素容积大时,则不能分辨细微结构,空间分辨力低。

体素的大小取决于成像层面厚度、FOV 和像素矩阵的大小,成像层面越薄,则空间分辨力越高;成像层面越厚,则部分容积影响越显著,空间分辨力就越低。所以当视野(FOV)一定时,像素矩阵越大,空间分辨力越高;当像素矩阵一定时,FOV 越小,空间分辨力越高。

(二)信噪比

信噪比(SNR)是指图像中的信号能量与噪声能量之比。对一个体素而言,其信噪比就是该体素的信号强度除以体素的噪声值。显然,高的 SNR 是获得优质图像的基本条件之一,较低的 SNR 会使图像看起来颗粒粗糙。在成像操作中除保证系统本身的状态良好外,为了增加 SNR,主要应设法增加接收的信号量,因为噪声是不可避免、始终存在的。增加信号量将使 SNR 增高。

277

（三）对比度

对比度是指组织之间信号强度的相对差异。两种组织的对比度常以下式表示：

$$C=|S_1-S_2|/|S_1+S_2|$$

式中 C 为对比度，S_1、S_2 分别为两种组织的信号强度。

MR 图像的对比度有时由于严重的噪声影响，而不能真实反映图像质量，因此必须把噪声考虑在内，在 MRI 中经常用对比噪声比来评价图像质量。两种相关组织的对比度噪声比代表两种组织的信噪比的差异，所以

$$CNR=SNR_A-SNR_B$$

CNR 表示对比度噪声比，SNR_A 与 SNR_B 分别代表 A、B 两种组织的信噪比。

与信噪比一样，对比度也与组织的生物特性、所使用的脉冲序列以及影响图像对比的所有重要因素（如对比剂）有关。

二、成像参数对 MR 图像质量的影响

脉冲序列是由一系列成像参数构成的，在扫描前操作者可以调整这些成像参数并选择合适的条件，以得到最佳图像，这里介绍几种主要参数对图像的影响及其原理。

1. 激发次数　激发次数（number of excitation，NEX）也称平均次数（number of signal average，NSA），是每个相位编码采集数据的重复次数。从 SNR 公式可知，SNR 与 NEX 的平方根成正比，增加 NEX 可以提高图像的信噪比。

在采集的数据中，既有信号成分也有噪声成分，信号是由被扫描物体的固有特征所决定，具体信号总是发生在同一空间位置上，而噪声的发生具有随机性，因而发生的位置也可能不同。通过增加数据采集次数，可对噪声进行平均，降低噪声对图像的影响，增加 SNR。例如，由血流、脑脊液流动以及呼吸运动等引起的幻影伪影的减少就是与 NEX 的平方根成正比。

但增加 NEX 不一定是增加 SNR 的最好方法，因为 SNR 的变化与 NEX 的平方根成正比。例如，当 NEX 增加到 4 次时，才能使 SNR 增加一倍，而扫描时间则需延长至原来的 4 倍。因此，操作者必须针对不同的解剖部位，选择适当的 NEX，平衡扫描时间与图像质量之间的关系。

2. 层厚　层厚的选择依赖于多种因素，例如，解剖区域、要成像的组织结构的尺寸、扫描序列所允许的扫描层数、信噪比的要求、主磁场和梯度磁场的强度等等。层面越厚，产生的信号越多，信噪比越高。但是层面越厚，则垂直于层面方向的空间分辨力越低，而且部分容积效应也大。对于多层面的扫描，垂体层厚一般在 3mm，常规头部层厚一般在 5mm，体部成像的层厚要更厚。对于三维扫描，层厚可以很薄，可达 1mm 甚至更薄，这是因为三维成像 RF 脉冲同时激发整个容积，产生的信号较多，信噪比较高。

3. 层面间距　层面间距是指层面之间的间隔。理想的成像是无间隔连续扫描，但是这对 RF 脉冲的形状（或包络）有一定的要求，而实际产生的 RF 脉冲并不像理想的那样精确。在对目标层面激励时，由于射频脉冲的非理想性，将引起相邻层面内的质子受到额外的激励，形成层面交叉干扰。这种额外激励使得层面所经历的有效 TR 比设置的 TR 要短（因为先受到前面层面脉冲的激发，比设置的时间早），磁化矢量恢复不足，会导致信号强度降低。TR 的缩短对信号的影响还与脉冲序列有关，这种作用对 T_2 加权像的影响要大于 T_1 加权像。因此，在 T_2 加权像上层面间距一般选用层厚的 20%~50% 可去除层面间的交叉干扰；T_1 加权像上层面间距一般选用层厚的 10%~30% 可去除层面间的交叉干扰。

4. 视野（FOV）　FOV 由跨越图像的水平和垂直两个方向的距离确定的。最小 FOV 是由梯度场强的峰值和梯度间期决定的，通过增大频率和相位编码梯度磁场的强度可以减小 FOV。FOV 大小的选择要依赖于兴趣区组织的解剖结构和所选择的线圈，对于细微结构的评价要选用小 FOV。在矩阵不变的情况下，随着 FOV 的减小，图像的空间分辨力将会提高，而信噪比则下降，

图像的空间分辨力与 FOV 成正比,而信噪比与 FOV 的平方根成正比。另外,减小 FOV 也可导致卷褶伪影,并加重化学位移伪影。

5. 采集矩阵(matrix)　图像采集矩阵代表沿频率编码和相位编码方向的像素数目(即编码次数),即图像矩阵 = 频率编码次数 × 相位编码次数。例如频率编码次数为 256,相位编码次数为 192,则矩阵为 256×192。在 FOV 不变的情况下,随着采集矩阵的增加,图像的空间分辨力将会提高,而信噪比则下降。另外,矩阵的增加也会延长成像时间,成像时间正比于相位编码的次数,即相位编码方向的像素数目。

6. 重复时间　两个激发脉冲间的间隔时间称为重复时间(repetition time,TR)。激发脉冲停止后,开始纵向弛豫,纵向磁化矢量 MZ 逐渐恢复增大,TR 时间决定着激发脉冲发射之前纵向磁化矢量 MZ 恢复的大小。回波信号的大小取决于读出信号时的横向磁化矢量 Mxy 的大小,横向磁化矢量 Mxy 的大小又依赖于翻转的纵向磁化矢量 Mz 的大小。因此延长 TR 可以使纵向磁化恢复的多(TR 足够长时,全部纵向磁化得到恢复),因而在下一次激励时将有更多的横向磁化,产生的信号量多,提高了图像信噪比;反之,缩短 TR,仅有部分纵向磁化恢复,在下一次激励时的横向磁化就小,产生的信号量少,降低了图像信噪比。

TR 除影响 SNR 外,主要决定着图像的加权对比。延长 TR 提高图像信噪比的同时会降低 T_1 加权对比。另外,延长 TR 还会增加脉冲序列所允许的扫描层数。但是延长 TR 也引起扫描时间的延长。

7. 回波时间　激发脉冲与产生回波(即读出信号)之间的间隔时间称为回波时间(echo time,TE)。激发脉冲停止后,开始横向弛豫,横向磁化矢量 Mxy 随时间逐渐减小,而回波信号的大小取决于读出信号时的横向磁化矢量 Mxy 的大小。TE 决定着读出信号前横向磁化的衰减量,因此延长 TE,会使横向磁化的衰减的多,产生的信号少,导致图像信噪比下降。

TE 除影响 SNR 外,还决定着图像的加权对比。缩短 TE 提高图像信噪比的同时会降低 T_2 加权成分,降低图像组织之间的 T_2 对比,例如脑脊液与白质间的对比。另外,缩短 TE 还会增加脉冲序列所允许的扫描层数,但是缩短 TE 能造成序列允许的最小 FOV 和最小层厚增大。

8. 翻转角　射频脉冲发射后质子自旋翻转的角度(α),称为脉冲翻转角。翻转角控制着将有多少纵向磁化转变为横向磁化,翻转角大,由纵向磁化矢量 MZ 翻转成的横向磁化矢量 Mxy 就大,产生的信号就多,因此 SNR 就高。SE 脉冲序列使用 90°RF 脉冲,使全部纵向磁化均转变为横向磁化,而 GRE 脉冲序列使用小于 90°RF 脉冲,仅使部分纵向磁化转变为横向磁化。此外,SE 脉冲序列使用 180° 复相位脉冲,比 GRE 脉冲序列通过梯度反转产生的复相位更有效。因而 SE 脉冲序列获取的信号量更多,SNR 也更高。

9. 接收带宽　序列的接收带宽(bandwidth)是指读出梯度采样频率的范围。采用弱的频率编码梯度和延长读出时间可获得窄的带宽,但是当序列使用短 TE 值时不能获得窄带宽。窄的带宽可以使接收到的噪声量减少(因为超出带宽频率范围的噪声不能被接收),提高图像的信噪比。例如,当接收带宽减少到原来的一半时,SNR 大约增加 40%。而同时用窄带宽获得的图像对病人运动伪影、磁敏感伪影以及设备的不稳定(如涡流)更加敏感;另外,窄带宽还会使序列允许的 TE 值减小、采集的层面数减少,并且加重化学位移伪影。相反,较宽带宽序列允许使用较短的 TE 和较多的层面数,但是较宽的带宽会增加背景噪声,从而降低信噪比。

10. 射频线圈　射频线圈的功能之一是从体内采集信号,同时,射频线圈对组织产生的噪声也很敏感。噪声的多少与射频线圈所包含的组织容积有关。体线圈完全包绕着需要成像的人体部分,其大小接近受检体的大小,所以体线圈接收的噪声最大。体线圈与成像组织间的距离也比使用其他线圈时大,这实际上减少了从单个体素所接收到的信号强度,所以体线圈的 SNR 比其他类型的 SNR 差。表面线圈所接受的信号大多来自附近组织,其敏感区域有限,同时,它一般与兴趣区域距离较近,所以对于相同部位成像,用表面线圈采集的信号比用体线圈要强。但是表面线圈的敏感度在成像范围内是不均匀的。

11. 成像参数的选择　高质量的图像应当具有高的 SNR、CNR、空间分辨力以及很短的扫描时间。然而一种因素的改善总是不可避免地伴有另一种、甚至一种以上其他因素的损失。因此需要根据具体检查部位、检查目的权衡选择成像参数。

为了保证良好的图像质量,在选择成像参数时除了以上参数外,还应当注意根据具体检查部位、检查目的选择合适的脉冲序列、图像信号的加权参数和扫描平面(轴、冠、矢、斜),合适的成像序列和图像信号的加权参数是获取良好 SNR 和 CNR 的基本条件。另外,应当注意人体不同解剖部位信号强弱的差异。信号较强的部位,如头部,使用较大的矩阵、很少的 NEX 即可获得满意 SNR 和 CNR;而信号较弱的部位,如肺,则应当使用较小的矩阵并增加 NEX 的次数。

（李振伦）

本章小结

医学影像质量管理遵循管理学的一般模式,突出以病人为中心,以系统的方法学和透明式的管理模式,进行 PDCA 的管理循环。在具体的管理方法中,我们介绍了几种相对简单、常用的管理及分析方法,具体运用中可不必拘泥于课本教条,更应灵活运用、融会贯通。对放射诊断影像质量进行评价时,主观评价法、客观评价法及综合评价法各有其优缺点,要根据具体的情况和实际要求选用合适的评价方法。CT 和 MRI 是影像学中相对高端设备,相关原理复杂,设计控制参数变量多,实际运用中不可死记硬背,要在深刻熟悉其原理及参数意义的基础上,才能够对 CT 和 MRI 的质量控制做出准确的分析判断。

思考题

1. 常用的医学影像学质量管理方法有哪些？如何在医疗活动中实现最佳的质量管理效果？
2. 如何实现一个完整的影像质量评价？
3. 影像 CT 及 MRI 图像质量的参数有哪些？

1. 秦维昌 . 医学影像技术学·总论卷 . 北京:人民卫生出版社,2011

2. 李萌 . 医学影像技术学·X 线造影检查技术卷 . 北京:人民卫生出版社,2011

3. 余建明 . 医学影像技术学·X 线造影检查技术卷 . 北京:人民卫生出版社,2011

4. 王鸣鹏 . 医学影像技术学·CT 检查技术卷 . 北京:人民卫生出版社,2011

5. 章伟敏 . 医学影像技术学·MR 检查技术卷 . 北京:人民卫生出版社,2011

6. 黄林 . 医学影像技术学·急诊检查技术卷 . 北京:人民卫生出版社,2011

7. 石明国 . 医学影像技术学·影像设备质量控制管理卷 . 北京:人民卫生出版社,2011

8. 石明国 . 放射师临床工作指南 . 北京:人民卫生出版社,2013

9. 袁聿德 . 医学影像检查技术 . 第 2 版 . 北京:人民卫生出版社,2009

10. 武乐斌 . 山东省医学影像学检查技术操作规范 . 济南:山东科学技术出版社,2011

11. 金征宇 . 医疗诊疗常规:放射科诊疗常规 . 第 2 版 . 北京:人民卫生出版社,2012

12. 张云亭 . 医学影像检查技术学 . 第 3 版 . 北京:人民卫生出版社,2010

13. 燕树林 . 磁共振成像(MRI)质量控制手册 . 美国放射学院 MRI 质量保证委员会,2006

14. 关广聚 . 临床实践技能培训指南 . 北京:人民卫生出版社,2009

15. 中华医学会放射学分会,中国医师协会放射医师分会 . 对比剂使用指南 . 第 2 版 . 中华放射学杂志,2013,47(10):869-878

16. 李月卿 . 医学影像成像原理 . 第 2 版 . 北京:人民卫生出版社,2009

17. 靳二虎 . 磁共振成像临床应用入门 . 北京:人民卫生出版社,2009

18. 黄仲奎 . 医学影像检查操作技术 . 北京:人民军医出版社,2009

19. 燕树林 . 全国医用设备使用人员(CT、MRI、DSA)上岗考试指南 . 北京:军事医学科学出版社,2009

中英文名词对照索引

CT 仿真内镜 / CT virtual endoscopy,CTVE / 174,194

CT 灌注成像 / CT perfusion imaging,CTPI / 169

CT 血管检查 / CT angiography,CTA / 171

CT 血流灌注 / CT perfusion,CTP / 178

K 空间 / K-space / 217

MR 波谱 / MR spectroscopy,MRS / 260

MR 胆胰管成像 / MR cholangiopancreatography,MRCP / 257

MR 脊髓成像 / MR myelography;MRM / 257

MR 扩散加权成像 / diffusion-weighted imaging,DWI / 259

MR 内耳迷路成像 / MR labyrinthography / 257

MR 尿路成像 / MR urography,MRU / 257

MR 涎腺成像 / MR sialography / 257

靶扫描 / target scan / 165

表面通透性 / permeability surface,PS / 178

表面遮盖显示 / surface shaded display,SSD / 174

薄层扫描 / thin slice scanning / 164

部分容积效应 / partial volume effect / 162

采集矩阵 / matrix / 279

层厚 / slice thickness / 159

层间干扰 / cross talk / 233

层距 / slice gap / 159

超脉冲方式 / super pulse mode / 144

磁共振成像检查技术 / magnetic resonance imaging,MRI / 1

磁共振尿路成像 / magnetic resonance urography,MRU / 203

磁共振胃肠道水成像 / magnetic resonance gastrointestinal hydrography,MRGIH / 203

磁共振血管成像 / magnetic resonance angiography,MRA / 203,254

磁共振胰胆管成像 / magnetic resonance cholangio-pancreatography,MRCP / 203

单次激发 EPI 序列 / single shot EPI,SS-EPI / 225

调制传递函数 / modulation transfer function,MTF / 266

定量 CT / quantitative CT,QCT / 165

动态多相造影检查 / dynamic multiphasic radiography / 133

动态增强扫描 / dynamic contrast scanning / 169

短 TI 反转恢复脉冲序列 / short TI inversion recovery,STIR / 220

对比剂 / contrast medium / 125

对比剂峰值时间 / time to peak,TTP / 178

对比剂肾病 / contrast-induced nephropathy,CIN / 130

对比增强 MRA / contrast enhanced MRA,CE-MRA / 256

多层螺旋 CT / multi-slice spiral CT,MSCT / 4,181

多层面容积再现 / multi plane volume rendering,MPVR / 173

多次激发 EPI 序列 / multishot EPI,MS-EPI / 225

多平面重组 / multi planar reformation,MPR / 173

反转恢复脉冲序列 / inversion recovery,IR / 220

反转时间 / inversion time,TI / 216

感兴趣区 / regions of interest,ROI / 144

高分辨力 CT / high resolution CT,HRCT / 165

冠状动脉钙化积分 / coronary artery calcification score,CACS / 166

化学位移伪影 / chemical shift artifact / 209

环境照度 / illuminance in reading room,IRR / 271

回波间隔时间 / echo train spacing,ETS / 216

回波间隙 / echo spacing,ES / 216

回波链长度 / echo train length,ETL / 216

回波平面成像序列 / echo planar imaging,EPI / 224

回波时间 / echo time,TE / 216,279

混合减影 / hybrid subtraction / 145

混淆伪影 / aliasing artifact / 231

激励次数 / number of excitations,NEX / 217

交叉激励 / cross excitation / 233